高等医药院校新形态教材

供医学影像技术、放射治疗技术等相关专业使用

医学影像解剖学

（第2版）

主　编　吕发金　刘荣志

副 主 编　赵志伟　李锡忠　陈国庆

编　　委　（按姓氏汉语拼音排序）

陈　莉（川北医学院附属医院）

陈国庆（电子科技大学医学院）

鞠筱洁（白城医学高等专科学校）

李锡忠（雅安职业技术学院）

刘荣志（南阳医学高等专科学校）

吕发金（重庆医科大学附属第一医院）

马艺珂（北京卫生职业学院）

彭　娟（重庆医科大学附属第一医院）

单　凯（重庆市江津区中心医院）

邬　山（重庆三峡医药高等专科学校附属人民医院）

赵志伟（四川大学华西基础医学与法医学院）

左晓利（安阳职业技术学院）

科学出版社

北　京

内 容 简 介

本教材包含绪论、中枢神经系统、头颈部、呼吸系统、循环系统、乳腺、消化系统与腹腔、泌尿生殖系统与腹膜后间隙、骨骼与肌肉系统九个章节，以 X 线、CT 及 MRI 影像解剖为重点，从医学影像学视角介绍人体器官结构的正常解剖及其毗邻关系，特别强调了各部位 CT、MRI 图像观察方法，章节内含有"案例""链接""医者仁心"等模块，注重思政与人文拓展，理论与实践相结合。

本教材从影像视角阐述人体解剖结构，可供医学影像技术、放射治疗技术等相关专业使用，也可作为医学影像从业者的影像学专业参考用书。

图书在版编目（CIP）数据

医学影像解剖学 / 吕发金，刘荣志主编 . —2 版 . —北京：科学出版社，2024.6

高等医药院校新形态教材

ISBN 978-7-03-077997-7

Ⅰ . ①医… Ⅱ . ①吕… ②刘… Ⅲ . ①影像 – 人体解剖学 – 高等职业教育 – 教材 Ⅳ . ① R813

中国国家版本馆 CIP 数据核字（2024）第 031936 号

责任编辑：谷雨擎 / 责任校对：周思梦
责任印制：师艳茹 / 封面设计：涿州锦晖

科学出版社 出版
北京东黄城根北街16号
邮政编码：100717
http://www.sciencep.com

北京汇瑞嘉合文化发展有限公司印刷
科学出版社发行　各地新华书店经销
*
2016年1月第 一 版　开本：850×1168　1/16
2024年6月第 二 版　印张：15
2024年6月第六次印刷　字数：480 000
定价：**69.80元**
（如有印装质量问题，我社负责调换）

前　言

党的二十大报告指出："人民健康是民族昌盛和国家强盛的重要标志。把保障人民健康放在优先发展的战略位置，完善人民健康促进政策。"贯彻落实党的二十大决策部署，积极推动健康事业发展，离不开人才队伍建设。党的二十大报告指出："培养造就大批德才兼备的高素质人才，是国家和民族长远发展大计。"教材是教学内容的重要载体，是教学的重要依据、培养人才的重要保障。本次教材修订旨在贯彻党的二十大报告精神和党的教育方针，落实立德树人根本任务，坚持为党育人、为国育才。

随着现代科学技术的进步，医学影像学作为临床医学的"眼睛"，在临床诊疗过程中发挥着越来越重要的作用。正确掌握人体影像解剖学知识是学习医学影像学相关专业知识的基础，尤其是 X 线、CT 和 MRI 影像解剖。本教材在人体解剖学知识的基础上，将传统 X 线解剖学及断层影像解剖学等教学内容进行整合，对 X 线、CT 和 MRI 断层影像解剖结构进行了全面细致地介绍，同时适当结合一些与临床相关联的内容，特别强调了各部位 CT、MRI 图像的观察方法，方便学生形成影像解剖整体观；本教材注重理论联系实际，以提高学生对影像解剖学的学习兴趣，培养学生掌握影像解剖的能力，为更好地学习影像相关专业知识打下坚实的基础。

全书共九章，内容包括绪论、中枢神经系统、头颈部、呼吸系统、循环系统、乳腺、消化系统与腹腔、泌尿生殖系统与腹膜后间隙、骨骼与肌肉系统等的 X 线解剖、CT 和 MRI 断层解剖，在教材中安排了丰富的影像图像和详细的标注，以便读者学习、理解和记忆。本教材最显著的特点是增加了"医者仁心"模块，体现"人民至上、生命至上"的立场。

本教材的编者既有高校教学经验丰富的教授、副教授，又有临床一线的影像学专家，教材内容融入了医学影像学最新的技术，充分体现了产教融合、科教融汇。本教材在编写过程中，参考了本专业的部分有关教材，在此向作者表示诚挚的感谢！

虽然尽了很大努力，但教材中可能仍然存在诸多不足，敬请使用本教材的同仁提出宝贵意见，以便再版时纠正。

吕发金　刘荣志
2023 年 11 月

配 套 资 源

欢迎登录"中科云教育"平台，**免费**数字化课程等你来！

本系列教材配有图片、视频、音频、动画、题库、PPT 课件等数字化资源，持续更新，欢迎选用！

"中科云教育"平台数字化课程登录路径

电脑端

▶ 第一步：打开网址 http://www.coursegate.cn/short/NX7T9.action

▶ 第二步：注册、登录

▶ 第三步：点击上方导航栏"课程"，在右侧搜索栏搜索对应课程，开始学习

手机端

▶ 第一步：打开微信"扫一扫"，扫描下方二维码

▶ 第二步：注册、登录

▶ 第三步：用微信扫描上方二维码，进入课程，开始学习

PPT 课件，请在数字化课程中各章节里下载！

目　录

◎ 学习目标

1. 掌握 医学影像解剖学的定义及常用的方位术语，常见医学影像检查技术的特点及应用。
2. 熟悉 医学影像图像后处理技术方法与临床应用。
3. 了解 医学影像解剖学发展史。
4. 育人 通过学习，领悟"人民至上、生命至上"的深层意蕴。

一、人体解剖学及医学影像解剖学的定义和区别

（一）人体解剖学的定义

人体解剖学（human anatomy）是研究正常人体形态结构的科学，是学习其他基础医学和临床医学课程的基础，主要学习、理解和掌握人体各器官系统的形态结构、位置毗邻及其相关联系。人体解剖学分为系统解剖学和局部解剖学，前者是按人体器官功能系统阐述人体器官形态结构的科学，后者是按人体的局部分区研究各区域内器官和结构的形态位置、毗邻关系与层次结构的科学。

（二）医学影像解剖学的定义

医学影像解剖学，又称影像解剖学（imaging anatomy），是以现代医学影像成像技术为手段，以正常人体为研究对象，提供人体各部位不同方位的图像，显示人体正常组织器官的形态结构、位置毗邻及其相互关系的科学。

（三）人体解剖学及医学影像解剖学的区别

医学影像解剖学是利用各种成像技术来研究正常人体内部器官和结构影像的科学。影像解剖学隶属临床应用解剖学，是"人体解剖学"与"影像诊断学"之间的桥梁课程。

医学影像解剖学包括人体X线解剖学和人体断层解剖学两部分。

人体X线解剖学（human X-ray anatomy）是利用X线成像方法来研究正常人体解剖结构的科学。X线解剖学是随着临床X线诊断的广泛应用而逐步发展起来的一门学科，是学习X线诊断学必需的基础课程。人体断层解剖学（human sectional anatomy）是利用正常人体的断层或断面，观察研究人体内部器官组织断面形态的科学。其特点是在保持器官组织处于原位的状态下，观察和研究人体内部器官在各种断面内的位置、形态和毗邻关系，以及在连续断面中的变化规律。人体断层解剖学又分为标本断层和影像断层两大部分，前者是在尸体切片上进行研究和学习，后者是利用影像学的成像技术对活体成像后的图像进行研究和学习。

医学影像解剖学是为适应现代影像技术的迅速发展及其在临床上的广泛应用而产生的一门新型的跨专业学科，其力图全面反映各种影像资料的二维及三维结构，通过影像学检查来解释活体状态下正常人体结构的解剖学内容。所以，掌握影像解剖学知识对于所有临床医学专业工作者都具有极为重要的实用价值。

二、人体的组成与分部

（一）人体的组成

组成人体的基本结构和功能单位是细胞。由功能相同、形态相似的细胞和细胞间质共同构成组织。人体组织主要有4种，即上皮组织、结缔组织、肌组织和神经组织，因此将这4种组织称为基本组织。几种不同的组织也会按照一定的规律进行组合，形成的具有一定形态并执行特定功能的结构称器官，如心、肝、脾、肺、肾等。由若干器官有机组合起来共同完成某种连续的生理功能，就构成了系统。人体共有九大系统：运动系统执行人体的运动功能；消化系统执行消化食物、吸收营养、形成粪便并排出体外的功能；呼吸系统执行吸入氧气排出二氧化碳，进行气体交换的功能；泌尿系统执行排出体内代谢产物的功能；生殖系统执行生殖繁衍后代的功能；内分泌系统协调全身各系统的器官活动；脉管系统输送血液和淋巴在体内进行周而复始地运行；感觉器是感受机体内外环境刺激并产生兴奋的装置；神经系统调控人体全身各系统与器官活动的协调和统一。其中，消化系统、呼吸系统、泌尿系统

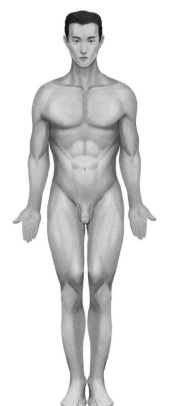

和生殖系统的大部分器官位于胸、腹、盆腔内，而且借助一定的孔道直接或间接与外界沟通，这些系统总称为内脏。人体各系统在神经及体液的调节下，彼此联系，相互协调，相互影响，共同构成有机的整体。

（二）人体的分部

人体按部位可分为头部、颈部、躯干部和四肢。

头的前部称为面，颈的后部称为项。躯干的前面分为胸部、腹部、盆部和会阴；躯干的后面分为背部和腰部。四肢分为上肢和下肢；上肢可分为肩、上臂、前臂和手，下肢可分为臀、大腿（股）、小腿和足。

三、解剖学姿势及常用的医学影像学方位术语

（一）解剖学姿势

解剖学姿势亦称标准姿势，即身体直立，两眼平视，上肢下垂到躯干的两侧，双脚并拢，掌心和足尖向前（图1-1）。在描述人体结构时，无论观察对象（人体、标本或模型）处于何种姿势和体位，均应以解剖学姿势为标准。

（二）医学影像学方位术语

图1-1　解剖学姿势

以解剖学姿势为标准，统一规定了一些表示方位的术语。

1. 头侧与足侧　近头者称为头侧；近足者称为足侧。

2. 腹侧与背侧　近腹者称为腹侧；近背者称为背侧。

3. 内侧和外侧　以躯干正中矢状面为标准，距正中矢状面近者为内侧，远者为外侧。
在四肢，前臂和手的内侧又称尺侧，外侧又称桡侧；在小腿和足，内侧又称胫侧，外侧又称腓侧。

4. 浅和深　近皮肤或器官表面者为浅，远离皮肤或器官表面者为深。

5. 内和外　是对空腔器官相互位置关系而言的，近内腔者为内，远离内腔者为外。

6. 近侧和远侧　用于描述四肢方位，距肢体根部近者为近侧，距肢体根部远者为远侧。

（三）轴和面

1. 轴　为了分析关节的运动，在解剖学姿势上，又规定了三个相互垂直的轴，即垂直轴、矢状轴和冠状轴（图1-2）。

（1）垂直轴　为上下方向，垂直于水平面（地平面）的轴。

（2）矢状轴　为前后方向，与垂直轴呈直角相交的轴。

（3）冠状轴　也称额状轴，是左右方向，分别与垂直轴和矢状轴相互垂直的轴。

2. 面　在解剖学姿势上，人体或局部均可设置三个相互垂直的切面（图1-2）。

（1）矢状面　是指前后方向，将人体分为左、右两部分的纵切面，矢状面与水平面垂直。经过人体正中的矢状面称正中矢状面。

（2）冠状面　也称额状面，是指左右方向，将人体分为前、后两部的纵切面，并与矢状面和水平面互相垂直。

（3）水平面　与上述两面相垂直，将人体横断为上下两部的切面。在描述器官的切面时，以器官的长轴为准，沿其长轴所作的切面为纵切面，与长轴垂直的切面为横断面。

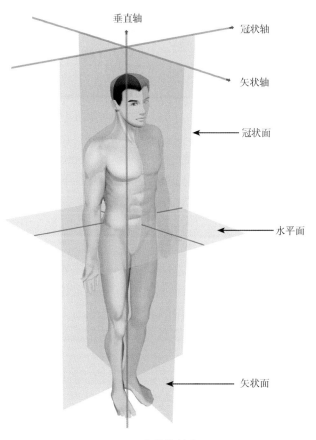

图1-2　人体的轴和面

（4）斜冠/矢状面　一般以矢状面/横断面/冠状面为定位像，在标准体位的基础上，根据解剖结构走行，进行倾斜，以便更好地显示解剖结构，如四肢关节MRI扫描，常用到斜冠/矢状面。

（5）曲面　人体内有很多结构是弯曲走行的，无法在一个平面内完整显示。借助于现代影像学设备强大的计算机后处理功能，可以使用三维数据做出一个曲面重组图，以完整显示弯曲的结构。最常用于血管成像。

四、医学影像解剖学的发展概况

1895年德国物理学家伦琴发现了X线（图1-3），1922年西卡德（Sicard）和福雷斯蒂尔（Forestier）发明了重金属对比剂，并开展了管道器官如消化道、支气管和血管的造影观察和研究，从而建立了X线解剖学，并奠定了医学影像解剖学的基础。1942年杜西克（Dussik）首次将超声波应用于颅脑疾病诊断，20世纪50～60年代形成了普遍应用于人体检查的超声成像。

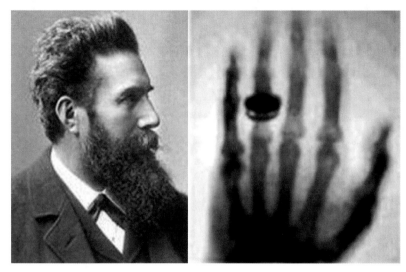

图1-3 德国物理学家伦琴和他拍摄的第一张X线照片

1969年英国学者亨斯菲尔德（Hounsfield）将计算机与X线成像结合起来，发明了计算机体层成像（computed tomography，CT）；1973年美国的劳特伯（Lauterbur）揭开了磁共振成像（magnetic resonance imaging，MRI）在医学影像方面应用的序幕，从而形成了现代断层影像解剖学；1977年美国的努德尔曼（Nudelman）首先采用数字化减影技术获得数字减影血管造影（digital subtraction angiography，DSA）图像。

随着数字化时代的到来，影像应用解剖学从模拟信息向数字化信息转变。从二维断层成像向三维容积立体成像，可获得具有良好空间定位的三维影像；从宏观影像向分子影像，从形态向多重信息整合的融合图像等方面快速发展。这些新方向、新技术极大地提高了影像的对比分辨率、空间分辨率和时间分辨率，为医学影像解剖学的广泛应用注入了新的活力。

五、医学影像解剖学常用技术方法

（一）X线成像

X线成像是基于X线对人体组织的穿透性及不同组织由于厚度、密度的差异，对X线吸收衰减不同而形成的图像。在X线片上，人体各部的结构图像由黑白不同的灰阶影像构成，不同的组织显示为不同的灰阶。高密度、高厚度组织显示为白色，如骨骼；低密度、低厚度组织显示为黑色，如含气的肺、胃肠道中的气体；中等密度、中等厚度的组织显示为灰色，如液体、软组织。X线检查可以获得永久性图像记录，对复查疾病的进展有重要的帮助，是目前骨关节、呼吸系统、消化系统等疾病的首选影像学检查方法。

1. X线常见检查方法 按照X线检查手段不同，X线检查方法分为普通检查、造影检查和特殊检查。

（1）普通检查 是不引入对比剂的一般性检查，包括透视和X线摄影（图1-4）。透视是X线透过人体被检查部位并在荧光屏上形成影像。透视可以从各种角度观察器官的活动状态，有利于确定疾病的部位。缺点是影像不够清晰，对细小的病灶和微细结构容易遗漏，且人体接受的X线辐射剂量较大，目前基本上很少用。X线摄影是X线透过人体被检查部位并在胶片上形成的影像。优点是形成的影像清晰、细致，可作为客观记录永久保存，以便复查时对比，被广泛运用于临床。

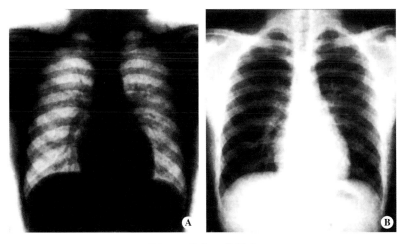

图1-4 胸部X线检查

A.胸部透视图像；B.胸部X线片

（2）造影检查 是将X线上高密度或低密度的对比剂（如钡剂或空气）引入人体预定检查部位（如胃、肠道等），人为造成密度差异的检查。

（3）特殊检查 指不同于普通X线摄影能够达到某种特殊诊断要求的摄影技术，目前特殊检查的类型也越来越多，如体层摄影、软X线摄影（如乳腺钼靶X线摄影）等。

在X线检查时，由于X射线束呈锥形，可使产生的图像放大、变形、失真、晕影，图像与实体可能有一定差别。

2. X线检查常见体位 X线检查中的投照体位是根据患者的具体病情而制定的，一般需用某种固定位置、某种固定角度来投照检查。常见的投照体位如下。

（1）正位 被检查者前面或背面紧贴影像接收器，身体矢状面与影像接收器垂直的摄影体位称为正位，分为前后位和后前位。

前后位：被检查者背面紧贴影像接收器，身体矢状面与影像接收器垂直，X线中心线由被检查者的前面射至后面的摄影体位，包括站立前后位、仰卧前后位、侧卧水平前后位。主要用于显示胸部、四肢骨及关节、骨盆、腹部等部位。

后前位：被检查者前面紧贴影像接收器，身体矢状面与影像接收器垂直，X线中心线由被检查者的背面射至前面的摄影体位。主要用于显示心脏、胆囊等部位。

（2）侧位 被检查者左侧或右侧紧贴影像接收器，身体矢状面与影像接收器平行的摄影体位，分为左侧位和右侧位。

左侧位：被检查者左侧紧贴影像接收器，身体矢状面与影像接收器平行，X线中心线由被检查者的右侧射至左侧的摄影体位。主要用来显示人体左侧结构。

右侧位：被检查者右侧紧贴影像接收器，身体矢状面与影像接收器平行，X线中心线由被检查者的左侧射至右侧的摄影体位。主要用来显示人体右侧结构。

（3）斜位 被检查者一侧靠近影像接收器，另一侧远离影像接收器，身体冠状面与影像接收器呈小于90°角的摄影体位，分为右前斜位、左前斜位、右后斜位、左后斜位。

（4）轴位 身体矢状面与影像接收器垂直，X线中心线方向与投照部位或器官长轴平行或近似平行投射。常用的有髌骨轴位和跟骨轴位等。

（5）切线位 X线中心线方向与投照部位或器官呈切线投射。常用的有颅骨切线位、体表脓肿切线位、肩胛骨切线位等。

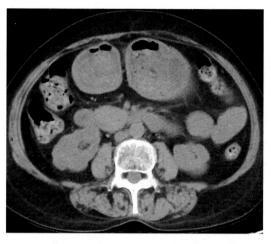

图1-5 经肾下极的腹部CT平扫图

（二）计算机体层成像

计算机体层成像（computed tomography，CT），是利用X线的特征，以X线束环绕被检体某一选定的层面进行扫描，利用探测器测定透过被检体的剩余X线量，通过光电转换将光信号转变为模拟的电信号，借助模数转换器将电信号转换为数字信号，再利用计算机进行数据处理形成模拟人体组织结构在该层面上的黑白图像（图1-5）。

1. CT常见检查方法

（1）普通扫描　指不用对比剂增强或造影的扫描，又称平扫。

（2）增强扫描　指在静脉注射碘对比剂后再对靶器官或部位进行扫描。

🔗 链接　特殊扫描

在CT检查时，为了使某些小的解剖结构或病变显示更清楚，有时还需使用一些特殊的扫描技术。薄层扫描是指扫描层厚度小于5mm的普通CT（非螺旋）扫描，一般采用1～5mm；靶扫描是缩小扫描野，对感兴趣区进行扫描的一种扫描方法。使感兴趣区组织器官影像放大，提高影像空间分辨力。高分辨率CT（high-resolution CT，HRCT）扫描指一种通过改变扫描参数和采用高分辨率图像重建算法、减少模数转换过程中原始数据的阶差使图像边缘锐利化的扫描技术。由于减少了常规扫描层厚的部分容积效应，使微小病灶检出率明显提高；CT能谱成像是通过单X射线管双电压的瞬时切换，或双X射线管双探测器，或单X射线管双探测器，或利用半导体材料探测器进行单光子计数和能量甄别方式实现的成像技术。

2. CT图像主要特点

（1）CT图像是由一定数目由黑到白不同灰度的像素按矩阵排列所构成，以密度的高低反映图像的黑与白，高密度显示为白色，中等密度显示为灰色，低密度显示为黑色。

（2）CT图像是用CT值量化反映组织对X线的吸收能力差别，是可以量化的灰度影像。

（3）通过窗宽、窗位调节图像的黑白变化来观察人体不同层次的影像变化，也可以功能成像。

（4）CT图像是断层影像，以横断层面图像为主，可以多平面重组和三维重建显示人体结构形态，但易受多种因素（如部分容积效应、噪声、伪影等）干扰，产生被检查者本身不存在的假象。

（三）数字减影血管造影

数字减影血管造影（DSA）是指利用计算机处理数字化的影像信息，以消除骨骼和软组织影像，使血管清晰显示的一种摄影技术。

1. 数字减影血管造影的临床应用　数字减影血管造影既可以显示血管本身的形态改变，如扩张、畸形、痉挛、狭窄、梗死、出血等，又可根据血管位置的变化，确定有无占位，是心脑血管疾病诊断的金标准。

2. 数字减影血管造影的成像方式　根据将对比剂注入动脉或静脉，数字减影血管造影成像方式可分为动脉DSA（IA-DSA）和静脉DSA（IV-DSA）两种。

（1）IA-DSA　是经动脉引入对比剂进行DSA检查的方法，可分为选择性IA-DSA和超选择性IA-DSA。选择性IA-DSA是将导管尖置于受检查部位近端2cm处注射对比剂进行DSA检查，主要显示主动脉及其主干分支。超选择性IA-DSA是将导管尖置于更细动脉或脏器供血血管处注射对比剂进行DSA检查，主要显示动脉分支。IA-DSA对颈段和颅内动脉的显示都比较清楚，可用于诊断颈段动脉狭窄或闭塞、颅内动脉瘤、血管发育异常和动脉闭塞及观察颅内肿瘤供血动脉等。由于IA-DSA所用对比剂浓度低、剂量小，血管相互重叠少，可明显改善小血管的显示，而且操作灵活性大，便于介入治疗，损伤小，临床上被广泛应用。

（2）IV-DSA 是经静脉引入对比剂进行DSA检查的方法，可分为非选择性IV-DSA和选择性IV-DSA。非选择性IV-DSA又分为外周法和中心法。外周法是用套管针穿刺肘正中静脉、贵要静脉注射对比剂，经血液循环到感兴趣区的方法，但该方法可使检查区大血管同时显影，相互重叠，而且对比剂剂量大，临床少用，仅用于动脉插管困难或不适合做IA-DSA检查者；中心法是在肘部选择较粗的静脉或股静脉穿刺插管，将导管尖置于上、下腔静脉或右心房注射对比剂进行DSA检查，主要用于行IA-DSA有困难时，可观察大动脉及主干分支。选择性IV-DSA是以静脉穿刺或插管，将导管尖送抵受检查部位的邻近点注射对比剂进行DSA检查，临床常用于上、下腔静脉，右心、肺动静脉的检查。

（四）磁共振成像

磁共振成像（MRI）又称核磁共振成像（NMRI）或自旋成像，是人体的氢质子在主磁场作用下磁化重新排序，外加射频脉冲，发生共振后引起能级跃迁，停止射频脉冲后，氢质子回归到平衡状态，向外释放电磁波，被线圈检测到，经计算机处理而形成人体MRI图像的一种医学影像成像技术，是目前临床上常用的影像学检查手段。

1. 磁共振成像常规检查方法

（1）平扫 不需要注射对比剂，是利用人体不同组织，在MR设备中弛豫差别形成良好对比的一般扫描方法。平扫主要用于发现病变的形状、部位、大小、范围及毗邻，适用于全身各个部位。

（2）增强扫描 在磁共振平扫的基础上，通过患者静脉注射对比剂再进行磁共振检查的一种方式。增强扫描的目的是让平扫不能显示的微小病变更好地被检出，将平扫中显示但不能判断其性质的病变，通过增强扫描做出充分的判断，从而明确病变的性质，可为疾病鉴别诊断提供重要的依据。

（3）磁共振血管成像（magnetic resonance angiography，MRA） 利用血液流动的磁共振成像特点，显示血管和血流信号特征的无创造影技术。分使用或不使用对比剂两种方法。

1）不使用对比剂的MRA：是利用血管内血液流动的原理，用专门的检测技术使静止的组织呈低信号（黑影），而快速流动的血液呈高信号（白影），而将后者（白影）突显出来。由于这种方法易受多种因素干扰，影响其结果的准确性，故目前只常用于脑、颈部血管的一般性检查或筛选。

2）使用对比剂的MRA（又称增强MRA或CE-MRA）：是采用向静脉中快速注射对比剂、快速扫描而获得动脉或静脉的影像。该方法准确，可用于一些部位如主动脉及其分支、下肢动脉或静脉等血管病变的手术前检查。

（4）磁共振水成像（magnetic resonance hydrography，MRH） 利用磁共振成像原理，采用重T_2WI技术，使实质性组织和流动液体呈低信号，而静态或流动极缓慢的液体呈高信号而独立成像的一种成像技术。例如，胆汁、尿液、脑脊液等，用于观察有无梗阻或狭窄性病变。另外也可人为地向空腔脏器内注入水而做水造影检查，如胃肠道的水造影。

（5）磁共振波谱成像（magnetic resonance spectroscopy，MRS） 是利用化学位移现象来测定分子组成及空间分布，无创伤性研究活体器官组织代谢、生化变化及化合物定量分析的磁共振技术。MRS可对氢、磷、碳、氟、钠等原子组成的许多微量化合物进行测定。所得到代谢产物的含量是相对的，采用两种或两种以上的代谢物含量比来反映组织代谢变化；对于某一特定的原子核，需要选择一种比较稳定的化学物质作为其相关代谢物进动频率的参照标准物，如氢谱（^{1}H-MRS）选择三甲基硅烷，磷谱（^{31}P-MRS）选择磷酸肌酸（PCr）作为参照物，它们的频率设定为0。

（6）功能磁共振成像（functional magnetic resonance imaging，fMRI） 是一种检测与分析细胞和分

子水平代谢、生理功能状态的磁共振成像方法。fMRI包括血氧水平依赖的脑功能成像、扩散成像、灌注成像和磁共振波谱分析等。具有时间和空间分辨率高的特点。

2. 磁共振成像图像主要特点

（1）图像上的黑白灰度被称为信号强度，反映的是组织结构的弛豫时间。

（2）通常为多序列、多幅断层图像，组织结构影像无重叠。

（3）图像上组织结构的信号强度与成像序列和技术相关。

（4）图像上组织对比与窗的设置有关。

（5）增强检查可以改变图像上组织结构的信号强度。

（6）MRA和MRH可三维立体显示血管及含水管道。

（7）^{1}H-MRS和fMRI图像可提供代谢及功能信息。

（8）常用的MRI图像特点

1）T_1WI（T_1加权成像）：在MRI检查时，主要用于获取组织间T_1弛豫时间差别的成像方法，称为T_1WI（T_1加权成像）。体内组织或结构T_1弛豫时间较短时，在T_1WI上呈白色，称为短T_1信号（MRI高信号），如脂肪、骨髓。反之体内组织或结构T_1弛豫时间较长时，在T_1WI上呈黑色，称为长T_1信号（MRI低信号），如脑脊液（图1-6A）。

2）T_2WI（T_2加权成像）：用于获取组织间T_2弛豫时间差别的成像方法，称为T_2WI（T_2加权成像）。体内组织或结构T_2弛豫时间较短时，在T_2WI上呈黑色，称为短T_2信号（MRI低信号），如急性期出血。反之体内组织或结构T_2弛豫时间较长时，在T_2WI上呈白色，称为长T_2信号（MRI高信号），如脑脊液（图1-6B）。

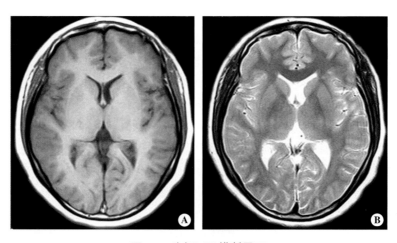

图1-6 头部MRI横断层面

A. T_1WI；B. T_2WI

（五）超声成像

超声成像是利用超声波以不同的探头，从不同角度而获得回声的强弱，经计算机处理而获得的人体二维或三维图像。

1. 超声检查方法 超声检查方法较多，归纳起来主要有脉冲回声法和差频回声法。

（1）脉冲回声法 是以时间极为短促的超声脉冲（通常1μs左右）入射人体，以一定方式检测和显示遇到各种大小界面时产生的反射及散射的回声。主要包括A型超声、B型超声、M型超声。

（2）差频回声法 是指发射固定频率的脉冲式或连续式超声，提取频率已经变化的回声（差频回声），将差频回声频率与发射频率相比，取得两者间的差别量值及正负值。主要包括频谱多普勒超声、彩色多普勒超声。

2. 超声声像图 是以回声的强弱表示组织间阻抗值差别的大小，超声检查依据回声强弱的不同，分为强回声、高回声、等回声、低回声、无回声（图1-7）。

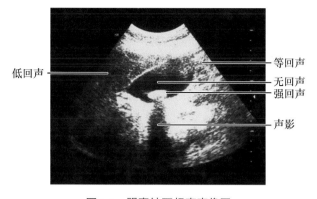

图1-7 胆囊结石超声声像图

（1）强回声 表现为极亮的点状、条状或团块状回声，其与周围组织间有明显声阻抗差异而在界面产生强反射，其后方因声能衰减出现无回声区（黑色），称为声影，常见于气体、金属、钙化、结石、骨骼表面。

（2）高回声 表现为点状、片状、条状或团块状回声，后方无声影，常见于纤维组织、肾窦等。

（3）等回声 表现为灰白色点状回声，如正常肝实质。

（4）低回声 表现为均匀细小灰白色点状回声，如正常肾皮质。

（5）无回声 表现为黑色暗区，如羊水、尿液、胆汁、血液等。

（六）核医学成像

核医学成像是一种以脏器正常组织与病变组织之间的放射性药物的浓度差别为基础的脏器或病变组织的显像方法，即放射性核素显像。核医学成像与CT、MRI等相比，能够更早地发现和诊断某些疾病。

1. 核医学成像基本条件 核医学成像必须具备以下两个基本条件。

（1）具有合适的放射性核素或其标记化合物（又称显像剂）。

（2）核医学显像仪器探测成像。显像仪器由γ照相机、单光子发射计算机体层成像（SPECT）设备、正电子发射体层成像（PET）设备构成。

2. 核医学成像特点

（1）功能性图像 核医学成像是显示组织或器官的静态或动态图像，该图像反映组织、器官的血流、功能状态及代谢情况，属于功能性的显像。

（2）检查比较方便 核医学成像由于引入人体的放射性核素数量少，生物半衰期短，且在体外进行的放射性检测灵敏度很高，所以检查比较方便且安全。

（3）空间分辨率差 由于受核医学显像仪器空间分辨率和成像信息量的限制，核医学成像空间分辨率差，所得脏器或病变组织影像的清晰度不及CT、MRI，影响对细微结构的精确显示。

六、图像后处理技术方法、基本原则及临床应用

（一）图像后处理技术方法

1. 二维图像后处理技术

（1）图像调制技术 数字X线摄影图像的后处理主要包括谐调处理技术、空间频率处理技术及动态范围控制处理技术。谐调处理技术可调节图像的亮度和对比度，空间频率处理技术可实现组织边缘增强和图像平滑，消除图像噪声（图1-8）。动态范围控制处理技术即组织均衡术，可提高组织间细微差别的可观察性。

（2）图像重建技术 是将穿过物体的X线投影数据集通过复杂的计算机数学算法重建出断层二维图像的过程，是CT成像的核心，主要包括傅里叶重建算法、反投影算法、滤波反投影算法、迭代重建算法和深度学习重建算法。新重建算法的逐渐出现，解决了重建速度慢、图像模糊、低剂量噪声、线束硬化和金属伪影等问题，提高了图像的清晰度和对比度。

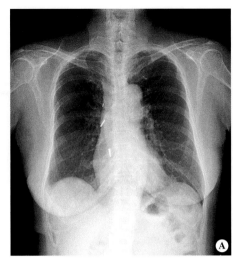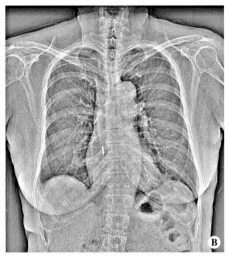

图1-8　空间频率处理技术方法

A. 原图；B. 频率增强

（3）窗口技术　是通过调节窗宽（window width，WW）、窗位（window level，WL）来改变图像的对比度和亮度，主要应用在对比度分辨率高的CT图像后处理中。窗宽主要影响对比度，窗宽大，图像层次多，但组织对比减少，细节显示差，通常较大的窗宽适用于对比度较大的部位，如肺和骨骼，较小的窗宽适用于软组织部位，如脑和腹部。窗位主要影响图像亮度，窗位升高，图像变黑，反之变白。窗位取决于重点显示组织的CT值，如脑部窗位为40Hu，为脑组织的CT值。

2. 三维图像后处理技术

（1）多平面重组（multiplanar reformation，MPR）　是通过插值、重采样或投影法将薄层CT/MRI数据集转换为任意角度的二维平面图像的技术。将轴位图像转换为任意角度薄层切面图，可观察病灶细节与邻近组织的三维空间关系，适用于薄层CT及MRI图像（图1-9）。

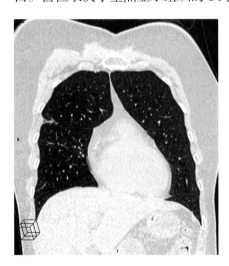

图1-9　胸部CT冠状位MPR图像

（2）曲面重组（curved planar reformation，CPR）　是以人工勾画或自动识别的中心线为路径显示的二维图像，临床应用于血管、管腔等迂曲结构的腔内观察显示。CPR属于MPR技术的一种，围绕中心线切面成像的原则，可实现管腔360°旋转，对于腔内狭窄、斑块、组织不连续等异常情况的显示十分清晰。

（3）最大密度投影（maximum intensity projection，MIP）和最小密度投影（minimum intensity projection，MinIP）　MIP是取三维数据所有投影线中经过体素的最大值作为投影图像中对应的像素值，所有投影线对应的若干个最大密度像素所组成的图像就是最大密度投影；如果投影仅保留最小的像素形成的就是MinIP。MIP技术可以将一定密度以上的组织重点凸显，常用于平扫的骨骼、增强的肿瘤血管等突出显示，MinIP则主要用于显示密度明显降低的含气器官，如胃肠道、支气管树等，可根据诊断需要任意调整显示的投影厚度（图1-10）。

（4）容积再现（volume rendering，VR）　是根据三维容积数据里像素的密度或信号值不同，将所有像素投影并以不同的灰阶形式显示出来，不同灰阶再附以色彩编码和透明度等视觉效果，实现了二维黑白图像向3D可视化转变。VR是真正意义上的三维可视化技术，以立体、多角度的方式展示不同深度组织结构的影像，在外科手术规划中广泛应用（图1-11）。

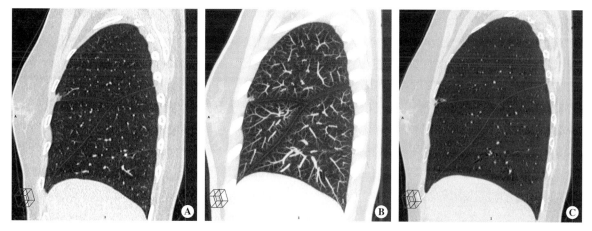

图1-10 胸部CT矢状位重组图像

A. MPR；B. MIP；C. MinIP

（5）CT仿真内镜（CT virtual endoscopy，CTVE） 是通过CT容积数据重建出肠道、气管、鼻窦等空腔脏器内壁情况的一种显示手段，可反映管腔狭窄、凹陷、异物等情况，但临床应用较少，因图像易受操作者影响出现失真，不作为主要的诊断手段。

（6）辅助诊断技术 一些计算机辅助诊断技术也属于图像处理部分，处理方法包括分割、配准、检测等。根据灰度值差异对组织进行纹理分割，然后对分离组织进一步三维成像使边界更加精准；配准融合使不同节段血管或组织拼接实现全景成像；病灶检测及其参数测量，如乳腺或肺的结节性病变，能帮助诊断医生更好地发现微小病变，并定量分析。

（二）图像后处理的基本原则

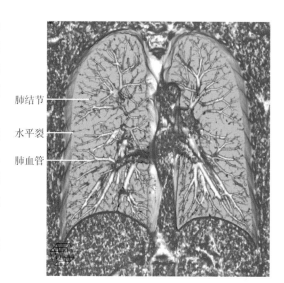

图1-11 胸部CT冠状位VR重组图像

图像后处理必须遵循"影像还原真实"的原则。后处理操作是在原始图像的基础上进行二次创作，目前的后处理工作站系统大部分还是依靠人工编辑，在此过程中存在操作者伪象。常见问题：二维图像对比度失真掩盖病变，CPR中血管中心线偏移致血管粗细不均或不连续，旋转角度不当导致血管假性狭窄，VR过度去骨化导致钙化病灶消失，减影配准错位等。要想避免后处理图像失真，需要遵循以下后处理步骤。

1. 数据检查和确认 确认原始容积数据的真实、可用性。

2. 原始图像浏览 了解病变，初诊并确定重建观察重点。

3. 重建方案设计 VR、MIP、MinIP、CPR等技术的合理搭配，从不同显示方法、不同方向多层次多角度显示解剖结构，力求提供丰富的影像诊断信息。

4. 图像显示布局 以标准的解剖位显示；选择最适当视野（field of view，FOV），图像居于视野中心。

5. 避免人为伪影 避免过度剪裁、曝光、组织缺失等人工假象。

（三）图像后处理的临床应用

CT、MRI容积扫描获取数据后，经过图像后处理用于显示人体各部位的解剖细节、病变特点。用于人体各系统病变，常见疾病包括先天性畸形、炎性病变、外伤、肿瘤等，根据病变来源应选择不同的影像检查技术。在影像后处理中，需根据组织密度或信号特点选择适宜的显示方法，多种技术搭配使用。VR结合MPR技术可显示三维整体形态和局部空间关系，对结构畸形、肿瘤定位很有意义；MIP在肿瘤性病变中应用较多，可体现肿瘤周围动脉血供及静脉血回流情况，根据观察需要随意调节显示厚度，更方便细节和小血管的观察，以及与周围组织三维空间关系，便于手术计划。炎性病变、外伤除其他技术外，MPR显示不可缺少，组织间细微关系在薄层图像MPR切面上空间分辨率高，边界清楚，特别是提高了形态不规则病变与周围关系的鉴别能力。以下为各部位图像后处理的具体临床应用。

1. 头颈部 头颈部常见的疾病是血管性病变。血管性疾病选择计算机体层血管成像（CTA）最多，MRI非增强血管成像次之，减影算法比软件去骨能更有效去除不规则颅底骨，因此头颈部血管成像推荐使用减影技术。图像后处理则主要用到VR搭配CPR技术，VR可展示颈内外血管及脑血管的迂曲、畸形血管团等，辅以CPR显示观察血管腔内狭窄，斑块形态和成分，但是注意血管中心线不要偏离，否则容易引起假性狭窄。

2. 胸部 胸部常见的特殊疾病包括肺通气障碍、支气管阻塞性疾病及肺结节性病变。MinIP在气道的应用最为广泛，在此特别强调人工智能技术在胸部的应用，现在许多AI软件已成熟应用于胸部体检肺结节筛查，结节检出率高，并能根据结节数量、大小、形态、边界、密度等参数分级管理。另外AI软件包中包括了肺含气量分析软件和气道分割软件，可根据吸气/呼吸相CT数据得到肺含气量，同时进行肺叶和支气管分叶分段分析。

3. 腹部 腹部脏器较多，结构和空间关系复杂。VR能体现腹部脏器的深浅层次，可赋予不同深度组织不同的透明度和颜色，在增强图像上更加明显，组织强化后血管、肾脏、脾等明显强化的结构边界更加分明，如肿瘤性病变还可显示瘤周血管来源，便于判断起源。对于腹部肠道病变，可以用到CTVE，通过腔内漫游图观察定位肠腔内的突起、凹陷、穿孔等异常情况，并可自动计算到直肠开口的距离。

4. 骨关节 四肢骨关节的重组以VR、CPR、MPR为主。肌骨系统结构简单、密度均匀，常见骨折、下肢动脉粥样硬化、静脉血栓等循环系统疾病。骨折患者推荐VR结合MPR或薄层MIP，层厚不应太厚，以免干扰低密度的骨折线显示。血管造影即可显示动静脉形态、连续性、迂曲情况，结合局部CPR观察腔内狭窄、斑块。对于支架术后患者，还应加上去金属伪影重建算法，降低线束硬化伪影，提高支架段腔内情况显示满意度，诊断支架术后再狭窄。

七、医学影像解剖学的学习要领

（一）掌握不同影像技术的影像解剖图像的特点

1. 数字X射线摄影（DR）的影像解剖图像特点 X线的成像原理是利用其穿透性、可吸收性，穿过具有密度和厚度差异的人体组织后，探测器接收到不同程度被吸收后的X线，并转化形成黑白对比的影像。组织密度差异性以黑白程度的方式显示，组织密度越高，吸收X线能力越强，图像越白，反之越黑，如含矿物质较多的皮质骨表现为白色，含气较多的肺组织表现为黑色。因此，DR图像上组织以高密度、等密度、低密度来描述。X线图像是二维投影图像，人体组织重叠较多，密度分辨率低，对于密度和厚度差别不大的组织难以分辨。

2. CT的影像解剖图像特点 CT图像是断层图像，减少了组织重叠，组织间边界便于分辨，相对于DR具有较高的密度分辨力，能够进行CT值定量，分析组织密度进行定量诊断。CT特有的容积扫描断层成像，实现了任意角度三维化，即多方位成像，通过各种后处理操作将普通二维图像转变为三维立体图像，还原人体真实。CT图像的描述同DR一样，分为高密度、等密度、低密度，组织密度越高，图像越白，反之越黑。但CT是基于体素的断层成像，体素越小，分辨率越高，图像噪声越大。

3. MRI的影像解剖图像特点 MRI是利用磁共振所释放的能量在人体内部不同结构环境中不同的衰减，通过外加梯度磁场检测所发射出的电磁波，再利用计算机将生物电信号转换为灰阶图像。不同组织内氢质子分布与数量的不同，是组织差异成像的依据。MRI图像描述分为高、等、低信号，而不再是组织密度，与CT不同，MRI是多参数成像，根据重复时间/回波时间（TR/TE）不同，分为 T_1WI、T_2WI 等回波序列，同种组织在不同回波序列激发下产生的图像信号不一致，这是MRI图像较难掌握的原因之一，但正是多参数成像的差异性，才使组织分辨率得以提高，特别是为软组织成分鉴别诊断提供了丰富的参考信息，提高了诊断准确率。

（二）掌握影像解剖图像的分析要领

1. 整体与断层相结合，培养三维立体空间思维 影像解剖图像是基于人体整体的投影或断层切面图，学习影像解剖图像，一定要先掌握系统解剖和局部解剖知识，将人体结构的三维空间了然于胸，才能将三者融会贯通，定点投射。

2. 多角度、多方位联合分析学习 学习影像解剖，还应具备充分的空间想象能力，影像解剖是多方位的断层图像，包括冠状面、矢状面和轴位图像。观察影像图像，首先要了解惯用的图像方位，哪里是人体的前、后、左、右，如轴位图像默认是人体足至头的视角，冠状位图像默认是前至后的视角，矢状位图像默认是左至右的视角，诸如此类，需要了解每个组织结构周围的组织结构关系，由点及面，由面到体是分析图像的科学思维，养成好的分析习惯，才能便于记忆。

3. 医学影像解剖与影像检查技术、影像诊断及临床相联系，学以致用 不同的影像设备技术呈现的图像信号或黑白程度差异较大，包括扫描条件、序列等技术参数都影响着组织信号或密度，诊断技术不分家，学习好影像诊断的基础是掌握基本的成像技术知识。在学习影像解剖时，建议同一组织结构能够多体位、多设备结合记忆，掌握相同组织在不同设备上的影像密度/信号特点，方能掌握解剖图像特点。

（马艺珂　左晓利　吕发金）

第2章
中枢神经系统

🎯 学习目标

1. **掌握** 头皮、颅骨、颅内脑外间隙、脑、脑室系统、蛛网膜下腔与脊髓的 CT、MRI 解剖。
2. **熟悉** 头颅、脊椎的 X 线影像解剖学；头颅 CT、MRI 图像的观察方法。
3. **了解** 脑血管与脊髓血管的影像解剖特点。
4. **育人** 通过学习，领悟"没有全民的健康，就没有全面的小康"的历史意义。

第1节 颅 脑

一、头颅X线影像解剖

（一）颅骨正位的X线解剖

以标准的头颅后前位X线平片为例，沿筛板和眶上缘做一连线，再沿骨腭和颅后窝下缘做一连线，可以将颅正位像分为上、中、下三部，上部主要是颅盖骨与颅前窝骨的重叠影，中部主要是眶、骨性鼻腔、鼻窦（额窦除外）、颞下颌关节和颅底骨（颅前窝除外）的重叠影；下部主要是骨性口腔和上段颈椎（C1～C3）的重叠影（图2-1）。

1. 脑颅骨 由1块额骨、2块顶骨、1块枕骨、2块颞骨、1块蝶骨、1块筛骨组成。脑颅骨分三层：外板、板障、内板。

2. 面颅骨 由2块上颌骨、2块腭骨、2块颧骨、2块鼻骨、2块泪骨、2块下鼻甲、1块梨骨、1块下颌骨、1块舌骨组成。面颅骨围成眶腔、鼻腔和口腔。

（二）颅骨侧位的X线解剖

颅底侧位从前至后可见三个逐渐降低的阶梯状影像，分别称为颅前窝、颅中窝及颅后窝（图2-2）。

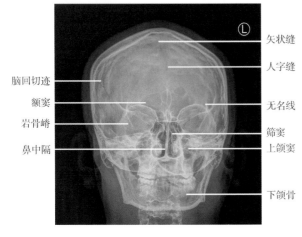

图2-1 颅骨正位X线（L表示左侧位）

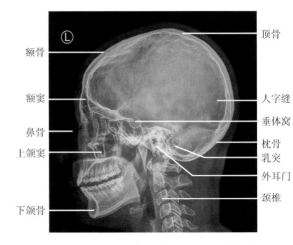

图2-2 颅骨侧位X线（L表示左侧位）

1. 颅前窝 位置较高，前界为额窦后壁，后界至鞍结节，其间为筛板和蝶骨平板，表现为致密线状影。

2. 颅中窝 紧邻颅前窝，后界为鞍背，表现为向前下方突起的弧形致密影，轮廓清晰。颅中窝中央部分为蝶鞍，蝶鞍下方是含气的蝶窦，为低密度影，边界清晰锐利。

3. 颅后窝 前界是鞍背及枕骨斜坡，后界为枕内隆突以下的枕骨部分，斜坡止于枕大孔前唇，颅后窝各骨均表现为高密度影。

二、头颅CT、MRI图像观察方法及解剖

（一）头颅CT、MRI图像观察方法

1. 观察顺序 由外而内，先头皮，再颅骨、颅内脑外间隙，采用画圆圈法或者"抽丝剥茧"法，最后对脑组织分层次观察，两侧对比分析。

2. 头颅结构CT密度特点（图2-3）

（1）颅骨 表现为高密度，CT值可达+1000Hu，用骨窗观察。

（2）含气空腔 表现为低密度，CT值约–1000Hu，用骨窗观察。

（3）脑实质 大脑皮质的CT值为32～40Hu，大脑髓质的CT值为28～32Hu，两者平均相差7.0Hu±1.3Hu，易于分辨，用脑窗观察。

（4）含脑脊液的间隙 表现为较低密度，CT值为0～16Hu，用软组织窗观察。

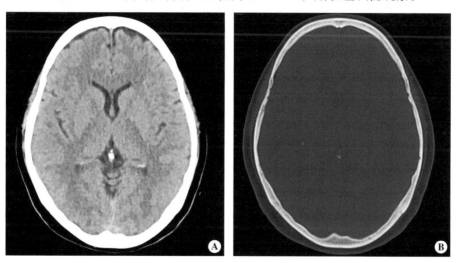

图2-3 头颅CT平扫

A. 基底节层面CT脑窗图；B. 基底节层面CT骨窗图

3. 头颅结构MRI信号特点（图2-4）

（1）头皮和皮下组织 含大量的脂肪成分，在T_1WI和T_2WI上均呈高信号。

（2）颅骨及含气空腔 颅骨内外板、硬脑膜、乳突气房、含气鼻窦腔等结构几乎不含或很少含氢质子，均表现为无信号或低信号；颅骨板障内含脂肪较多，其内的静脉血流较慢，呈T_1WI高信号。

（3）脑实质 脑髓质与脑皮质相比，含水量少而含脂量多，在T_1WI上脑髓质信号高于脑皮质，呈稍高信号，在T_2WI上则低于脑皮质，呈稍低信号。

（4）脑室、脑沟、脑池 其内均含脑脊液，在T_1WI上为低信号，在T_2WI上为高信号。

（二）头皮的CT、MRI解剖

头皮由皮肤、皮下组织（脂肪）、肌肉组成。

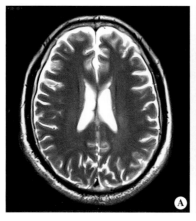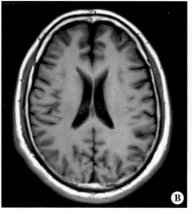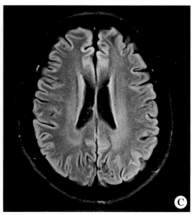

图 2-4　头颅 MRI

A. 轴位 T_2WI 图；B. 轴位 T_1WI 图；C. 轴位 T_2 FLAIR 脂肪抑制图

1. 头皮的 CT 解剖　皮肤呈线状较高密度；皮下组织呈低密度；腱膜和肌肉呈软组织密度，厚度均匀，参考颅骨的部位命名头皮软组织（图 2-5），扫描图旁二维码见彩图，彩图中皮肤（红线）、皮下组织（蓝线）、帽状腱膜 + 骨膜（绿线）。

2. 头皮的 MRI 解剖　皮肤呈等 T_1 等 T_2 信号条带影，位于最外层，皮下脂肪层呈椭圆形环状短 T_1 长 T_2 信号，厚薄较均匀；腱膜和肌肉呈等 T_1 短 T_2 信号，T_2WI 不易与骨区分，T_1WI 容易区分，不同部位厚薄不同，但两侧对称，参考颅骨部位命名头皮软组织（图 2-6），扫描图旁二维码见彩图，彩图中皮肤（红线）、皮下组织（蓝线）、帽状腱膜 + 骨膜（绿线）。

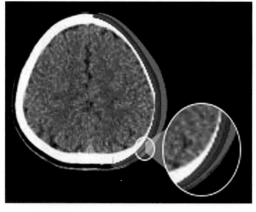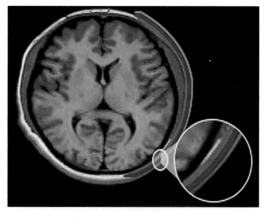

图 2-5　皮肤、皮下组织、帽状腱膜 + 骨膜 CT　　**图 2-6　皮肤、皮下组织及帽状腱膜 + 骨膜 MRI**

（三）颅骨的 CT、MRI 解剖

头部以颅骨为骨性支架，分为脑颅骨和面颅骨；除容纳脑以外，还支持保护视器、位听觉及嗅觉、味觉感受器，还参与构成呼吸、消化系统的起始部。

脑颅骨分高密度的外板和内板、较低密度的板障（图 2-7A）；面颅骨因部位而表现不同（图 2-7B）；颅缝有解剖分布，呈斜行线状走行，边缘增白；颅骨区分以颅缝为参照。

颅骨 MRI 上内、外板为致密骨，呈低信号，含骨髓的板障呈较高信号；含气腔的骨呈无信号区；颅缝表现为板障高信号中断，可依颅缝解剖部位区分颅骨（图 2-7C）。

（四）颅内脑外间隙的 CT、MRI 解剖

颅内脑外间隙由颅骨内板、硬脑膜、蛛网膜和软脑膜区分为硬膜外间隙、硬膜下间隙、蛛网膜下

腔和血管周隙（图2-8）。

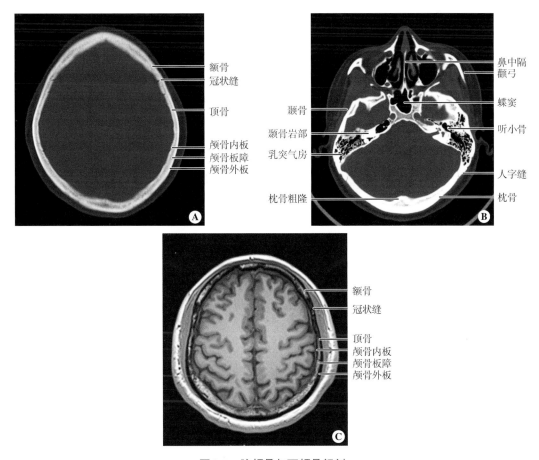

图2-7　脑颅骨与面颅骨解剖
A. 脑颅骨的CT轴位图；B. 面颅骨的CT轴位图；C. 颅骨的MRI T_1WI轴位图

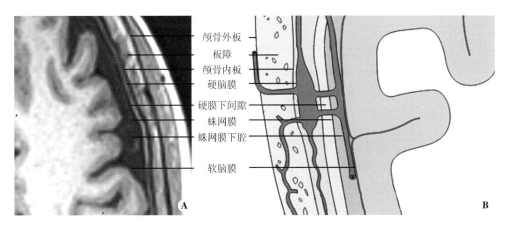

图2-8　颅内脑外间隙MRI及示意图
A. 脑MRI轴位 T_1WI局部放大图；B. 颅内脑外间隙示意图

　　1. 硬膜外间隙　　是硬脑膜和颅骨内板间的密闭区，二者紧密结合，正常为密闭状态，外伤后可积血，正常时CT、MRI不能显示，病变后多表现为梭形改变，边界清楚（图2-9）。

　　2. 硬膜下间隙　　是硬脑膜和蛛网膜间的潜在间隙，由疏松的结缔组织、小血管、淋巴及神经组成。正常时CT、MRI图像上不能显示，病变时表现为颅骨内板下新月形病变，边界欠清晰（图2-10）。

　　3. 蛛网膜下腔　　是蛛网膜和软脑膜间的腔隙，其间有蛛网膜小梁支撑，有脑表面血管结构，蛛网膜下腔伸入脑沟内，充满脑脊液；CT表现为伸向脑沟的脑脊液样低密度，MRI呈长 T_1 长 T_2 信号（图2-11）。

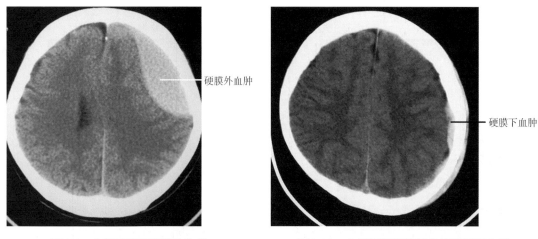

图2-9　左额部梭形硬膜外血肿　　　　　　　图2-10　左侧额颞顶枕部急性硬膜下血肿

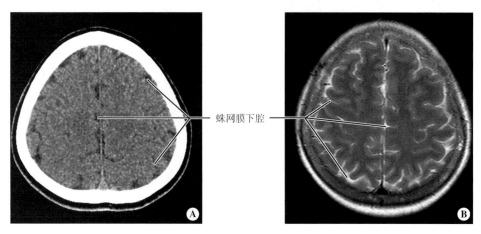

图2-11　蛛网膜下腔CT及MRI T₂WI轴位图

A. CT轴位图；B. MRI T₂WI轴位图

4. 血管周隙（perivascular space，PVS）　为软脑膜随脑皮质穿支动脉进入脑内，在血管周围有软脑膜及脑脊液样液体构成的间隙。多分布于大脑凸面及脑底面。CT不能显示，MRI呈皮质内的点、条状长 T_1 长 T_2 信号，FLAIR呈低信号，周围无高信号，有助于与脑白质高信号灶区分，后者是脑小血管病的征象之一（图2-12），扫描图旁二维码见彩图，彩图中红色箭头示PVS，蓝色箭头示脑白质高信号灶。

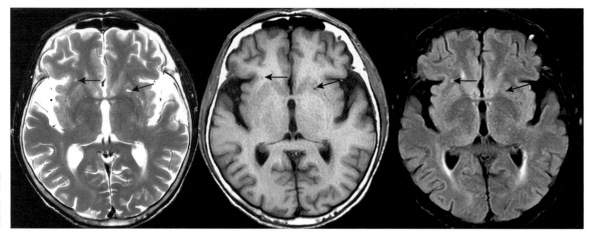

图2-12　血管周隙MRI

从左到右分别为T₂WI、T₁WI及T₂-FLAIR轴位图

（五）脑的CT、MRI解剖

1. 脑沟与脑回的CT、MRI解剖 大脑表面凸起的部分为脑回，凹陷的部分根据深度不同区分如下：较浅的部分为脑沟，较深的部分为脑裂。以中央沟为界，前方为额叶，后方为顶叶；外侧裂前方为额叶，外侧为颞叶，内侧为岛叶；顶枕沟是大脑内侧面相对深的脑沟，位于纵裂的后1/3，其前方为顶叶，后方为枕叶（图2-13）。一般在轴位图像上根据以下几点可准确地辨别中央沟：①中央沟大部分为一连续不被中断的沟；②中央沟较深，一般自顶部断面外缘大约中份处向后内延伸，弯曲走行；③在中央沟前方和后方可见中央前沟、中央后沟与之伴行；④一般中央前回厚于中央后回；⑤可先通过位于大脑半球内侧面的扣带沟缘支辨认出中央旁小叶，再进一步辨认中央沟；⑥通过大脑白质的髓形观察有助于辨认中央沟。在CT、MRI图像上，正常脑沟宽度不超过5mm，脑沟与脑回显示MRI优于CT图像（图2-14）。

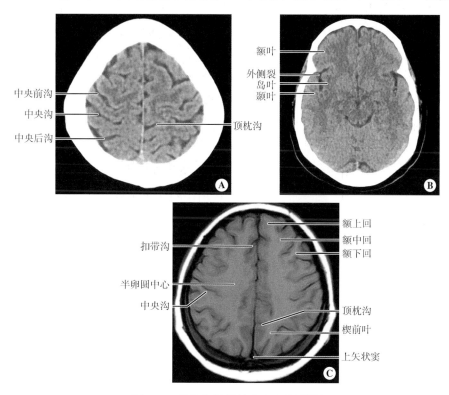

图2-13 脑沟与脑回的CT、MRI解剖
A. 中央沟CT轴位图；B. 外侧裂CT轴位图；C. T₁WI顶部脑回与脑沟

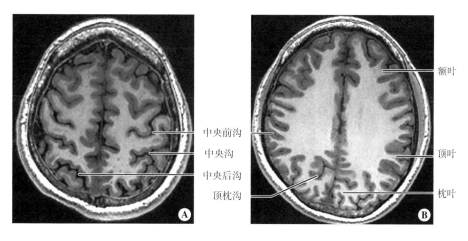

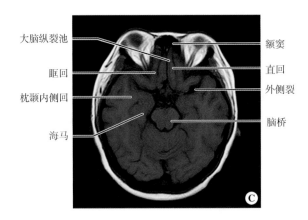

大脑纵裂池 —— 额窦
眶回 —— 直回
枕颞内侧回 —— 外侧裂
海马 —— 脑桥

图2-14 脑的MRI解剖

A.经大脑顶部的MRI轴位图；B.经半卵圆中心的MRI轴位图；C.经海马的MRI轴位图

2. 大脑皮质和髓质的CT、MRI解剖 在CT上脑皮质密度略高于髓质，分界清晰，大脑深部的灰质核团密度与皮质相近。皮质CT值为32～40Hu；髓质CT值为28～32Hu（图2-15）。

在MRI上脑髓质与脑皮质相比，含水量少而含脂量多，在T_1WI上脑髓质信号高于脑皮质，呈白色，在T_2WI上则低于脑实质。

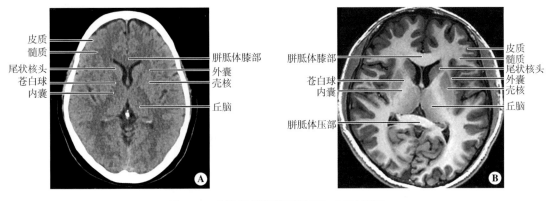

皮质 —— 胼胝体膝部
髓质 —— 外囊
尾状核头 —— 壳核
苍白球 —— 丘脑
内囊

胼胝体膝部 —— 皮质
苍白球 —— 髓质
内囊 —— 尾状核头
胼胝体压部 —— 外囊
—— 壳核
—— 丘脑

图2-15 大脑皮质和髓质的CT、MRI解剖

A.基底节区CT轴位图；B.基底节区MRI T_1WI轴位图

3. 大脑的CT、MRI解剖 以大脑表层作为分叶标志，深部分为脑白质和灰质结构区域；大脑分为额叶、颞叶、顶叶、枕叶和岛叶。以脑沟作为分叶标志，中央沟前方为额叶，后方为顶叶，顶枕沟前方为顶叶，后方为枕叶，外侧裂沟前方为额叶，内侧为岛叶，外侧为颞叶（图2-16）。

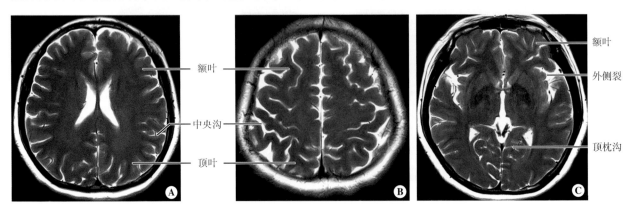

额叶
中央沟
顶叶

额叶
外侧裂
顶枕沟

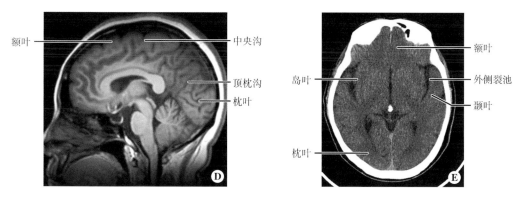

图2-16 大脑分叶标志的CT、MRI解剖

A～D. MRI图像；E. CT图像

4. 小脑的CT、MRI解剖 位于颅后窝天幕下，分为左右两侧小脑半球、小脑蚓部、齿状核、小脑扁桃体等（图2-17、图2-18）。小脑两侧膨隆为小脑半球，中间狭窄部为小脑蚓。小脑表面有许多平行浅沟，将小脑分为若干部分。小脑半球下面靠近枕骨大孔附近的突起部分为小脑扁桃体。小脑齿状核为小脑核中最大者，左右各一，位于小脑半球白质内，形状似下橄榄核，呈皱缩的口袋状。

5. 间脑的CT、MRI解剖 位于中脑和大脑半球之间（图2-19），连接两侧大脑半球和中脑。间脑包括丘脑、上丘脑、后丘脑、下丘脑和底丘脑。丘脑即背侧丘脑，由两个卵圆形的灰质团块借丘脑间黏合（中间块）连接而成，其前端的突出部分为丘脑前结节，后端膨大成为丘脑枕。内侧面有下丘脑沟，由室间孔行向中脑水管，为背侧丘脑与下丘脑的分界线。上丘脑位于第三脑室顶部周围，后方连于松果体。后丘脑位于丘脑的后下方，包括内侧和外侧膝状体。底丘脑位于间脑和中脑过渡区，内含丘脑底核及部分黑质、红核，与纹状体有密切联系，属锥体外系的重要结构。

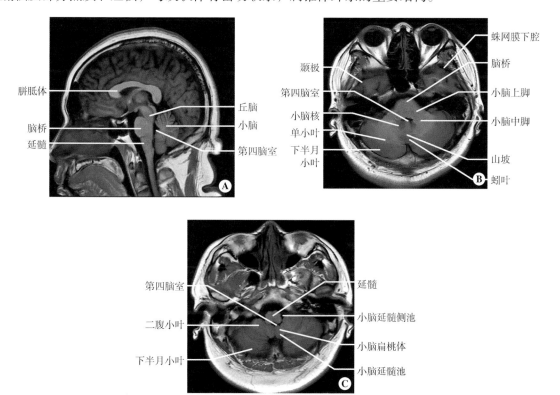

图2-17 小脑的T₁WI轴位图像

A. 矢状位T₁WI；B、C. 轴位T₁WI

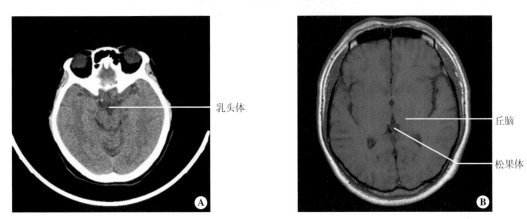

图2-18 小脑的CT轴位表现

图2-19 间脑的CT、MRI轴位图像

A. 轴位CT图; B. 轴位MRI图

6. 脑干的CT、MRI解剖 自上而下由中脑、脑桥和延髓三部分组成。延髓在枕骨大孔处下接脊髓, 中脑向上与间脑相接, 脑桥和延髓的背面与小脑相连(图2-20)。

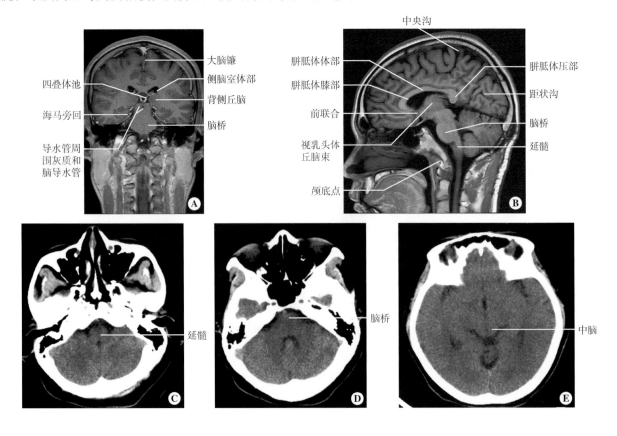

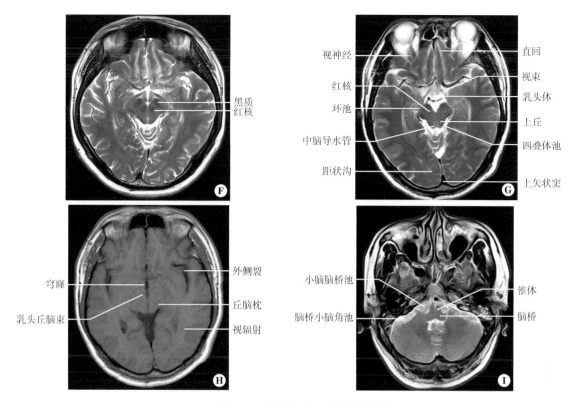

图2-20 脑干的CT、MRI轴位图像

A、B.脑干的冠状位、矢状位T₁WI；C.延髓轴位CT；D.脑桥轴位CT；E.中脑的轴位CT；F～H.中脑的轴位MRI；I.延髓轴位MRI

7. 脑深部结构的CT、MRI解剖

（1）基底节区 为脑深部的灰质核团区域，位于白质内，靠近大脑半球深部，包括尾状核、豆状核、杏仁核、屏状核（图2-21A、D），尾状核和豆状核合称为纹状体。尾状核呈C形弯曲的蝌蚪状，分为头、体、尾三部，围绕豆状核和丘脑，延伸于侧脑室前角、中央部和下角。豆状核位于岛叶深部，在轴位和冠状面上均呈尖向内侧的楔形。杏仁核位于海马旁回深面，连于尾状核的尾部。屏状核为岛叶与豆状核之间的一薄层灰质，与豆状核之间的白质称为外囊。

（2）脑白质区 由大量的神经纤维组成，主要为半卵圆中心、内囊、胼胝体等白质所在区域（图2-21B～D）。半卵圆中心是一个形态学名词，为一区域白质的统称，具体位置为胼胝体（相当于侧脑室体部上方）上部层面的大脑白质。因在轴位图像上左右两侧合起来呈卵圆形，而单侧为半卵圆形，故称为半卵圆中心。其包含投射、联络及连结三种纤维。内囊位于尾状核与丘脑之间的内侧，以及在豆状核（苍白球和壳核）的外侧，在轴位上内囊有点凸面向内的弯曲。这个曲线的突出点为膝部，在尾状核与丘脑之间投射。在膝前部被称为前肢，将豆状核与尾状核分开。在膝后部的是后肢，并将豆状核与丘脑分开。胼胝体为强大的白质纤维板，连接两侧半球广大区域的相应部位，纤维向前、后和两侧放射，联系两半球的额叶、枕叶、顶叶、颞叶。

（3）垂体 属于间脑结构，是内分泌腺的高级中枢，由腺垂体、神经垂体组成。正常垂体高度与内分泌状态有关系，成人小于8mm。腺垂体及脑实质信号相似，垂体后叶呈短T₁高信号，类似于脂肪信号（图2-22）。

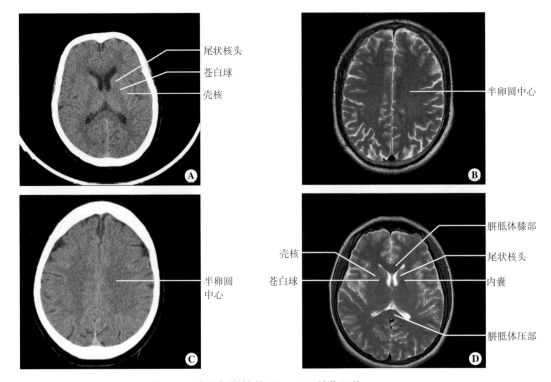

图2-21　脑深部结构的CT、MRI轴位图像
A. 基底节区轴位CT；B. 半卵圆中心轴位MRI；C. 半卵圆中心轴位CT；D. 基底节区轴位MRI

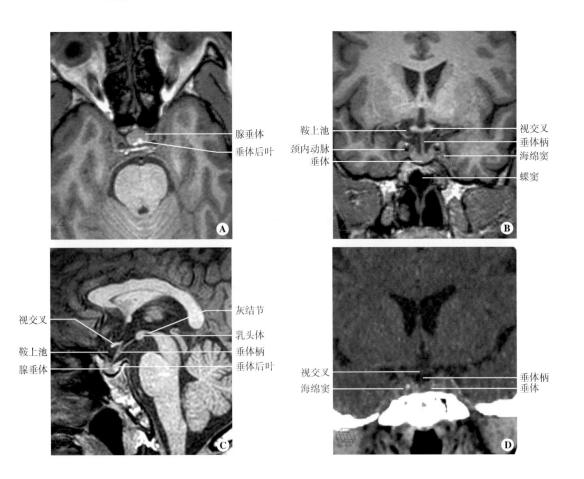

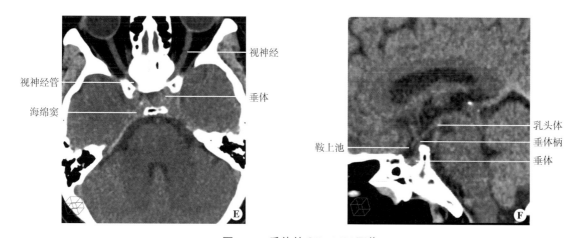

图2-22 垂体的CT、MRI图像

A. 垂体轴位T₁WI；B. 垂体冠状位T₁WI；C. 垂体矢状位T₁WI；D. 垂体冠状位CT；E. 垂体轴位CT；F. 垂体矢状位CT

（六）脑室系统与蛛网膜下腔的CT、MRI解剖

1. 脑室系统 包括双侧侧脑室、第三脑室和第四脑室（图2-23）。侧脑室位于大脑半球内，左右各一，即第一、第二脑室，在脑室系统中体积最大，其形状很不规则，大致与半球的外形一致，通常两侧对称。侧脑室按其形态和部位可区分为体部、前角、后角、下角和枕角，侧脑室三角区连通后角、下角与枕角。第三脑室是两侧间脑之间的稍宽的垂直裂隙，呈正中矢状位。其前部以室间孔与左右侧脑室相通，向后经中脑水管与第四脑室相通。第四脑室是延髓、脑桥和小脑之间的腔隙，位于脑桥、延髓和小脑之间。其前下方是脑桥和延髓，后上方为小脑蚓部，后外侧为小脑半球。

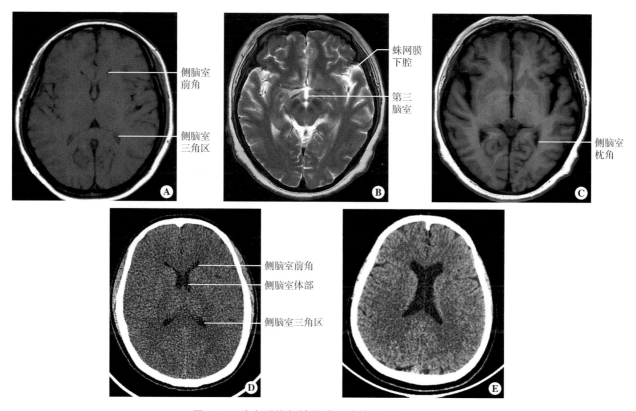

图2-23 脑室系统与蛛网膜下腔的CT、MRI解剖

A. 侧脑室前角轴位T₁WI；B. 第三脑室轴位T₂WI；C. 侧脑室枕角轴位T₁WI；D. 侧脑室三角区轴位CT；E. 侧脑室体部轴位CT

2. 蛛网膜下腔与脑池 蛛网膜下腔为蛛网膜与软脑膜之间的腔隙，延伸至脑沟内，容纳脑脊液。蛛网膜下腔在某些部位扩大称为脑池。在椎管，蛛网膜下腔的下部，自脊髓下端至第2骶椎水平扩大，称为终池，内有马尾神经。

脑池为局部扩大的蛛网膜下腔，多以邻近结构命名，包括鞍上池、环池、四叠体池、枕大池、桥前池、大脑大静脉池等（图2-24）。

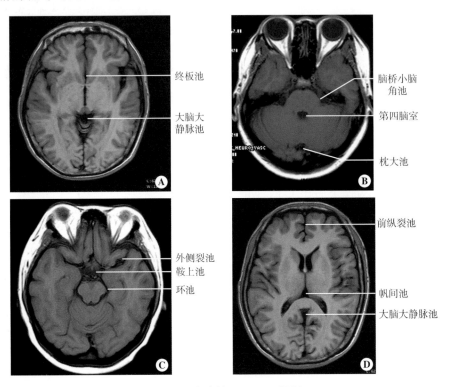

图2-24 脑池的CT、MRI解剖
A. 大脑大静脉池轴位T₁WI；B.脑桥小脑角池轴位T₁WI；C. 鞍上池轴位T₁WI；D. 侧脑室体部轴位T₁WI

三、脑血管的影像解剖

（一）脑血管的影像解剖特点

脑血管的解剖主要特点是行程比较长，走行迂曲，不存在于同一个平面；此外，脑血管具有较多细小的分支，并且存在紧贴颅骨和穿过颅底的节段，受颅骨伪影干扰严重，使脑血管成像存在一系列技术难题。

（二）脑动脉系统的影像解剖及动脉的支配区域

脑的动脉来源于颈内动脉和椎动脉（图2-25），向上逐级分支，逐渐变细，类似树的分枝方式。以顶枕沟为界，大脑半球的前2/3和部分间脑由颈内动脉分支供应，大脑半球后1/3及部分间脑、脑干和小脑由椎动脉供应。

1. 颈内动脉系统 颈内动脉（internal carotid artery，ICA）起自颈总动脉，自颈部向上至颅底，经颞骨岩部的颈动脉管进入颅内，紧贴海绵窦的内侧壁，穿出海绵窦行至蝶骨的前床突内侧而分支。颈内动脉在穿出海绵窦处发出眼动脉，然后在视交叉的外侧分为大脑前动脉和大脑中动脉等分支（图2-26）。

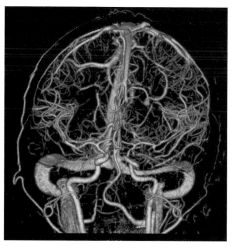
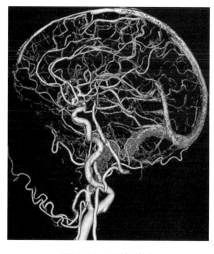

图 2-25　脑动脉 CTA 图像　　　　　　图 2-26　颈内动脉

（1）颈内动脉分段　分为7段（表2-1、图2-27）。

表 2-1　颈内动脉分段、命名及起止

分段	命名	起止
C1 段	颈段	起源于颈总动脉分叉水平，终止于颈动脉管颅外口
C2 段	岩段	位于颈动脉管内，起于颈动脉管颅外口，终止于破裂孔后缘。 岩段按其走行方向可分为三部：垂直部、弯曲部（颈内动脉后弯）和水平部（向前、向内走行）
C3 段	破裂孔段	起于颈动脉管末端，动脉越过孔部，但不穿过这个孔，在破裂孔的垂直管内上升，止于岩舌韧带上缘
C4 段	海绵窦段	始于岩舌韧带上缘，止于近侧硬膜环
C5 段	床段	始于近侧硬膜环，止于远侧硬膜环
C6 段	眼段	起于远侧硬膜环，止于后交通动脉起点的紧近侧。 这段颈内动脉常发出两条重要动脉，即眼动脉和垂体上动脉，行颈内动脉造影时能清晰看到眼动脉，而垂体上动脉一般不能显示
C7 段	交通段	起于紧靠后交通动脉起点的近侧，止于颈内动脉分叉处。此段发出两个重要分支：后交通动脉和脉络膜前动脉

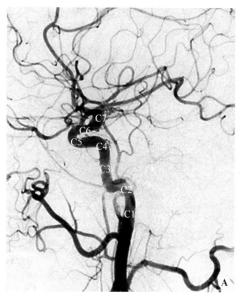
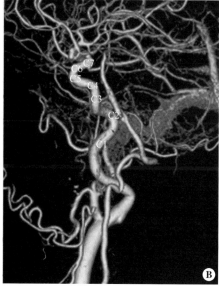

图 2-27　颈内动脉的分段的 DSA 图（A）与 CTA 图（B）

（2）颈内动脉主要分支

1）大脑前动脉（anterior cerebral artery，ACA）：在视神经上方向前内行，进入大脑纵裂，与对侧的同名动脉借前交通动脉相连，然后沿胼胝体沟向后行。皮质支分布于顶枕沟以前的半球内侧面、额叶底面的一部分和额、顶两叶上外侧面的上部；中央支自大脑前动脉的近侧段发出，经前穿质入脑实质，供应尾状核、豆状核前部和内囊前肢。

按费舍尔（Fisher）分类法将大脑前动脉分为5段（表2-2、图2-28）。

表2-2　大脑前动脉分段、命名及走行/分布

分段	命名	走行/分布
A1段	水平段	起始后向前内经视交叉背面折入大脑纵裂至前交通动脉
A2段	垂直段	为前交通动脉至胼胝体膝部下方的一段，侧位片上呈由后下向前上方走行，略呈"S"形
A3段	膝段	以额极动脉与A2段为界，与胼胝体的膝部弯曲一致
A4段	胼周段	位于胼胝体沟内，也称胼周动脉，分布于额叶
A5段	终段	为楔前动脉，分布于顶叶

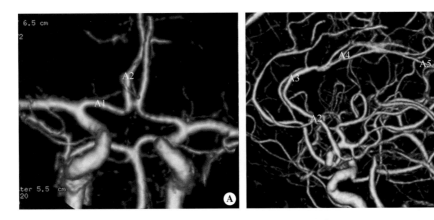

图2-28　大脑前动脉的分段CTA图

A. 正位VR显示；B. 侧位VR显示

2）大脑中动脉（middle cerebral artery，MCA）：是颈内动脉的直接延续，是其最大分支。其供应区域最广，供应整个大脑半球的背外侧面：额中回以下，中央前后回下3/4，顶下小叶，枕外侧回，颞下回上缘，颞极内、外侧面，额叶眶部外侧半及岛叶各部皮质，是缺血及梗死最常受累区域。

大脑中动脉在解剖上一般分成4段或5段（表2-3、图2-29）。

表2-3　大脑中动脉分段、命名及走行/分布

分段	命名	走行/分布
M1段	水平段	自颈内动脉分叉部起点延伸至外侧裂，包括分叉前段及分叉后段；分叉前段是单独的主干，分叉后段则可能是单干、双干、三干甚至更多
M2段	岛叶段	自M1段远端大脑中动脉主干转向后上形成的膝部处至外侧裂顶部到达环状沟的终端；包括6~8支主干动脉在外侧裂内走行岛叶之上
M3段	侧裂段	自环状沟的顶部开始向外走行处，终止于侧裂表面
M4段和M5段	合称终末段或皮质段	自外侧裂表面开始，然后在大脑半球皮质表面延伸

3）脉络丛前动脉：多数脉络膜前动脉起自颈内动脉C7段后壁，终止于脉络丛。沿途发出分支供应外侧膝状体、内囊后肢的后下部、大脑脚底的中1/3及苍白球等结构。此动脉细小且行程又长，易被血栓阻塞。

4）后交通动脉：在视束下面行向后，与大脑后动脉吻合，是颈内动脉系与椎-基底动脉系的吻合支。

2. 椎-基底动脉系统

（1）椎动脉 起自锁骨下动脉穿第6～1颈椎横突孔，经枕骨大孔进入颅腔，进入颅腔后，左、右椎动脉逐渐靠拢，在脑桥与延髓交界处合成一条基底动脉，后者沿脑桥腹侧的基底沟上行，至脑桥上缘分为左、右大脑后动脉两大终支。

1）椎动脉分段：根据走行部位，椎动脉全程可分为4段（表2-4、图2-30）。

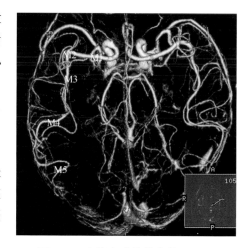

图2-29 大脑中动脉的分段CTA图

表2-4 椎动脉分段、命名及起止

分段	命名	起止
V1段	横突孔前段	椎动脉起始部到第6颈椎（C6）横突孔处第一段
V2段	椎间孔段	椎动脉向上走行于第6颈椎（C6）至枢椎（C2）横突孔之间的一段
V3段	脊椎外段	起自C2横突孔，穿过寰椎（C1）横突孔，走行于寰椎后弓上面的椎动脉沟内并穿入寰枕后膜进椎管
V4段	硬膜下段	穿透硬脑膜和向内侧倾斜位于延髓的前面。在脑桥下缘与对侧椎动脉融合成基底动脉

2）椎动脉的主要分支：小脑下后动脉（posterior inferior cerebellar artery，PICA）。小脑下后动脉起自椎动脉颅内中1/3段处，分支分布于小脑下面后部、延髓橄榄后区及第四脑室脉络丛（图2-31）。

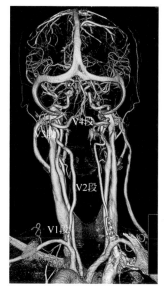

图2-30 椎动脉的分段CTA图

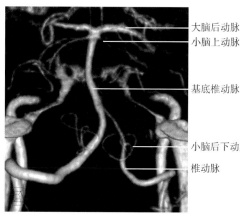

大脑后动脉
小脑上动脉

基底椎动脉

小脑后下动脉

椎动脉

图2-31 小脑下后动脉CTA图

（2）基底动脉 由左、右椎动脉合成后，经脑桥基底沟上行，至脑桥上缘再分为左、右大脑后动脉。基底动脉的主要分支包括脑桥支、小脑下前动脉、小脑上动脉、大脑后动脉。

1）小脑下前动脉（anterior inferior cerebellar artery，AICA）：分出近端支和侧支，近端支供应脑桥外侧部分，侧支在经过第Ⅷ对脑神经后分为两支。一支供应包括绒球及其邻近组织在内的小脑半球前下部。另一支供应小脑中脚及脑桥下2/3的区域（图2-32）。

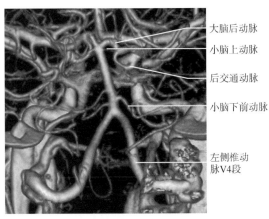

大脑后动脉
小脑上动脉
后交通动脉
小脑下前动脉
左侧椎动脉V4段

图2-32 小脑下前动脉和小脑上动脉CTA图

2）小脑上动脉（superior cerebellar artery，SCA）：起于基底动脉末端，沿小脑与脑干之间向外走行，至小脑幕内下方，小脑上动脉走行过程中逐渐发出小脑支和脑干支，分布于小脑上面和中脑、脑桥背面。

3）大脑后动脉（posterior cerebral artery，PCA）：是基底动脉的终末分支，绕大脑脚向后，沿海马旁回的钩转至颞叶和枕叶内侧面。皮质支分布于颞叶的内侧面和底面及枕叶，大脑后动脉起始部发出中央支，供应背侧丘脑、内外侧膝状体、下丘脑和底丘脑等。

大脑后动脉分为4段（表2-5、图2-33）。

表2-5 大脑后动脉分段、命名及起止

分段	命名	起止
P1段	交通前段	从起始至后交通动脉，发出多支中央支
P2段	交通后段/环池段	从后交通动脉起至中脑后外面发出颞下分支的一段；分支为脉络膜后内侧动脉和脉络膜后外侧动脉
P3段	四叠体段	从P2末端至发出顶枕动脉和距状沟动脉二终支的一段；发出分支为枕支和颞下分支
P4段	终段	为P3段末端发出的枕支，即顶枕动脉和距状沟动脉

（三）脑静脉系统的影像解剖及静脉引流区域

脑静脉系统不与动脉伴行，可分浅、深两组静脉，两组之间相互吻合，都注入硬脑膜窦。浅静脉管壁无瓣膜和平滑肌，较薄，主要有大脑上静脉、大脑中静脉和大脑下静脉。三者相互吻合成网，分别注入上矢状窦、海绵窦和横窦等。深静脉收集大脑髓质、基底核、间脑和脑室脉络丛的静脉血，注入大脑大静脉，再注入直窦（图2-34）。

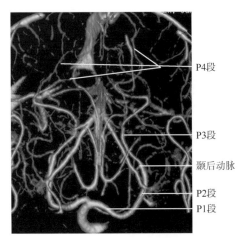

P4段
P3段
颞后动脉
P2段
P1段

图2-33 大脑后动脉分段CTA图

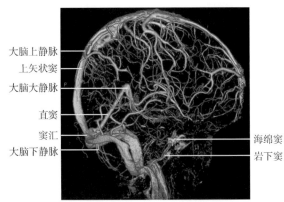

大脑上静脉
上矢状窦
大脑大静脉
直窦
窦汇
大脑下静脉
海绵窦
岩下窦

图2-34 脑静脉系统CTA图

1. 大脑静脉

（1）浅组　以大脑外侧沟为界分为3组。

1）大脑上静脉，位于外侧沟以上，8～12支，收集大脑半球上外侧面和内侧面上部的血液，注入上矢状窦。

2）大脑下静脉，位于外侧沟以下，收集大脑半球上外侧面下部和半球下面的血液，主要注入横窦和海绵窦。

3）大脑中静脉分为浅、深两组。大脑中浅静脉收集半球上外侧面近外侧沟附近的静脉，本干沿外侧沟向前下，注入海绵窦；大脑中深静脉收集岛叶的血液，注入大脑大静脉。

（2）深组 包括大脑内静脉和大脑大静脉（图2-35）。

1）大脑内静脉由脉络膜静脉和丘脑纹静脉在室间孔后上缘合成，向后方至松果体后方，与对侧的大脑内静脉汇合成一条大脑大静脉。

2）大脑大静脉又称盖伦（Galen）静脉，很短，收纳大脑半球深部髓质、基底核、间脑和脉络丛等处的静脉血，在胼胝体压部的后下方注入直窦。

2. 硬脑膜静脉窦和静脉丛 硬脑膜静脉窦可分为后上组和前下组。

（1）后上组 由上矢状窦、下矢状窦、直窦、窦汇、横窦、乙状窦和颈静脉球组成（图2-36）。

（2）前下组 由海绵窦、岩上窦、岩下窦、斜坡静脉丛（clival venous plexus，CVP）和蝶顶窦（sphenoparietal sinus，SphPS）组成。

1）上矢状窦（superior sagittal sinus，SSS）：为较大的静脉窦，呈弧形走行，平行于颅穹窿。导静脉和桥静脉连接颅外头皮静脉与上矢状窦，颅盖骨板障内的大量静脉湖也引流至上矢状窦。

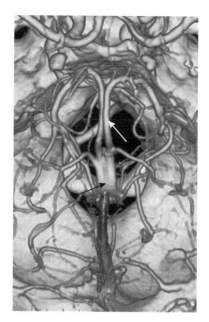

图2-35 大脑内静脉（白色箭头）和大脑大静脉（黑色箭头）CTA图

在冠状位图像上，上矢状窦表现为三角形的血管通道，位于构成大脑镰的两层硬脑膜之间。在矢状位DSA、CTA或MRA图像上，上矢状窦表现为镰刀样形态，紧贴颅骨内板。影像学上，常可见蛛网膜颗粒和纤维间隔所致的上矢状窦内充盈缺损（图2-36）。

2）下矢状窦（inferior sagittal sinus，ISS）：位于大脑镰底部，形态较小，走行较为曲折。下矢状窦位于胼胝体与扣带回之上，当其沿大脑镰的"游离"下缘走行时收集多支小静脉。下矢状窦终止于大脑镰-小脑幕交界处并与大脑大静脉（vein of Galen，VofG）即Galen静脉汇合形成直窦。下矢状窦通常较小，但多有变异，影像学检查时其显影程度也不一致。

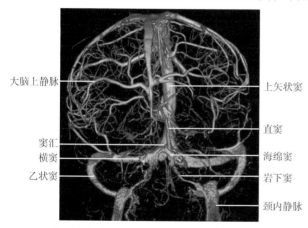

图2-36 硬脑膜静脉窦和静脉丛CTA图

（图左侧标注）大脑上静脉、窦汇、横窦、乙状窦

（图右侧标注）上矢状窦、直窦、海绵窦、岩下窦、颈内静脉

3）直窦（straight sinus，SS）：由下矢状窦和大脑大静脉汇合而成。从大脑镰-小脑幕交界的顶点发出，向后下方走行，接收众多来自大脑镰小脑幕及邻近脑实质的小静脉。

直窦变异相对少见，如永存镰状窦，见于2%的无症状患者的CTA检查。永存镰状窦为位于中线的静脉结构，连接下矢状窦或Galen静脉与上矢状窦。2/3的永存镰状窦患者表现为直窦缺失或不发育。

4）窦汇与横窦（transverse sinus，TS）：窦汇是指上矢状窦末端、直窦末端和横窦起始处形成的静脉窦汇合部位。窦汇通常不对称，其有连接横窦的隔膜和窦间通道（图2-36）。

横窦也称为侧窦，居于小脑幕与颅骨内板附着处之间。横窦从窦汇向侧方走行，至颞骨岩部后缘，进而向下移行为乙状窦。横窦的解剖变异较多见，双侧横窦往往不对称，右侧通常较左侧粗大。横窦发育不全或狭窄可见于1/3的正常人群。影像学上也常可见到蛛网膜颗粒和纤维间隔所致的充盈缺损。

5）乙状窦（sigmoid sinus）：是双侧横窦向下方的直接延续，在颞骨岩部后方呈S形弯曲下行，并移行至颈内静脉（internal jugular vein，IJV）。乙状窦双侧不对称是常见的正常变异。

颈静脉球是局限性的静脉扩张，位于乙状窦和颈内静脉交界处。颈内静脉为大脑的主要静脉流出系统。替代的非颈静脉（nonjugular venous，NJV）通道普遍存在并且可能成为静脉窦血栓形成或颅内高压时侧支引流的重要途径。主要的非颈静脉包括椎静脉丛和翼腰静脉丛。颈内静脉、横窦和乙状窦往往不对称。颈静脉球与骨性颈静脉孔的大小也常不对称，较大的一侧常会误诊为肿块性病变，如神经鞘瘤或副神经节瘤，但CT骨窗图像上可见颈静脉孔周围的颈棘和骨皮质完好，无骨质侵蚀或重塑。

6）海绵窦（cavernous sinus，CS）：居于蝶鞍的两侧，前界为眶上裂，后界为斜坡和岩尖；其形状不规则，且具有大量小梁结构将其分为不同的区间。海绵窦由较厚的外侧硬脑膜壁与纤薄的内侧硬脑膜壁构成，其内包含有双侧颈内动脉海绵窦段和展神经。动眼神经、滑车神经、三叉神经眼支与上颌支实际上位于海绵窦的硬脑膜侧壁内，而并非位于海绵窦腔内。引流入海绵窦的主要静脉为眼上静脉、眼下静脉和蝶顶窦。双侧海绵窦内存在大量窦内静脉丛，形成广泛沟通。海绵窦经卵圆孔向下引流入翼静脉，向后引流入斜坡静脉丛、岩上窦及岩下窦。影像学上海绵窦的大小与构型相对稳定。正常情况下，海绵窦外侧壁表现为直线样或凹面向内，增强后海绵窦均匀强化。

7）岩上窦（superior petrosal sinus，SPS）与岩下窦（inferior petrosal sinus，IPS）：岩上窦沿颞骨岩部顶壁向后外侧走行，从海绵窦延伸至乙状窦。岩下窦走行于岩枕裂的上方，从斜坡静脉丛的下方进入颈静脉球。

坚守在青藏高原的医学泰斗——吴天一院士

医者仁心

吴天一，塔吉克族，新疆伊犁人。20世纪50年代，21岁的吴天一从中国医科大学毕业后响应支援大西北的号召来到了青海，就这样踏上了高原医学研究之路。他开创了"藏族适应生理学"研究，诊疗救治了藏族群众上万人，被称为"生命的保护神"，被称为"马背上的院士"。他填补了低氧生理和高原医学科研领域的空白，构建起高原生存安全的科学体系；在青藏铁路建设期间，他主持制定了一系列高原病防治措施和急救方案，创造了五年十四万青藏铁路建设大军在海拔4500米以上的唐古拉山高强劳动无一例因高原病死亡的奇迹；2021年6月29日，他站上人民大会堂金色大厅领奖台，戴上了代表党内最高荣誉的"七一勋章"，获评2021感动中国年度人物。"没有全民的健康，就没有全面的小康"。为高原医学的研究，吴天一院士倾注了全部的心血，守护着高原人民的健康。

第2节 脊 髓

一、脊椎X线解剖

（一）脊椎正位片X线解剖

1.颈椎前后位像 在颈椎前后位片上第1颈椎、第2颈椎与下颌骨重叠，显示不清。第3至第7颈椎和胸椎位于同一纵轴线上，颈椎椎体略呈鞍形或长方形，自上而下逐渐增大。椎体周缘为一均匀、高密度的细线样骨皮质影，轮廓清晰，其内为纵横交错、低密度的骨松质影。椎体上方两侧缘可见向上的三角状突起，为钩突影；椎体下端两侧缘则呈圆钝的斜面，称为斜坡。钩突与上位椎体下缘的斜坡边缘形成颈椎特有的钩椎关节，又称卢施卡（Luschka）关节。相邻椎体之间为弧形低密度影，为椎间隙所在，是椎体软骨终板和椎间盘的投影。

颈椎椎体后缘两侧向后延伸的结构为椎弓根，在颈椎前后位X线片上，椎弓根投影于椎体外侧方，呈内缘较清晰外缘较模糊的圆形或椭圆形致密影，两侧椎弓根投影基本对称。椎弓根投影的内侧缘间距自第2颈椎向下逐渐增大。椎体与椎弓根两侧为横突的投影，短而宽。在中下位颈椎椎体的中央偏下方，有梭形的致密影，系颈椎棘突的投影（图2-37）。

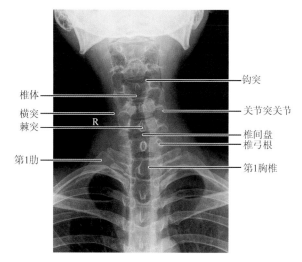

图2-37 颈椎X线正位片（R表示右侧）

2. 寰椎和枢椎张口位像 第1颈椎也称为寰椎，第2颈椎也称为枢椎。由于第1、第2颈椎前后位像与下颌骨重叠，因此，常用张口位像观察第1、第2颈椎及二者形成的寰枢关节。在张口位像中，枢椎显影较为清晰，椎体居中，指状的齿突伸向上达寰椎平面，位于寰椎两侧块之间，与寰椎侧块形成寰枢关节（图2-38）。枢椎椎体两侧上方有平坦略向下斜行的上关节面，与寰椎的下关节面构成寰枢外侧关节，可见明显的关节间隙（图2-38）。寰椎前弓影常与齿突重叠，后弓位置较低，与枢椎椎体影重叠。

3. 胸椎前后位像 在胸椎前后位像上，12块胸椎呈竖直排列，胸椎的椎体呈上方较窄下方略宽的四方形，排列在一条中轴线上，略偏向右。椎体自上而下逐渐增大，椎间隙上下缘平行，自上而下各椎间隙逐渐略微增宽。椎体两侧各有一椭圆形的致密影，为椎弓根的投影。在中线上，各胸椎棘突形成的致密影与椎体重叠，由于胸椎棘突倾斜向下呈叠瓦状，故通常在正位片上，上位胸椎的棘突往往投影于下位胸椎的椎体影上。椎体两侧水平伸出横向的横突影，其末端圆钝，与肋头相重叠，肋椎关节、肋横突关节隐约可见，但不甚清晰（图2-39）。

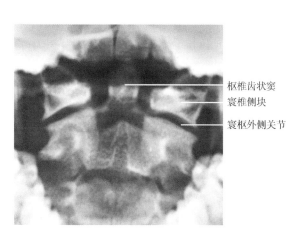

图2-38 寰枢椎X线张口位片

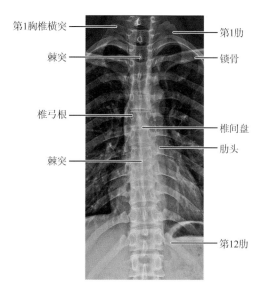

图2-39 胸椎X线正位片

4. 腰椎前后位像 在前后位片上，腰椎的椎体呈两侧微向内凹的长方形，自上而下逐渐增大，椎间隙较胸椎增宽。在椎体阴影内，两侧可见圆形或椭圆形的致密影，为椎弓根的投影。上、下关节突

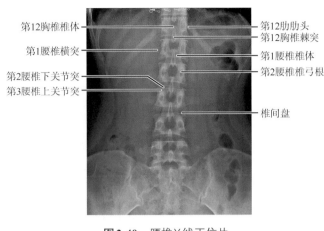

第12胸椎椎体
第1腰椎横突
第2腰椎下关节突
第3腰椎上关节突

第12肋肋头
第12胸椎棘突
第1腰椎椎体
第2腰椎椎弓根
椎间盘

图2-40 腰椎X线正位片

自椎弓板上、下方伸出，在腰椎正位片上，椎弓根影上方为上关节突，与上位椎骨的下关节突形成关节突关节（图2-40）；上关节突在外，下关节突在内，由上位椎骨的下关节突与下位椎骨的上关节突所构成的椎间关节的关节间隙为垂直的透光带。由椎体向两侧伸出的为横突影，第1腰椎、第2腰椎横突较短，以第3腰椎的横突最长，第4腰椎横突略微上翘。腰椎棘突的投影呈致密的水滴状，与椎体重叠，位于中线。腰椎棘突呈矢状位板状，其投影明显大于其他部位椎骨的棘突影（图2-40）。

5. 骶骨和尾骨前后位像 骶骨在正位片上整体呈近似三角形状，其底朝上与第5腰椎相连，尖与尾骨相连。

在骶、尾骨相连接的中线上，可见愈合后的骶椎棘突的致密影，构成骶正中嵴，其下端延续为密度较低的骶管裂孔影。在骶正中嵴与骶管裂孔的两侧有骨质较为致密的骶中间嵴，下端延续为骶骨角。骶中间嵴外侧为一自上而下排列的低密度影，系骶前后孔重叠影，通常可见有4对。在骶骨的两侧为骶骨翼，其与髋骨的耳状面构成骶髂关节，关节间隙凹凸不平。尾状续于骶骨下端，二者之间可见清晰的间隙，尾骨一般由4块尾椎构成，各尾椎之间可见椎间隙（图2-41）。

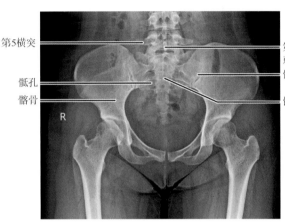

第5横突
骶孔
髂骨
R

第5腰椎椎体棘突
骶髂关节
骶正中嵴

图2-41 骶尾骨X线正位片

（二）脊椎侧位片X线解剖

1. 颈椎侧位像 在侧位片上，各颈椎排列成微向前凸的颈曲，从前至后有4条连贯的曲线，即椎体前缘连线、椎体后缘连线、椎板线和棘突线。第3至第7颈椎椎体呈四方形，上下缘皮质显示清晰，呈高密度细线影，椎体上缘隐约可见半月线突起影，为椎体钩突影。颈椎横突影在侧位片上与椎体影重叠，难以区分。椎体向后延伸为椎弓根及上下关节突，共同形成一菱形的阴影，其中部为椎弓根，上端为上关节突，下端为下关节突。相邻椎骨上下关节突构成椎间关节，关节间隙清晰可见。椎弓根向后延伸为长方形的椎板，椎板向后延伸为棘突，侧位片上可见棘突周边为致密影，内部较为稀疏透明（图2-42）。棘突形态各异，长短不一，第3、4颈椎棘突较短，第5、6、7颈椎棘突逐渐加长，棘突末端可见分叉。

寰椎在侧位片上呈横位条状影，前部为较为致密的寰椎侧块投影，枢椎的齿突向上延伸与重叠，寰椎前弓在侧位片上呈三角形的截面，前弓与枢椎齿突之间有一宽1～2mm的阴影，为寰枢正中关节的关节间隙。寰椎后弓为一横位长条致

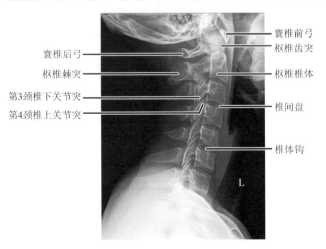

寰椎后弓
枢椎棘突
第3颈椎下关节突
第4颈椎上关节突

寰椎前弓
枢椎齿突
枢椎椎体
椎间盘
椎体钩
L

图2-42 颈椎X线侧位片

密影，后弓的后端有膨大的后结节。枢椎的椎体向上与齿突相连，椎体后方是呈斜向下的椎板投影，下缘突出部分为下关节突，与第3颈椎上关节突形成椎间关节；枢椎椎板后方有一较大的突起，为枢椎棘突（图2-42）。

2. 胸椎侧位像 在侧位片上，脊柱胸段呈凸向后方的胸曲。胸椎椎体呈长方形，上下边缘呈双边影。胸椎椎体前缘较平直，可连成一条凸向后方的曲线。椎体向后延伸为椎弓根，并与肋头影重叠，不易辨识，但下缘的椎弓根下切迹可清晰显示。上位椎骨椎弓根下切迹与下位肋颈之间的低密度区为椎间孔。椎弓根上缘后端向上延伸为尖形突起，为上关节突，下缘向后下延续为下关节突，相邻上下关节突构成椎间关节。棘突与肋骨重叠，但仍可见叠瓦状的棘突影（图2-43）。

3. 腰椎侧位像 侧位片上，腰段脊柱略凸向前形成腰曲。椎体呈四方形，上下缘显示致密影，前缘平直或略有凹陷。椎体后方为椎弓根，椎弓根上下切迹明显，椎弓根后段向后上方突起为上关节突，向后下方延续为椎弓板，椎弓板的下方为下关节突，下关节突与下位椎骨的上关节突重影，故此关节间隙不甚明显。椎间孔清晰可见，腰椎椎间孔较大且与椎间隙相延续。棘突呈长方形，位于椎弓板后方（图2-44）。

在侧位片上，腰椎椎间隙明显，自上而下逐渐加宽。各椎间隙的前部较后部稍宽，第4腰椎至第5腰椎间隙和腰骶间隙常呈楔状（图2-44）。

4. 骶骨和尾骨侧位像 在侧位片上，骶骨向后凸形成骶曲。骶骨的上部与髂骨相重叠，显影不清。骶骨各椎体间愈着，但仍可见椎体间的界线。各骶椎椎体自上而下逐渐变小。第1骶椎椎体前缘明显突出，为骶岬。椎体和椎弓板之间的透光区为骶管，骶管下部开口为骶管裂孔，后方致密影为骶角（图2-45）。尾骨游离，骶骨和尾骨共同排列成凹向前的弧形影。

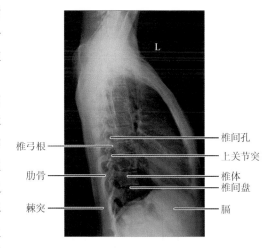

图2-43 胸椎X线侧位片

（图中标注：椎弓根、肋骨、棘突、椎间孔、上关节突、椎体、椎间盘、膈）

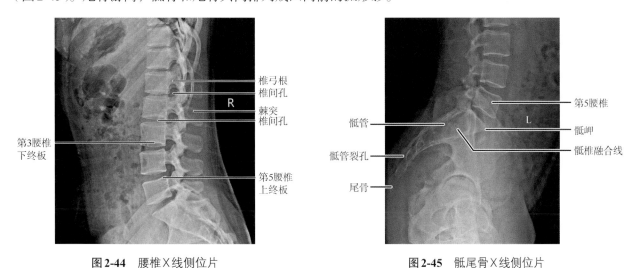

图2-44 腰椎X线侧位片

（图中标注：第3腰椎下终板、椎弓根、椎间孔、棘突、椎间孔、第5腰椎上终板）

图2-45 骶尾骨X线侧位片

（图中标注：骶管、骶管裂孔、尾骨、第5腰椎、骶岬、骶椎融合线）

（三）脊椎斜位片X线解剖

1. 颈椎的斜位像 由于在侧位像上，椎间孔常被上下关节突掩盖而显影不清。因此，常以颈椎斜位像观察椎间孔和椎间关节。在斜位片上，颈椎椎间孔呈长椭圆形的透光区（图2-46），常以左右两侧斜位片对照观察椎间孔。椎间关节的上下关节突在斜位片较为清晰，关节间隙较明显（图2-46）。

2. 腰椎的斜位像 腰椎斜位片主要观察腰椎椎弓峡部、上下关节突及其关节间隙及椎体的斜位影像。在斜位片上，各腰椎椎体略呈长方形，椎间隙清晰可见；在椎体内有环形的致密影为椎弓根的投影，其后方椎弓板向后上形成上关节突，椎弓板向后下延伸形成下关节突。在上、下关节突之间，椎弓的狭窄部分称为峡部，又称关节突间部。下关节突与下位椎骨的上关节突形成关节突关节，关节间隙呈低密度影；椎弓板向后延伸为稍向下倾的棘突。椎体的横突多与椎弓根重叠，并向前延伸，显示较淡。以上结构在腰椎侧位片上构成"猎狗征（Scottie Dog sign）"：近片侧横突相当于狗嘴，椎弓根为狗眼，上关节突相当于狗耳，下关节突是狗前腿，狗耳与狗前腿间的间隙为近侧的小关节间隙，椎板相当于狗腹，峡部相当于狗颈；远片侧横突相当于狗尾，下关节突和棘突相当于狗后腿（图2-47）。

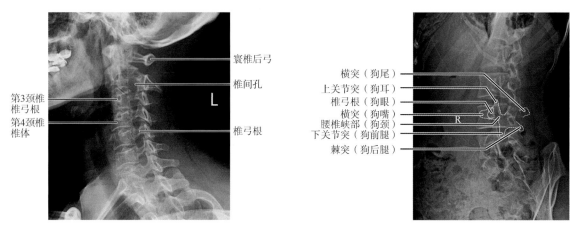

图2-46 颈椎X线斜位片　　　　　　　　　**图2-47** 腰椎X线斜位片

（四）脊髓造影X线和CT解剖

脊髓造影分为碘油造影和碘水造影。碘油造影可分段显示椎管内情况，碘油柱呈柱状，其宽度较椎管略小。正位片上颈段碘油柱较宽而淡，胸段较狭长，腰段又较宽大，两侧随神经根向外分出的小三角形突起为神经鞘袖，在颈段为短小且呈直角方向伸出；在胸腰段则斜行向下；在骶部呈树根状伸展；在椎管畅通的情况下，神经鞘袖影较小。碘油柱中央为较为透光的、呈条状影的脊髓，下颈段最易显示，延伸至第1腰椎水平的脊髓圆锥，圆锥下呈细条索状的为马尾。侧位片上，碘油柱前缘紧靠椎体之后，在椎间隙处可见轻微的凹陷，为椎间盘所在。碘水造影的表现与碘油造影类似，由于碘水的弥散性更好，可更好显示椎管内的细微结构，且可用于CT扫描，协助诊断。

CT脊髓造影（CT myelography，CTM）下，蛛网膜下腔充盈对比剂后呈高密度影，其中可见水平走向的神经根鞘和呈带状低密度影的神经根。胸段神经根鞘走行相对水平和向下外，腰段神经根鞘在椎管内硬膜外间隙中，向下向外走行进入椎间孔。硬膜囊CTM寰枕段为圆形，颈段为椭圆形，胸段为类圆形，圆锥水平为椭圆形，第3腰椎、第4腰椎水平以下变小。CTM可清楚显示脊髓、马尾和神经根，脊髓圆锥水平略大，圆锥以下逐渐变细过渡为终丝，终丝与马尾并不能区分。马尾神经在蛛网膜下腔呈均匀排列的多个圆点状低密度影。在颈段脊髓偶可见前缘中间内凹的前正中裂及前后神经根，在脊髓前后与脊髓相连，双侧神经根呈对称的"八"字或反"八"字形条带状低密度影。

二、脊柱脊髓CT、MRI、脊髓被膜及间隙MRI解剖

（一）脊柱脊髓CT、MRI解剖

1. 脊柱脊髓正中矢状面CT解剖 脊柱CT扫描可显示脊柱和脊髓的断面影像，通过多平面重组和窗技术可观察脊柱的骨性结构、椎旁及椎管内结构。在骨窗，骨性结构显示清晰的断面，骨皮质呈高

密度线样影，骨松质呈低密度影，其间可见散在的点状高密度骨小梁影，椎间盘和韧带及椎管内容物为低密度影。在软组织窗，椎间盘、脊髓及神经根呈软组织密度影。

（1）脊柱颈段　寰椎前后弓为类似圆形或椭圆形的断面，枢椎椎体和齿突为垂直柱状断面，第3至第7颈椎椎体略呈正方形，椎间盘自上而下逐渐增厚。椎体前后分别有细线状的前纵韧带和后纵韧带。椎管后可见棘突、棘间韧带和项韧带，各棘突前端相连处的黄韧带与棘突前端共同构成椎管的后界（图2-48）。在蛛网膜下腔注射造影剂后进行CT扫描，可显示硬膜囊的边界和蛛网膜下腔，脊髓位于硬膜囊中央（图2-48）。

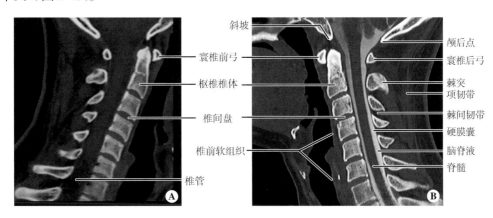

图2-48　脊柱颈段正中矢状位CT扫描
A. 脊柱颈段CT；骨窗；B. 脊髓CT造影

（2）脊柱胸段　脊椎凸向后方形成胸曲，胸椎椎体呈方形，自上而下逐渐增大，椎间盘较颈椎薄。胸椎棘突细长并呈叠瓦状，棘间韧带狭窄，棘上韧带较清晰。

（3）脊柱腰段　脊柱凸向前方，形成腰曲，椎体和椎间盘较胸椎逐步增大、增厚。

（4）脊柱骶尾段　骶骨前缘可见明显的骶岬，骶骨下接尾骨。骶椎呈上宽下窄，相邻骶椎之间可见低密度的横线，为椎间盘骨化后的遗迹。骶椎椎体与后方的骶正中嵴之间有较为狭窄的骶管，内可见硬膜囊。骶正中嵴的下端至第1尾椎上端之间为骶管裂孔（图2-49）。

2. 脊柱脊髓正中矢状面MRI解剖　相较于CT，MRI可清晰显示椎管内结构，在MRI图像上，脊椎呈T_1WI高信号、T_2WI中等信号，椎体、椎弓及突起边缘的骨皮质在T_1WI、T_2WI均呈低信号；椎间盘的纤维环和髓核在T_1WI均呈低信号，髓核在T_2WI呈高信号，纤维环在T_2WI呈低信号，椎间盘的上下缘为纤维软骨成分的脊椎终板，在T_1WI、T_2WI均为低信号；前纵韧带和后纵韧带在T_1WI、T_2WI均为低信号，黄韧带呈中低信号。脊髓、神经根及马尾在T_1WI、T_2WI均呈中等信号，在T_2WI上脑脊液呈高信号，而脊髓呈条状较低信号，二者形成良好的对比（图2-50）。

（1）脊柱颈段　各颈椎椎体呈T_2WI低信号，髓核位于椎间盘中央偏后，呈T_2WI高信号。在椎体和椎间盘前方和后方分别有T_2WI低信号的前纵韧带和后纵韧带。椎管和脊髓的弯曲与脊柱颈曲一致，椎管矢状径在上段大于中、下段。脊髓位于硬膜囊中央，上端在枕骨大孔处续于延髓，呈T_2WI低信号，与周围的脑脊液的高信号界限明显。蛛网膜下腔位于脊髓前后方，因其内充满脑脊液，呈T_2WI高信号，颈髓上部大于中下部。硬膜外隙前部有椎内静脉丛，后部有少量脂肪填充，呈T_2WI高信号（图2-51）。

（2）脊柱胸段　胸椎椎体呈T_2WI稍高信号，后缘有较粗大的椎体静脉通过。胸椎椎体体积介于颈椎和腰椎体积之间，前缘高度略低于后缘，胸段椎间盘较颈、腰段椎间盘薄，后部较前部稍厚。前后纵韧带位于椎体和椎间盘前后方，呈T_2WI低信号。脊髓位于椎管内，呈T_2WI低信号，在第12胸椎处形成腰骶膨大，脊髓周围充满T_2WI高信号的脑脊液。黄韧带垂直于相邻的椎弓板上下缘，呈T_2WI低信号（图2-52）。胸椎棘突较长，伸向后下方，相邻胸椎棘突间呈叠瓦状，棘突间有棘间韧带，后方有棘上韧带附着于棘突后缘。

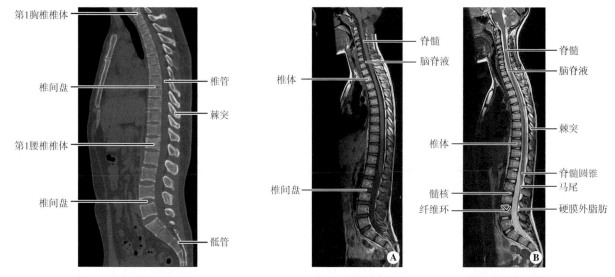

图2-49 脊髓脊柱正中矢状位CT图像

图2-50 脊髓脊柱正中矢状位MRI图像
A. T_1WI; B. T_2WI

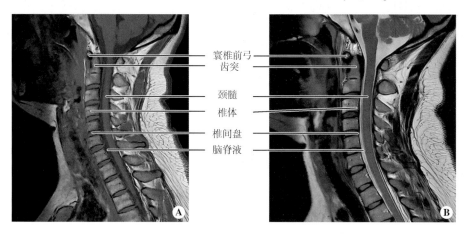

图2-51 脊柱颈段正中矢状位MRI图像
A. T_1WI; B. T_2WI

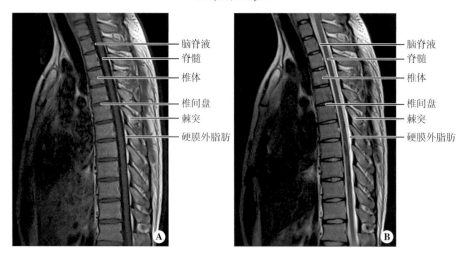

图2-52 脊柱胸段正中矢状位MRI图像
A. T_1WI; B. T_2WI

（3）脊柱腰段　腰椎椎体呈T_2WI稍高信号，椎体后缘可见有椎体静脉进入椎体中部；髓核位于椎间盘中央偏后，呈T_2WI高信号（图2-53）。在椎间盘前后方分别有低信号的前纵韧带和后纵韧带，腰椎间盘较颈椎、胸椎椎间盘厚，且自上而下逐渐增厚。椎管内有硬脊膜形成的硬脊膜囊，自上而下逐渐缩小，硬膜囊内的脊髓圆锥、马尾和终丝多位于硬膜囊后部。在第1腰椎水平，硬膜囊内为脊髓圆锥，该平面以下蛛网膜下腔为终池，内容纳马尾神经和终丝。硬膜外隙的后部，在椎弓平面有椎内静脉丛，黄韧带平面有脂肪组织，呈T$_1$WI高信号。腰椎棘突水平向后延伸，棘突间和棘突表面分别有棘间韧带和棘上韧带附着，呈低信号。

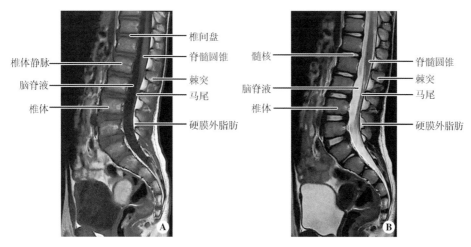

图2-53 脊柱腰段正中矢状位MRI图像

A. T$_1$WI；B. T$_2$WI

（4）脊柱骶段 骶椎椎体自上而下前后径逐渐变小。骶椎椎间盘位于相邻骶椎之间，自上而下逐渐变薄。骶管位于骶椎椎体后方，向上与腰段椎管连通，向下在第4骶椎平面终止于骶管裂孔。硬膜囊下端及蛛网膜下腔于第2骶椎平面终止，内容纳马尾和终丝。骶管内脂肪和静脉丛丰富，主要位于骶骨上部和前方，呈T$_1$WI高信号（图2-54）。

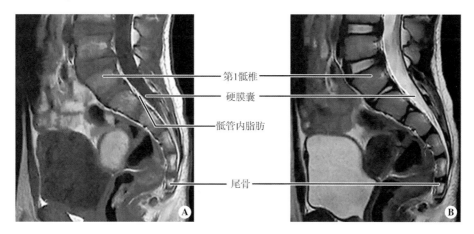

图2-54 脊柱骶段正中矢状位MRI图像

A. T$_1$WI；B. T$_2$WI

3. 脊柱旁正中矢状位CT、MRI解剖 脊柱颈段：颈椎椎体形态各异，大小不一，自上而下不同部位可观察到不同的结构。上份可见寰椎侧块的上下关节面与枕骨髁和枢椎上关节面分别形成寰枕关节和寰枢关节，关节间隙清晰可见。寰椎侧块后方可见寰椎后弓向后延伸。自枢椎以下，椎间关节可清晰显示，上位椎骨的下关节面在后上方，下位椎骨的上关节面在前下方，二者之间的关节间隙清晰可见（图2-55、图2-56）。

（1）脊柱胸段 可见胸椎椎体和椎间盘的矢状径较正中矢状位缩小。椎间孔的上下径大于前后径，其上界为上位椎骨的椎下切迹，下界为下位椎骨的椎上切迹，前界是椎体和椎间盘，后界是关节突关节和黄韧带，椎间孔内有胸神经和血管通过。关节突关节由上下相邻的关节突构成，上关节突位于下关节突的前下方（图2-57）。

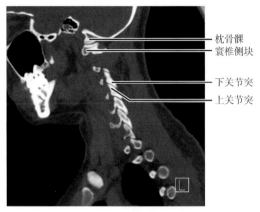

图2-55 颈段脊柱旁正中矢状位CT（经椎间关节）

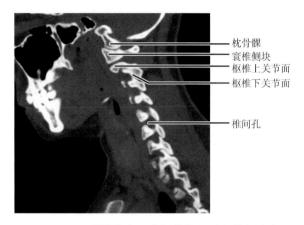

图2-56 颈段脊柱旁正中矢状位CT（经椎间孔）

（2）脊柱腰段 可见腰椎椎体和椎间盘的矢状径较正中矢状面缩小，椎间孔上下径大于前后径，内口多呈卵圆形，外口处稍扁，椎间孔上界为上位椎骨的椎下切迹，下界为下位椎骨的椎上切迹，前界是椎体和椎间盘，后界是关节突关节和黄韧带，椎间孔内有腰神经和血管通过。关节突关节由上下相邻的关节突构成，上关节突位于下关节突的前下方（图2-58）。

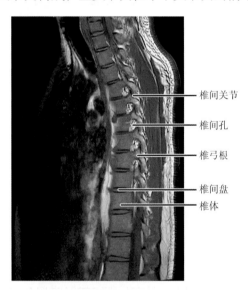

图2-57 胸段脊柱旁正中矢状位MRI
（显示椎间孔和关节突关节）

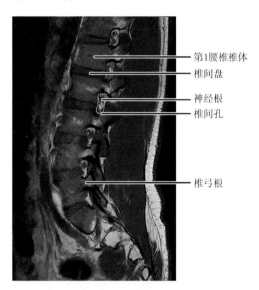

图2-58 腰段脊柱旁正中矢状位MRI
（显示椎间孔和关节突关节）

4. 颈椎轴位CT、MRI解剖

（1）经寰枢关节层面 经寰枢关节层面（图2-59）可见寰椎前弓、寰椎侧块和寰椎后弓，呈环状。前弓后方有枢椎的齿突，断面上呈圆形或椭圆形，二者构成寰枢正中关节，正常情况下齿突与两寰椎侧块应等距。寰椎侧块外侧方约呈三角形的骨性结构为横突，寰椎的横突较长，可见横突孔。与寰枕关节层面相似，寰枢关节层面周围可见颈内动脉、椎动脉和颈内静脉等。

（2）经颈椎椎间盘、椎体和椎弓根平面 第3～6颈椎形态基本相似，椎体呈椭圆形，后缘平直，椎体的横径大于矢状径，椎弓根较短，伸向后外侧，与上下关节突间连接，横突孔位于横突根部椎体两侧，椎弓板长且窄，后方突起为棘突。除第7颈椎棘突外，其余颈椎棘突均呈分叉状。

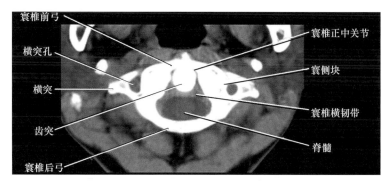

图2-59 经寰枢关节层面CT图像

1）在椎间盘平面，颈椎椎间盘较小、薄，形态与颈椎椎体基本一致，横径较椎体小，因脊柱颈曲凸向前，故上位椎体与椎间盘共同出现在一个断面上，上位椎体在前，下位椎体出现在椎间盘后。椎间盘两侧可见下位椎体向上突起的钩突，与上位椎体下面侧方唇缘形成钩椎关节（图2-60）。

2）在椎体下部或椎间盘平面（图2-60），可显示椎间孔结构，椎管为不完整的骨性环，两侧不连续结构即为椎间孔的上部，为骨性管道，前内壁为椎体下部后外侧，后外壁为下关节突关节，椎间孔内有颈段神经根和血管走行。

3）在椎弓根平面（图2-61），可显示椎管为完整的骨性环状结构。呈近似三角形，横径大于矢状径，脊髓位于椎管的中央，呈椭圆形，第5～6颈椎平面可见颈膨大。

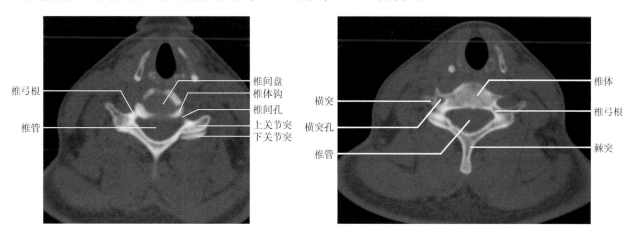

图2-60 经颈椎椎间盘平面CT（显示钩突关节和椎间孔）　　**图2-61** 经颈椎椎弓根平面CT

（3）颈段脊柱横断面MRI解剖　在横断面上，椎体与椎间盘呈卵圆形，自上而下逐渐增大，在T_1WI上，两者均为中等信号，低信号的钩突位于椎间盘侧方；在T_2WI上，椎间盘的髓核表现为椭圆形高信号，周围是低信号的纤维环。在椎体与椎间盘侧方对称显示椎动脉，由于血管的流空效应，在T_1WI上呈低信号。椎管中央为扁圆形的颈髓，周围环以相对宽大的蛛网膜下腔，内充脑脊液（图2-62）。

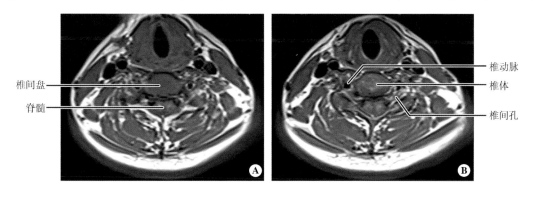

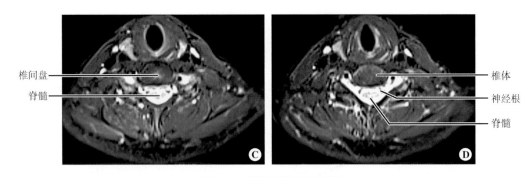

图2-62 颈椎MRI轴位图像

A. 经椎间盘平面T₁WI; B. 经椎体平面T₁WI; C. 经椎间盘平面T₂WI; D. 经椎体平面的T₂WI

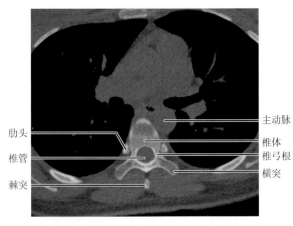

图2-63 经胸椎椎弓根平面CT图像

5. 胸椎轴位CT、MRI解剖 在横断面上,胸椎椎体自上而下逐渐增大,由于脊柱胸曲凸向后方,在经椎间盘上份或下下份平面可在同一断面中出现上下相邻两个椎体切面,上位胸椎椎体位于椎间盘前方,下位胸椎椎体位于椎间盘后方。

(1)经椎弓根层面 在椎弓根平面(图2-63),椎管为完整的环状骨性结构,由椎体、椎弓根和椎弓板围成,近似圆形。椎管前方的椎体横断面呈心形,上位胸椎接近颈椎椎体,下位胸椎接近腰椎椎体,第5～8胸椎椎体左前方邻近胸主动脉。两侧椎弓根向内侧扩展汇合形成椎板,椎弓向两侧发出横突,两侧横突各有一横突肋凹,与肋结节形成肋横突关节。在椎体两侧靠近椎弓根处亦可见肋凹,与肋头形成肋椎关节。

(2)经椎间孔层面 在椎间孔平面(图2-64),椎管的环形结构不再完整,其前界为椎体,后界为椎弓板、关节突关节和关节突关节前内侧的黄韧带。椎管开口处为椎间孔上部,其前界为椎体后外侧缘和肋头关节,前外侧界为肋颈,后界为关节突关节,关节突关节呈冠状位,上关节突位于前,下关节突为后。

(3)经椎间盘层面 经椎间盘平面(图2-65),构成椎管的骨性环不完整,前界为椎间盘和后纵韧带,后界为椎弓板、关节突关节和黄韧带,椎管断开处为椎间孔下部。椎间孔的下部的外侧为肋颈,后界为关节突关节,前界为椎间盘和肋头关节。

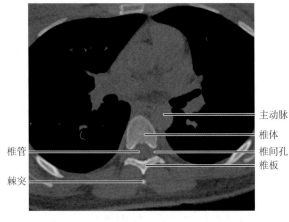

图2-64 经胸椎椎间孔平面CT

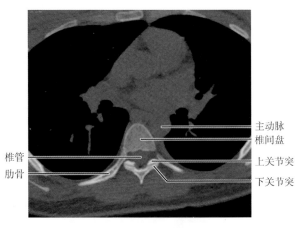

图2-65 经胸椎椎间盘平面CT

（4）胸段脊柱横断面MRI解剖　在胸段脊柱，椎体与椎间盘呈心形，在T$_1$WI上，两者均为中等信号；在T$_2$WI上，椎间盘的髓核表现为椭圆形高信号，周围是低信号的纤维环（图2-66A）。椎体两侧有关节面与肋骨形成肋椎关节。横突上每侧有一个横突肋凹与肋骨构成肋横突关节。椎管中央为圆形的脊髓（图2-66B），在第11、12胸椎水平形态变异较大，为卵圆形或圆形的脊髓圆锥。椎间孔走行的神经根鞘及神经根较长。黄韧带在T$_1$WI及T$_2$WI上均为中等信号。

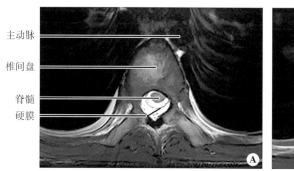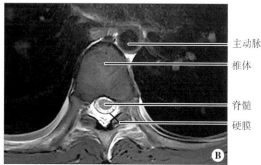

图2-66　胸椎MRI图像

A. 经椎间盘平面T$_2$WI；B. 经椎体平面的T$_2$WI

6. 腰椎轴位CT、MRI解剖

（1）经椎弓根层面　腰椎椎体呈肾形，与后方的椎弓根、椎弓板相连共同围成三角形的椎管断面（图2-67）。椎管前壁为后纵韧带，紧贴椎体后方，后壁为黄韧带，呈V形位于椎弓板内侧。硬膜囊及其内的马尾、终丝走行于椎管中央，CT显示不清。椎管两侧的狭窄部为侧隐窝，内有腰神经根走行。椎体内有椎体静脉穿行，椎体前方有前纵韧带和下腔静脉。

（2）经椎间盘层面　在此层面可见椎间盘后缘内凹，大小、形态与相邻椎体基本一致，椎弓板呈V形位于椎间盘后方，其内侧为黄韧带，前

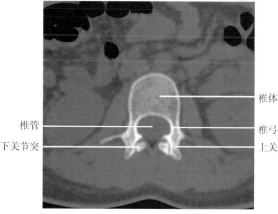

图2-67　经腰椎椎弓根平面CT

外侧为关节突关节腔，由外侧的下位椎骨的上关节突与内侧的上位椎体的下关节突构成（图2-68）。椎间盘与关节突关节之间为椎间孔，内有腰神经根、腰动脉脊髓支和椎间静脉走行。椎间孔与侧隐窝相通。椎间盘与椎弓板之间为椎管，内有马尾和终丝通过，在CT上显影不甚清晰。

（3）经椎间孔层面　腰椎椎体位于中央，前后分别为前纵韧带和后纵韧带，椎体后方为近似三角形的椎管断面及其两侧相对狭窄的侧隐窝，侧隐窝向外侧与椎间孔相连，椎间孔内有腰神经及其神经节走行（图2-69）。椎弓板位于椎体后方。马尾和终丝位于椎管的终池内，周围为硬膜囊和硬膜外隙。

（4）腰段脊柱横断面MRI解剖　椎体与椎间盘呈肾形，在T$_2$WI上，椎间盘的髓核表现为椭圆形高信号，周围是低信号的纤维环。脊髓圆锥末端位于椎管中线偏后方，周围可见神经根围绕，这些神经根在蛛网膜下腔内围绕圆锥和终丝，越接近下腰椎层面，神经根越少且越分散。椎间孔走行的神经根鞘及神经根与周围脂肪组织对比较好（图2-70）。黄韧带不同于其他韧带，由于含有大量的弹性纤维，在T$_1$WI及T$_2$WI上均为中等信号。关节突关节为滑膜关节，其间隙、关节软骨及关节内液体均可显示，关节软骨和关节内的液体在T$_1$WI图像上呈低至中等信号，在T$_2$WI上软骨表现为低至中等信号（图2-70）。

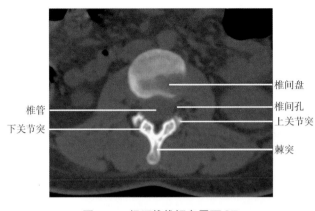

椎间盘

椎管

下关节突

椎间孔

上关节突

棘突

图 2-68 经腰椎椎间盘平面 CT

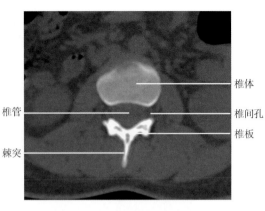

椎体

椎管

棘突

椎间孔

椎板

图 2-69 经腰椎椎间孔平面 CT

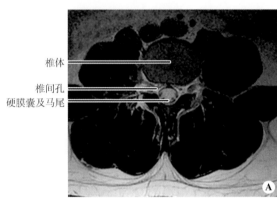

椎体

椎间孔

硬膜囊及马尾

椎间盘

硬膜囊及马尾

关节突关节

图 2-70 腰椎 MRI 图像

A. 经椎体平面 T$_2$WI；B. 经椎间盘平面的 T$_2$WI

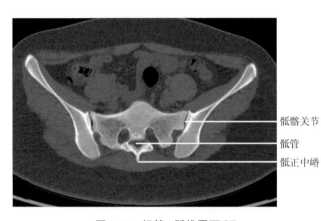

骶髂关节

骶管

骶正中嵴

图 2-71 经第 1 骶椎平面 CT

7. 骶骨的 CT、MRI 解剖

（1）经第 1 骶椎横断面 在此断面可见第 1 骶椎椎体位于中央，两侧的骶骨翼与其外侧斜行的髂骨翼形成骶髂关节，由骶髂前韧带、骶髂后韧带和骶髂骨间韧带加固（图 2-71）。骶管呈三叶形，内有马尾和静脉丛。骶管前通骶前孔，其内有第 1 骶神经前支通过。

（2）经第 2 骶椎椎间盘平面 在此层面可见骶骨盆面呈前凹，椎间盘的两侧为骶前孔，内有第 2 骶神经走行，呈低信号；后方是呈三角形的骶管断面，内有骶、尾神经根下行（图 2-72）。髂骨位于骶骨外侧，二者以骶髂关节相连；骶髂关节的关节腔狭窄，关节面凹凸不平，其前后分别有骶髂前后韧带加固。

（3）经骶髂关节冠状面 在此层面，可见骶骨翼与双侧髂骨翼构成骶髂关节，关节面凹凸不平，两者间为骶髂前韧带、骶髂后韧带及骶髂间韧带；骶正中嵴两侧为骶前孔，内有骶神经前支走行（图 2-73）。

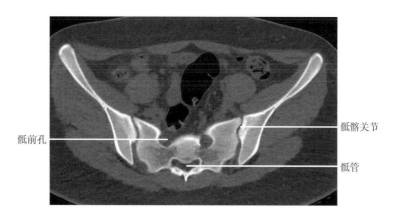

图 2-72 经第 2 骶椎平面 CT

（二）脊髓被膜及间隙 MRI 解剖

1. 脊髓蛛网膜下腔 MRI 解剖 蛛网膜位于硬脊膜内面，二者之间有一个潜在的间隙，称为硬膜下间隙。在 MRI 上，硬脊膜常难以与蛛网膜分开，二者统称鞘膜。脊髓表面包绕软脊膜，软脊膜与蛛网膜之间为蛛网膜下腔，内容纳脑脊液。在 T_1WI 上，脑脊液呈低信号，较脊髓信号更低，在 T_2WI 上，脑脊液呈高信号，明显高于脊髓，因而脊髓结构可清晰显示（图 2-74）。

脊髓在 T_1WI 上呈中等信号，在 T_2WI 上呈等信号，信号较均匀。在 MRI 矢状面切面上可连续显示脊髓全长。第 4 颈椎至第 1 腰椎节段脊髓前

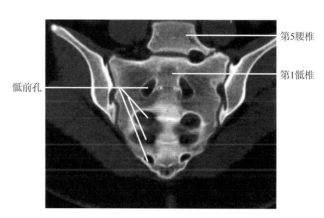

图 2-73 经骶髂关节冠状面 CT

后径较大，为脊髓颈膨大部分。由于胸椎生理性后凸，胸髓的位置偏向椎管前方，脊髓下端终止于脊髓圆锥，位于第 1 腰椎或第 2 腰椎后方（图 2-74）。

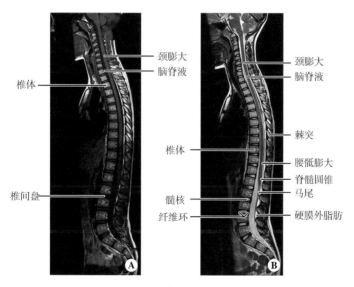

图 2-74 脊髓 MRI 图像

A. T_1WI；B. T_2WI

2. 脊髓硬膜外隙 MRI 解剖 脊髓硬膜外隙是指硬脊膜和椎管内壁骨膜之间的腔隙，其内含有脂

肪、神经和血管，硬膜外隙在颈段最小，腰段最大。硬膜外脂肪在T_1WI为高信号，在T_2WI为中等信号，胸段硬膜外脂肪较腰骶段少，尤其在硬膜后方，硬膜常与黄韧带和棘间韧带直接相贴。硬脊膜为致密结缔组织，在脊神经平面向两侧突起，其内含蛛网膜，共同构成神经根鞘。椎后静脉丛在椎后间隙中部。CT表现为椎体后缘的软组织影。椎体静脉走行于椎体骨松质内，向后汇入椎后静脉丛，CT表现为椎体骨松质内Y形的低密度血管影。椎后静脉丛与椎前静脉相连，位于椎体后缘与硬膜囊前缘之间，增强扫描时可强化。黄韧带位于椎管后外方，附着于相邻椎板之间，向外在椎间孔后方与关节突关节的关节囊融合。

三、脊髓血管的影像解剖

（一）脊髓的动脉及其影像解剖

脊髓的动脉主要来源于椎动脉、颈深动脉、肋间动脉、腰动脉、髂腰动脉和骶外侧动脉，其中，椎动脉颅内段发出纵向走行的脊髓前动脉和脊髓后外侧动脉（也可于小脑下后动脉发出），分别走行于脊髓的腹侧面和背侧面；颈深动脉、肋间动脉、腰动脉、髂腰动脉和骶外侧动脉等血管则发出节段性脊髓根动脉，经椎间孔穿入硬膜后分为前根动脉和后根动脉（图2-75）。在胚胎期每一椎间孔均有相应的根动脉，出生后多数根动脉仅支配脊神经根和脊神经节，仅有4～8支根动脉到达脊髓分别与脊髓前动脉和脊髓后动脉形成吻合，称为根髓动脉（图2-75）。脊髓前动脉和脊髓后动脉在脊髓表面借脊髓冠状动脉和脊髓圆锥水平的篮状吻合形成丰富的血管吻合，二者在下行过程中又不断与根髓动脉吻合，在脊髓表面形成纵横交错的血管网支配脊髓的血液供应。

1. 根动脉 是节段动脉发出的细小分支，支配神经根的血液供应，通常因过于细小而不能在血管造影上成像（图2-75）。

2. 根软膜动脉 成人通常可能有10～20支根软膜动脉，自节段动脉发出后伴神经根的前根或后根走行至脊髓支配软脊膜的血液供应（图2-75）。由于脊髓背侧的软脊膜的血管丛较腹侧发达，因此后根软膜动脉通常较腹前根软膜动脉更大。根软膜动脉并不直接与脊髓前动脉吻合，而是借助于软膜冠状动脉网的吻合供应软脊膜的血供。

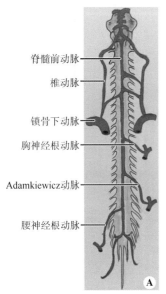
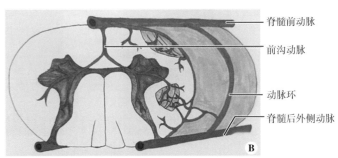

图2-75 脊髓的动脉支配

A. 整体观；B. 横断面观

3. 根髓动脉 是向脊髓前动脉节段性供血的血管。根髓动脉自节段动脉发出后,沿神经根腹侧表面走行到达脊髓前动脉并与之吻合(图2-75)。成人通常保留4～8支节段性的根髓动脉,大部分位于颈髓。位于腰骶膨大处最大的根髓动脉被称为"Adamkiewicz动脉",该动脉通常由第9胸椎和第12胸椎之间的肋间后动脉发出,左侧较右侧更为常见。其汇入脊髓前动脉处在脊髓动脉造影上表现为独特的发夹样结构(图2-75)。根髓动脉在汇入脊髓前动脉之前可分支进入神经根和软膜血管丛。

4. 脊髓前动脉 发自双侧椎动脉颅内段,在延髓橄榄水平处,左右两支脊髓前动脉在中线处相汇合,沿脊髓腹侧面下行至脊髓圆锥,最终延续为终丝动脉。脊髓前动脉位于脊髓前中间静脉伴行深面,与之并行于脊髓前正中沟,为脊髓前2/3及大部分的灰质供血(图2-76)。

5. 脊髓后外侧动脉 有两支,起自椎动脉或小脑后下动脉,绕至延髓后外侧面,沿脊髓后外侧沟,于后根内侧迂曲下行,沿途接受后根软膜动脉的汇入。脊髓后外侧动脉除分支参与构成软膜动脉丛外,尚有一些小分支进入脊髓,支配脊髓后角大部分及部分后索的血供(图2-76、图2-77)。

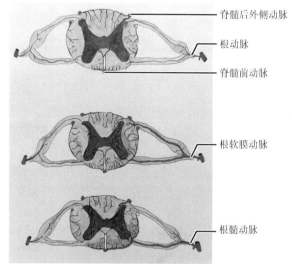

图2-76 脊髓前动脉分布示意图

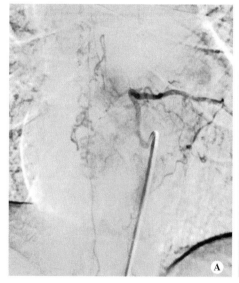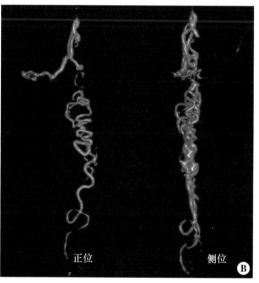

图2-77 脊髓动脉造影
A. 正位;B. 三维重组图

(二)脊髓的静脉

1. 脊髓的静脉回流 脊髓的静脉在脊髓表面形成静脉丛及6条主要回流通道,分别位于前正中裂、后正中沟和前、后外侧的相应部位(图2-78)。这6条静脉组成前后脊髓外静脉,其血液由根前静脉和根后静脉引流至椎内静脉丛,后者向上与延髓静脉相通,在胸段与胸腔内奇静脉、肺静脉和上腔静脉相通,在腹部与下腔静脉、门静脉和盆腔静脉有多处相通,椎静脉丛因压力低,且无静脉瓣,其血流方向不定,与胸腹腔压力相关,是感染和肿瘤侵及脊髓和颅脑的通路。此外,尚有不确定的根髓静脉(即并非每一个节段都存在该静脉)在脊髓神经前后根的鞘内走行,连接脊髓表面静脉与椎管内静脉丛。

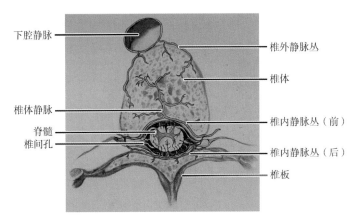

图 2-78 脊髓的静脉分布

2. 椎管内静脉丛 位于椎骨骨膜和硬脊膜之间，接受来自椎体（椎体静脉）及根髓静脉的回流。它由硬脊膜外静脉通道组成。位于前方（椎体后方）至硬脊膜囊的静脉丛体积最大，并从颅底延伸到骶骨。因此，它将颅内静脉窦与盆腔静脉相连。椎管内静脉丛通过椎间孔向外引流至椎旁静脉丛。

3. 椎管外静脉丛 静脉丛内的静脉是无静脉瓣结构的，同样也从颅底延伸至骶骨。在前方，它们在椎体的腹侧表面上延伸，在后方则位于椎板附近，走行于椎管的后外侧。该静脉丛通过肋间和腰静脉与奇静脉和半奇静脉连接。在颈部，静脉丛可向椎静脉和颈深静脉引流。

（陈 莉 陈国庆）

第**3**章

头 颈 部

学习目标

1. 掌握　眼部、耳部、鼻和鼻窦、咽部、喉部、口腔颌面部、颈部与甲状腺的 CT、MRI 图像观察方法与 CT、MRI 解剖表现。

2. 熟悉　眼眶、鼻和鼻窦、口腔颌面部的 X 线解剖表现；视觉通路、听觉通路、上呼吸道、吞咽、发声、颞下颌关节运动的 CT、MRI 功能解剖表现。

3. 了解　眼部、耳部、鼻和鼻窦、咽部、喉部、口腔颌面部、颈部与甲状腺血管的影像解剖表现。

4. 育人　通过学习，领悟"修医德、行仁术，怀救苦之心、做苍生大医，努力为人民群众提供更加优质高效的健康服务"的理念。

第 1 节　眼　　部

眼是人体的视觉器官，用于接受外来光的刺激，通过视觉传导通路传至大脑的视觉中枢，从而产生视觉。眼部主要由眼球、眼副器及眼眶构成。眼球位于眼眶内，经筋膜与眶壁相连，经视神经与大脑形成视觉传导通路；眼球呈球状，由眼球壁及其内容物构成，可分为前极和后极，经眼球前、后极连线为眼轴，经瞳孔中央与视网膜黄斑中央凹连线为视轴，经眼球表面的前、后极中点的环形连线称为赤道。眼副器包括眼睑、结膜、泪器、眼外肌、眶脂体及眶筋膜等，对眼球主要起运动、支持及保护作用。眼眶由额骨、筛骨、颧骨、上颌骨、蝶骨、泪骨及腭骨共7块骨组成，呈四面锥形，有一底一尖及四壁。眶底朝向外，眶尖朝向内并经视神经管与颅中窝相通；眼眶四壁的骨质厚薄不一，眶外壁骨质最厚，眶内壁骨质最薄，眶缘处骨质较厚，有利于保护眼球。

一、眼眶的 X 线解剖

眼眶 X 线主要包括眼眶正位、侧位、柯氏位及薄骨位等摄片，用于观察眶骨骨质情况，了解异物的深度情况等。

（一）眼眶柯氏位 X 线解剖

眼眶柯氏位片适用于观察眼眶、眶上裂及额窦、筛窦等，检查眼眶及周围、额窦和前组筛窦的病变。

正常 X 线表现为两眼影像清晰显示并对称投影于照片的中部，其内可见眶上裂影；额窦投影于眼眶影的内上方，前组筛窦影像显示于两眼眶影之间（图3-1），密度均匀。

（二）眼眶侧位 X 线解剖

眼眶侧位与头颅侧位片的摄片方法相同，适用

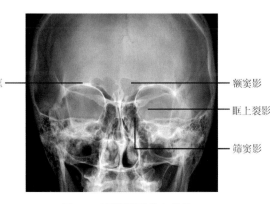

眼眶　　　　　　　　　　额窦影

眶上裂影

筛窦影

图3-1　眼眶柯氏位 X 线片

于观察眼眶内异物或病变距离角膜缘的深度。

正常X线表现为清晰显示额骨眶板影、额骨及上颌骨眶突影及眶下壁影等，泪囊窝影位于额骨眶板影的前份（图3-2）。

（三）眼眶薄骨位X线解剖

眼眶薄骨位片适用于观察部分眶骨有无骨折、眼球内有无异物等。

正常X线表现为清楚显示一侧眶外壁、眶上壁影及眶下壁影，额窦投影于眼眶影的内上方（图3-3）。

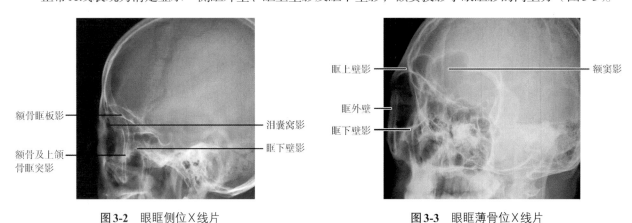

图3-2 眼眶侧位X线片　　　　　　　　　　　**图3-3** 眼眶薄骨位X线片

二、眼部的CT、MRI图像观察方法及解剖

（一）眼部CT、MRI图像观察方法

可通过光线传播的路径来观察眼眶CT、MRI图像，即由前向后观察眼部各解剖结构：眼睑、眼球、晶状体、玻璃体、眼球壁、视神经、肌锥内间隙及眶脂体、眼外肌、肌锥外间隙、眼眶壁、视神经孔及眼眶周围其他结构。

（二）眼部的CT、MRI解剖

1. 眼部的CT、MRI横轴位解剖

（1）经眼球上份层面　CT可显示上眼睑、眼球、眼上肌群、眶内壁及眶外壁等，眶外壁为额骨眶突。眼球内前外壁与眶内壁之间的短条带软组织密度影为滑车。MRI T₁WI所显示的结构与CT相同，可见低信号粗大眼上静脉，泪腺呈等信号，眶脂体呈高信号，但对骨性结构的显示不如CT（图3-4）。

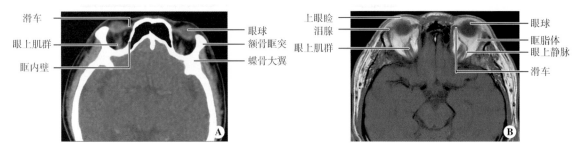

图3-4 经眼球上份层面

A. CT图像；B. MRI图像

（2）经视神经层面　眼球前份的双凸面形高密度/等T₁短T₂信号影为晶状体，晶状体前方房水及

后方玻璃体呈水样密度/信号。自眼球后极向眶尖后内走行的条状软组织密度/信号影为视神经。沿眶内壁及眶外壁走行的条状软组织密度/信号影为内直肌及外直肌，眶骨与眼肌之间构成肌锥外间隙，眼肌所包围的区域为肌锥内间隙，肌锥内间隙的脂肪组织称眶脂体；正常图像通常难以显示巩膜表面间隙和骨膜下间隙（图3-5）。

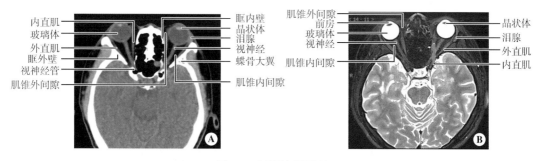

图3-5 经视神经层面

A. CT图像；B. MRI图像

（3）经眼球下份层面 从前向后依次显示下眼睑、眼球、下直肌等。眼球前内侧、眶内壁旁见鼻泪管显示，眶内壁为筛骨纸板，眶外壁为颧骨及蝶骨大翼，眶脂体在CT上呈低密度，MRI T_1WI上呈高信号（图3-6）。

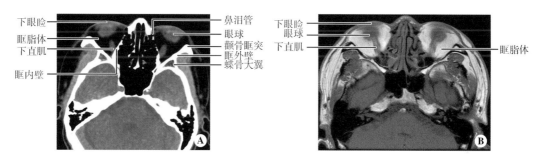

图3-6 经眼球下份层面

A. CT图像；B. MRI图像

2. 眼部的CT、MRI冠状位解剖

（1）经眼球前份层面 可显示上、下眼睑，眼环及晶状体，眼球内侧、上颌骨额突旁可见泪囊，下方见鼻泪管延续（图3-7）。

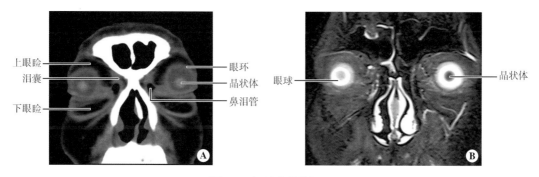

图3-7 经眼球前份层面

A. CT图像；B. MRI图像

（2）经眼球赤道层面 可显示眼球及球周眼上肌群、下直肌、内直肌及外直肌断面，同时于眼球下方可见斜向后外走行的下斜肌及眼球外上方的泪腺（图3-8）。

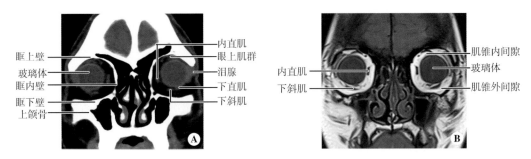

图3-8 经眼球赤道层面

A. CT图像；B. MRI图像

（3）经眼球后缘或后份层面 可清楚显示眼上肌群、下直肌、内直肌、外直肌及上斜肌断面，分别紧贴于各眶壁下，上斜肌走行于上直肌与内直肌之间，在MRI T_1WI 上可区分位于上方的上睑提肌及位于下方的上直肌。视神经断面位于各眼外肌中央稍偏内侧（图3-9）。

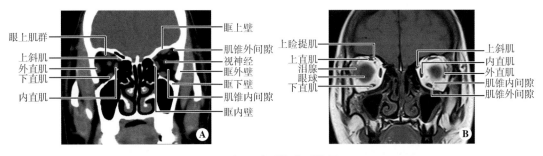

图3-9 经眼球后缘或后份层面

A. CT图像；B. MRI图像

3. 眼部的CT、MRI斜矢状位解剖 主要显示眼球前房、晶状体、玻璃体、视神经、上直肌及下直肌等，于CT上可见骨性视神经管沟通眼眶与颅内（图3-10）。

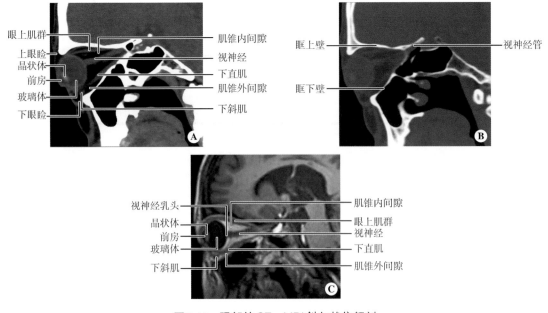

图3-10 眼部的CT、MRI斜矢状位解剖

A. CT软组织窗；B. CT骨窗；C. MRI图像

（三）视觉通路的MRI解剖

1. 视觉通路的组成结构及传导路径　视觉通路（visual pathway）是眼球视网膜将视觉信息传导至端脑距状沟上下的视觉皮质、中脑的上丘及顶盖前区等数个区域的路径。视觉通路由四级神经元构成。

第一级神经元为眼球视网膜神经部最外层的光感觉器，即视杆细胞、视锥细胞。

第二级神经元为视网膜中层的双极细胞，将来自视杆细胞、视锥细胞的冲动传至节细胞。

第三级神经元为视网膜内层的节细胞，其轴突在神经盘汇集成视神经。视神经由视神经管入颅，于间脑底部与对侧视神经纤维共同形成视交叉（optic chiasma），而后延续为视束（optic tract）；左侧视束含来自两侧眼球视网膜左侧半的纤维（汇集右侧光线），而右侧相反。两侧视束分别绕过大脑脚向后终止于外侧膝状体（lateral geniculate body）。

第四级神经元在外侧膝状体，其轴突发出纤维组成视辐射（optic radiation）后，经内囊后肢投射至枕叶距状沟上下的视觉中枢——纹状区（striate area）。

此外，有少量视束纤维经上丘臂终止于中脑上丘及顶盖前区。上丘发出的纤维组成顶盖脊髓束下行至脊髓，完成视觉反射；顶盖前区发出纤维至中脑动眼神经复核，介导瞳孔对光反射通路。

2. 视觉通路MRI的斜轴位解剖　在MRI T₂WI上与脑白质相比，视神经、视交叉、视束、外侧膝状体、视辐射、上丘等视觉通路的组成结构呈低信号。视神经可分为球内段、眶内段、管内段及颅内段，周围见视神经鞘膜包裹及高信号脑脊液充填；两侧视神经颅内段汇合为视交叉。两侧视束分别绕过大脑脚，终止于丘脑后部的外侧膝状体；两侧视辐射走行于侧脑室下角、三角区后脚外侧，经内囊后肢投射至枕叶距状沟上下的视觉中枢（图3-11）。

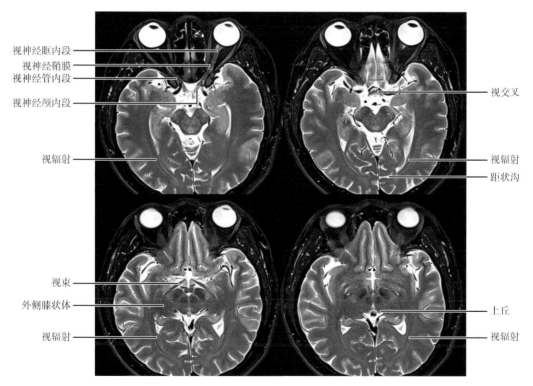

图3-11　视觉通路MRI的斜轴位解剖

3. 视觉通路MRI的斜矢状位解剖　主要显示视神经眶内段、管内段及颅内段、视束、视辐射等（图3-12）。

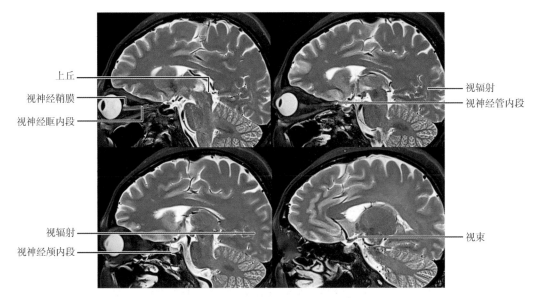

上丘

视神经鞘膜

视神经眶内段

视辐射

视神经管内段

视辐射

视神经颅内段

视束

图3-12 视觉通路MRI的斜矢状位解剖

三、眼部血管的影像解剖

（一）眼部动脉及其影像解剖

眼部的主要供血动脉为眼动脉（ophthalmic artery），由颈内动脉眼段在前床突内侧发出，与视神经一同经视神经管入眶，先走行于视神经的外侧，而后于上直肌的下方越至眼眶的内侧前行，最后止于滑车上动脉。眼动脉于行程中发出分支供应眼球、眼球外肌、泪腺及眼睑等。主要分支有视网膜中央动脉、睫状动脉、泪腺动脉、筛动脉及眶上动脉，其中最重要的分支为视网膜中央动脉。此外眼部还有来自颈外动脉的上颌支分支，即眶下动脉（infraorbital artery）。

（二）眼部静脉及其影像解剖

眼部的主要静脉为眼上静脉和眼下静脉，二者分别或汇合后经眶上裂回流入海绵窦。眼上静脉（superior ophthalmic vein）为眼部的主静脉，最为粗大，其远端引流眶周区域的皮肤，使面部皮肤和海绵窦之间直接联系；眼下静脉（inferior ophthalmic vein）通过连接眼上静脉或直接流入海绵窦，可经眶下裂的翼静脉丛汇入。眼上静脉和眼下静脉的属支为眼球引流的静脉，主要为视网膜中央静脉、睫状前静脉及涡静脉。

第2节 耳 部

一、耳部影像解剖

耳又称为前庭蜗器，对称分布于头颅两侧，是人的听觉器官，主要接受声波的刺激，由外向内依次可分为外耳、中耳和内耳。声波通过外耳和中耳的传递到达内耳耳蜗，经耳蜗换能后上传到大脑皮质的听觉中枢，产生听觉。

（一）耳部CT、MRI图像观察方法

可以沿声音传播方向逐一观察耳部各解剖结构：耳郭、外耳道、鼓室、咽鼓管、听小骨（锤骨、

砧骨和镫骨）、乳突窦、乳突小房、内耳结构（前庭、耳蜗和骨半规管）、前庭导水管、内听道、耳部周围结构。

（二）耳部的CT、MRI解剖

1. 外耳的CT、MRI解剖 耳郭及外耳道可常规应用头颅CT平扫显示，MRI可进一步区分耳郭的软组织及软骨成分，鼓膜由于较薄需通过高分辨率CT扫描（high resolution CT，HRCT）才能观察到（图3-13）。

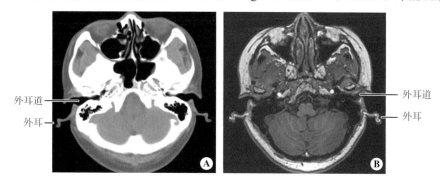

图3-13 外耳的CT、MRI解剖

A. CT图像；B. MRI图像

2. 中耳的CT、MRI解剖 中耳的观察常规应用HRCT多平面重组，观察角度以轴位和冠状位为主，轴位以平行于外半规管为基线，冠状位垂直于外半规管。目前的MRI检查技术对中耳的显示欠佳。

（1）中耳的HRCT轴位解剖 从前向后依次可显示咽鼓管、鼓室前壁、鼓室外侧壁、听小骨、乳突窦、乳突小房。其中，鼓室前壁由颈动脉管的后壁构成，外侧壁大部分由鼓膜构成。与鼓膜直接相连的听小骨为锤骨，锤骨通过砧锤关节与砧骨相连，砧骨又以砧镫关节与镫骨相连（图3-14）。

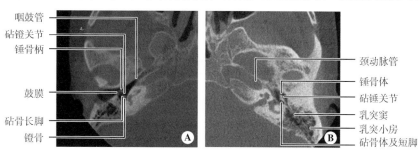

图3-14 中耳的HRCT轴位解剖

A. 中耳经鼓膜层面；B. 中耳经锤骨层面

（2）中耳的HRCT冠状位解剖 经鼓室层面从上向下依次可显示鼓室上壁、听小骨、鼓室下壁，经乳突层面可显示乳突窦和乳突小房（图3-15）。

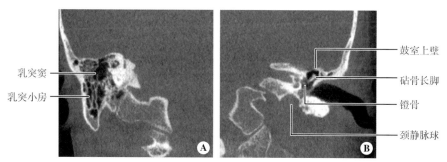

图3-15 中耳的HRCT冠状位解剖

A. 经乳突层面；B. 经鼓室层面

3. 内耳及内听道的CT、MRI解剖　内耳的CT观察方法同中耳，用于骨迷路及内听道的显示。此外，MRI T$_2$水成像序列可用于膜迷路及内听道内神经的显示。

（1）内耳及内听道的HRCT轴位解剖　从前向后依次可显示耳蜗、内听道、前庭、前骨半规管、外骨半规管、后骨半规管、前庭导水管（图3-16）。

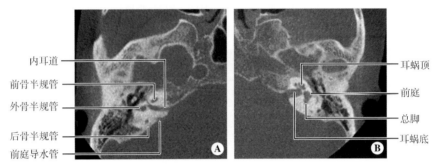

左侧标注（A）：内耳道、前骨半规管、外骨半规管、后骨半规管、前庭导水管
右侧标注（B）：耳蜗顶、前庭、总脚、耳蜗底

图3-16　内耳及内听道的HRCT轴位解剖
A. 经鼓室层面；B. 经内听道层面

（2）内耳及内听道的HRCT冠状位解剖　从上到下依次可显示前骨半规管、外骨半规管、后骨半规管，同时也可显示前庭及内听道（图3-17）。

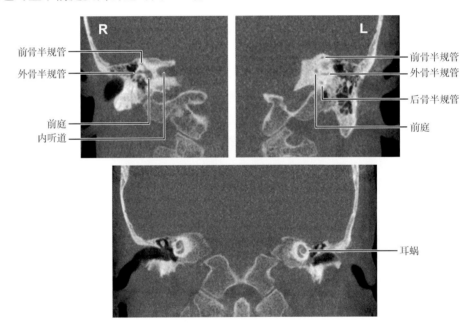

左上标注（R）：前骨半规管、外骨半规管、前庭、内听道
右上标注（L）：前骨半规管、外骨半规管、后骨半规管、前庭
下方标注：耳蜗

图3-17　内耳及内听道的HRCT冠状位解剖（R表示右侧，L表示左侧）

（3）内耳及内听道的MRI解剖　MRI T$_2$水成像可清楚地显示膜迷路及内听道内神经的形态结构及解剖关系，前庭、耳蜗、前骨半规管、外骨半规管、后骨半规管内的淋巴液均呈明显高信号，内听道内的面神经及听神经呈相对低信号（图3-18）。

（三）听觉通路的CT、MRI解剖

1. 听觉通路的组成结构及传导路径　蜗神经的功能主要是传导听觉，听觉通路由四级神经元构成。

第一级神经元：为蜗神经节内的双极神经元，其周围支分布于内耳的螺旋器，中枢支组成蜗神经，止于脑桥的蜗神经腹侧、背侧核。

第二级神经元：为蜗神经腹侧、背侧核，两核发出的纤维在脑桥内经交叉形成斜方体，在内侧丘系的外侧折向上组成外侧丘系，部分不交叉的纤维加入同侧外侧丘系，最后终于内侧膝状体。

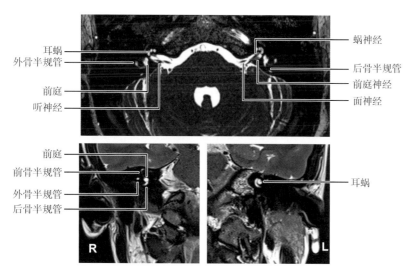

图 3-18 内耳及内听道的 MRI 解剖

第三级神经元：胞体在下丘核，其纤维经下丘臂止于内侧膝状体。

第四级神经元：胞体位于内侧膝状体，其轴突组成听辐射，经内囊后支，止于大脑皮质颞横回（听区）。听觉的反射中枢在下丘，下丘发纤维至上丘，上丘发出纤维组成顶盖脊髓束，直接或间接终于脊髓前角运动细胞，完成听觉反射。

下行听觉中枢通路起源于听觉皮质或起源于许多其他的听觉核团，然后终止于各个其他核团。从听觉皮质出发下行投射通路经过多个核团一直往下，最后终止于耳蜗，这些下行投射多数为抑制性的。

2. 听觉通路 MRI 的轴位解剖 声音通过外耳、外耳道，振动鼓膜，通过听小骨链传导至前庭，通过耳蜗基底膜纤毛运动，将振动信号转换为电信号，通过蜗神经传递至延髓和脑桥交界处蜗腹侧核与蜗背侧核换元，交叉到对侧至上橄榄核，外侧丘系上升至下丘核、内侧膝状体，听辐射经内囊辐射至颞横回听觉皮质（图 3-19）。

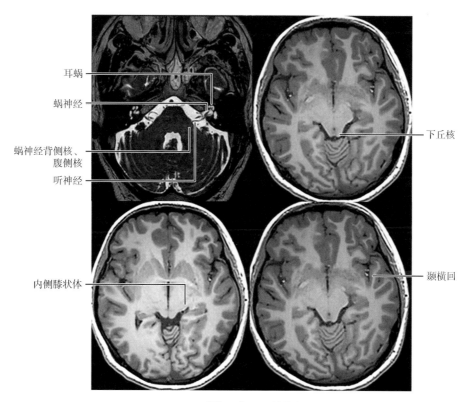

图 3-19 听觉通路 MRI 轴位解剖

3. 听觉通路 MRI 的斜冠状位解剖（图 3-20）

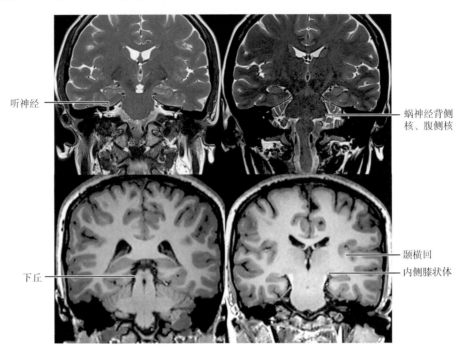

听神经

蜗神经背侧核、腹侧核

颞横回

内侧膝状体

下丘

图 3-20 听觉通路 MRI 斜冠状位解剖

二、耳部血管的影像解剖

（一）耳部动脉及其影像解剖

外耳的供血动脉为颈外动脉各级分支，耳郭主要由颞浅动脉及耳后动脉供血，小部分人耳后动脉缺如，相应区域则由枕动脉代偿供血，外耳道由上颌动脉供血。中耳大部分由颈外动脉的各级分支供血，包括上颌动脉、耳后动脉、咽升动脉、翼管动脉等，部分由椎 - 基底动脉的分支迷路动脉供血，另有部分听小骨和肌由颈内动脉的分支颈鼓支供血。内耳的供血动脉为椎 - 基底动脉及颈内动脉各级分支，包括迷路动脉和耳后动脉发出的茎乳动脉。

（二）耳部静脉及其影像解剖

耳部静脉一般与动脉伴行。外耳的静脉主要回流至颈外静脉，部分经乙状窦回流至颈内静脉。中耳的静脉主要经岩上窦回流至颈内静脉，或经颈鼓小管回流至颈内静脉丛，部分经鼓膜边缘与外耳道的静脉相通。内耳的静脉经岩上窦、岩下窦和横窦回流至颈内静脉。

第 3 节　鼻和鼻窦

鼻是呼吸、嗅觉和共鸣的重要器官，由外鼻、鼻腔与鼻窦三部分组成。外鼻位于面部正中，由骨和软骨构成支架，外覆以软组织和皮肤，构成鼻腔的前壁。鼻腔为一狭长不规则腔隙，由鼻中隔分为左右各一，每侧鼻腔为一前后开放的狭长腔隙，冠状面呈三角形，顶部较窄，底部较宽，前起于前鼻孔，后止于后鼻孔，每侧鼻腔分为鼻前庭和固有鼻腔两部分。鼻窦为鼻腔周围颅骨中的一些含气空腔，左右成对，共 4 对，依其所在骨命名，为额窦、筛窦、蝶窦和上颌窦。依照窦口引流的位置、方向和鼻窦的位置,将鼻窦分为前组鼻窦和后组鼻窦,前组鼻窦包括上颌窦、前组筛窦、额窦,引流至中鼻道;后组鼻窦包括后组筛窦、蝶窦,后组筛窦引流至上鼻道,蝶窦引流至蝶筛隐窝,进而引流至上鼻道。鼻腔与鼻窦,各鼻窦间,鼻窦与眼眶、颅前窝和颅中窝间,仅由一层菲薄的骨板相隔,故鼻腔鼻窦病变可波及眼眶或颅内。

一、鼻与鼻窦的X线解剖

(一)鼻窦瓦氏位X线解剖

鼻窦瓦氏位(Waters位或37°后前位)一般采用后前位方向投照,该投照位主要用于观察上颌窦、前组筛窦、眶底及颧弓等结构,如配以张口位时还可显示蝶窦。

正常X线表现岩锥应投影于上颌窦底的稍下方,上颌窦、前组筛窦和额窦显示清楚,两侧对称,呈均匀低密度(图3-21)。

(二)鼻骨侧位X线解剖

患者一般取卧位,头颅置于标准的头颅侧位,使头颅矢状面平行于检查台面,鼻根对准胶片中心。正常X线表现可清楚显示蝶窦、蝶鞍、前中颅凹、鼻咽、鼻骨(图3-22)。

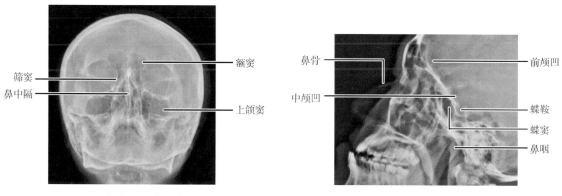

图3-21　鼻窦瓦氏位X线解剖　　　　　　　图3-22　鼻骨侧位X线解剖

二、鼻与鼻窦的CT、MRI图像观察方法及解剖

(一)鼻与鼻窦CT、MRI图像观察方法

可沿气流途径来观察鼻与鼻窦CT、MRI图像,由前向后、由上至下观察鼻腔和鼻窦各解剖结构:鼻前庭,固有鼻腔(鼻腔内侧壁、外侧壁的上、中、下鼻甲与鼻道、鼻腔顶壁、鼻腔底壁),后鼻孔,窦口鼻道复合体,鼻窦(额窦、筛窦、上颌窦与蝶窦)。

(二)鼻与鼻窦的CT、MRI解剖

1.鼻与鼻窦的CT、MRI轴位解剖

(1)经鼻窦层面　主要结构是鼻腔和鼻窦。鼻腔的中部有鼻中隔,鼻中隔与筛窦之间的狭窄裂隙为鼻道上部。筛窦分为前、中、后三组,筛窦气房位于鼻中隔两侧,鼻骨位于鼻腔前方。蝶窦被其中的骨性中隔一分为二,蝶窦后方致密影为斜坡。鼻窦气腔在MRI上无信号,鼻窦黏膜及鼻甲在T_1WI呈中等信号(图3-23)。

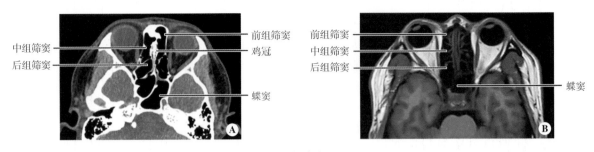

图3-23 经鼻窦层面

A. CT图像；B. MRI图像

（2）经中鼻甲层面 正中线上为鼻中隔。鼻腔外侧壁的后、前份分别为上鼻甲和中鼻甲，鼻甲的外侧为筛窦和蝶窦（图3-24）。

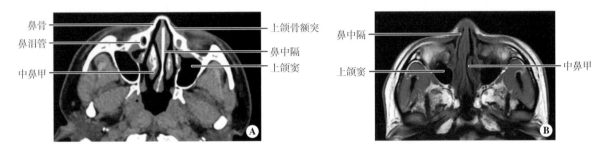

图3-24 经中鼻甲层面

A. CT图像；B. MRI图像

（3）经鼻咽腔层面 鼻咽位于鼻腔后方，鼻咽侧壁前份的裂口为咽鼓管咽口，后方的隆起为咽鼓管圆枕，圆枕后方与咽后壁之间有一凹陷，为咽隐窝。咽隐窝外侧后方的脂肪间隙称咽旁间隙。鼻中隔两侧为下鼻甲，上颌窦后壁内侧后方为翼突内、外侧板。MRI主要显示鼻咽、咽鼓管咽口、咽鼓管圆枕、咽隐窝等结构。鼻咽壁的黏膜在T_2WI上呈稍高信号（图3-25）。

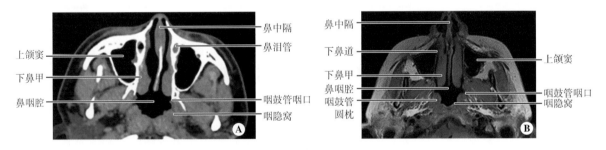

图3-25 经鼻咽腔层面

A. CT图像；B. MRI图像

2. 鼻与鼻窦的CT、MRI冠状位解剖

（1）经鸡冠层面 鼻腔中间为鼻中隔，鼻中隔的上部为筛骨垂直板，两侧为左、右侧鼻道。鼻腔外侧壁自上而下有中鼻甲、中鼻道、下鼻甲和下鼻道。中鼻甲自筛板垂直向下，其外下方为中鼻道，内有筛泡。筛泡的下方有呈钩状的下鼻甲，下鼻甲的下方为下鼻道。鼻腔下部的两侧有上颌窦，其上壁为眶下壁，壁内有眶下管及其眶下神经、血管。鼻腔的外上方有额窦和筛窦（图3-26）。

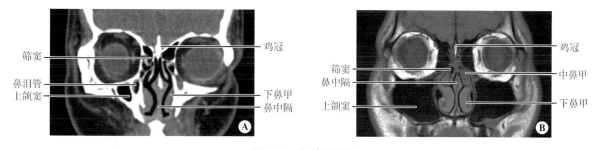

图3-26　经鸡冠层面

A. CT图像；B. MRI图像

（2）经上颌窦后份层面　鼻腔中线上为鼻中隔，呈上窄下宽状。鼻腔外侧壁上的上鼻甲较小，中鼻甲向上突起再弯曲向下，下鼻甲呈钩状，鼻甲下方为相应的鼻道。筛窦位于上、中鼻甲与眶内侧壁之间，鼻腔两侧的上颌窦较宽阔。上颌窦开口于中鼻道后部（图3-27）。

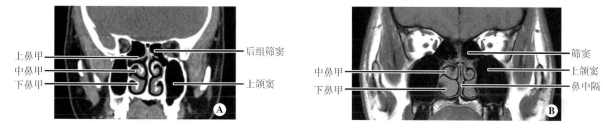

图3-27　经上颌窦后份层面

A. CT图像；B. MRI图像

（3）经咽鼓管层面　蝶窦开口于蝶筛隐窝。翼腭窝向下移行于腭大管，经腭大孔与口腔相通。MRI上主要显示鼻窦、鼻甲、鼻咽、咽鼓管咽口、咽鼓管圆枕、咽隐窝等结构。鼻甲黏膜在T_2WI上呈稍高信号（图3-28）。

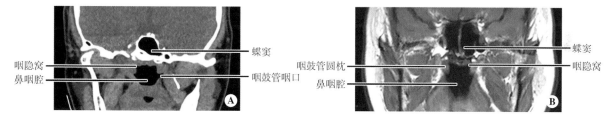

图3-28　经咽鼓管层面

A. CT图像；B. MRI图像

3. 鼻与鼻窦的CT、MRI矢状位解剖

（1）正中矢状层面　鼻腔内可见部分鼻中隔和鼻腔外侧壁的结构。鼻腔上方的额骨内有额窦，后上方的蝶骨体内有蝶窦。鼻腔的后方为鼻咽，可见咽隐窝、咽鼓管圆枕、咽鼓管咽口和咽扁桃体（图3-29）。

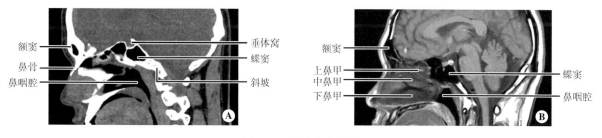

图3-29　正中矢状层面

A. CT图像；B. MRI图像

（2）中鼻甲矢状层面　位于颅前窝下方、中鼻甲上方和蝶骨以前的区域为额窦和筛窦。鼻腔外侧壁自上而下有不完整的中鼻甲、中鼻道、下鼻甲和下鼻道。鼻腔的后方为鼻咽腔，鼻咽腔侧壁上有咽鼓管咽口断面（图3-30）。

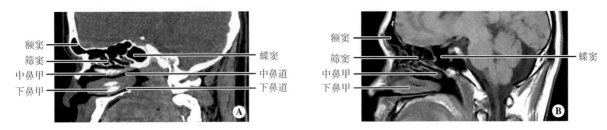

图3-30　中鼻甲矢状层面

A. CT图像；B. MRI图像

（3）上颌窦正中矢状层面　上颌窦位于眶下方，呈四边形（图3-31）。

（三）上呼吸道的CT、MRI应用解剖

1. 上呼吸道的组成结构及气流路径　上呼吸道由鼻和鼻腔、咽和喉组成。

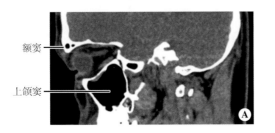
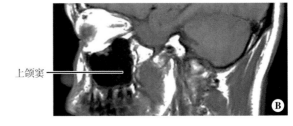

图3-31　上颌窦正中矢状层面

A. CT图像；B. MRI图像

（1）鼻腔　为内鼻的腔室。空气通过鼻前孔吸入，进入卷曲状的鼻甲，鼻甲使空气形成旋流，让空气在进入肺部之前充分加湿、加温并得到清洁。最后，过滤和加温后的空气从鼻后孔进入鼻咽。

（2）鼻窦　是面颅骨内侧充满空气的空腔。鼻窦内衬黏膜，有助于对吸入的空气进行加温和加湿。在空气从鼻腔进入鼻窦的同时，由黏膜形成的黏液排入鼻腔。

（3）咽　位于鼻腔后，是前后略扁的漏斗状肌性管道，为消化和呼吸的共同通道。自上而下分别与鼻腔、口腔和喉腔相通，称为鼻咽、口咽和喉咽。鼻咽位于鼻腔之后、软腭平面以上。鼻咽顶侧壁有咽鼓管圆枕，其后方有纵行的深凹称为咽隐窝，是鼻咽癌的好发部位。

（4）喉　是以喉软骨为支架，内覆黏膜构成的腔隙。上经喉口通咽喉，下方在环状软骨下缘与气管相通。具有骨性或软骨性支架，连接咽与气管，它在呼吸过程中保持气流通道的畅通。

2. 上呼吸道CT气道解剖　上呼吸道是指喉环状软骨下缘、声门及以上的气体通道，由鼻腔、鼻窦、咽、喉组成，是气体进入肺内的门户。矢状位和冠状位可较好显示，前部为鼻腔，外侧壁自上而下分别为上鼻甲和上鼻道、中鼻甲和中鼻道、下鼻甲和下鼻道。鼻腔后方为鼻咽，鼻咽腔侧壁上有咽鼓管咽口，鼻咽腔下连口咽，口咽前通口腔，下连喉咽，过喉口通喉腔，过声门与下呼吸道相连（图3-32）。

三、鼻与鼻窦血管的影像解剖

（一）鼻与鼻窦动脉及其影像解剖

外鼻和鼻中隔的动脉主要来源于颈外动脉的面动脉、上颌动脉分支和颈内动脉的眼动脉分支。

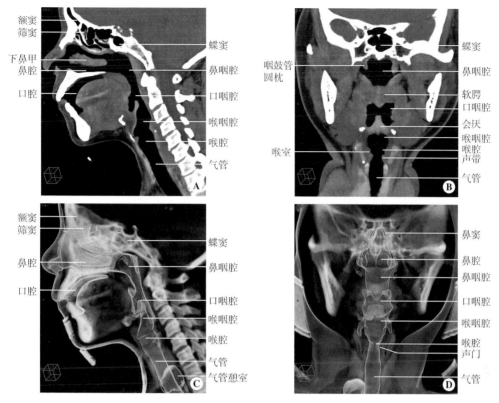

图3-32 上呼吸道的CT解剖

A. 矢状位CT解剖；B. 冠状位CT解剖；C. 矢状位CT融合解剖图；D. 冠状位CT融合解剖图

鼻腔的动脉主要有颈内动脉的眼动脉和颈外动脉的上颌动脉。眼动脉分出筛前、筛后动脉，上颌动脉分出蝶腭动脉、眶下动脉和腭大动脉。

上颌窦的动脉来源于蝶腭动脉的鼻后外侧动脉及眶下动脉；额窦的动脉来源于眶上动脉和筛前动脉；筛窦的动脉来源于颈外动脉的分支蝶腭动脉（鼻后外侧支），颈内动脉的筛前、筛后动脉及眶上动脉额支；蝶窦的动脉来源于筛后动脉和上颌动脉的咽支。

（二）鼻与鼻窦的静脉及其影像解剖

外鼻和鼻中隔的静脉与动脉伴行，向上经内眦静脉至眼静脉汇入海绵窦；向外经面深静脉至翼静脉丛汇入海绵窦，向下经面静脉回流入颈内和颈外静脉。面部静脉的特点为没有瓣膜，故鼻面部感染或疖痈治疗不当或用力挤压，可引起海绵窦血栓性静脉炎或其他颅内并发症。

鼻腔的静脉起始于鼻黏膜静脉丛，各静脉大致与同名动脉伴行，主要汇入颈内、颈外静脉和海绵窦。

上颌窦的静脉与同名动脉伴行汇入面后静脉和翼丛；额窦的静脉汇入眶上静脉，并与板障静脉相通，汇入上矢状窦，额窦感染时可经静脉扩散至颅内；筛窦的静脉经筛前、筛后静脉与颅内静脉相通，或汇入眼眶静脉；蝶窦的静脉经过筛后静脉汇入眼上静脉，进而汇入海绵窦。

第4节 咽 部

一、咽部的CT、MRI图像观察方法及解剖

咽（pharynx）是消化与呼吸的共同通道。上宽下窄，前后略扁，位于鼻腔、口腔及喉的后方，颈

部脊柱的前方，长12～14cm；其上端附着于蝶骨体后部及枕骨基底，呈拱顶状，称为咽穹，下端在第6颈椎平面与食管相续。咽的后壁完整，有疏松结缔组织与椎前筋膜相隔；前壁不完整，向鼻腔、口腔和喉腔开口，以软腭与会厌上缘为界，将咽分为鼻咽、口咽和喉咽三部分。

（一）咽部CT、MRI图像观察方法

可以气流方向路径为主来观察喉部CT、MRI图像，在横断层影像上，咽自上而下分别观察鼻咽、口咽和喉咽，由内而外观察内部的咽隐窝、会厌谷和梨状隐窝等结构，再向外观察咽旁间隙、咽后间隙等疏松结缔组织区域，最后是颈部的其他软组织结构。

（二）咽部的CT、MRI解剖

1. 咽部的CT、MRI轴位解剖

（1）鼻咽层面　鼻咽位于鼻腔后方，CT横断面上鼻咽腔可呈方形、长方形或梯形。侧壁由前下向后上有咽鼓管咽口、咽鼓管圆枕及咽隐窝，咽侧前份的裂口为咽鼓管咽口，后方的隆起为咽鼓管圆枕，圆枕后方与咽后壁之间有一凹陷，为咽隐窝；咽隐窝外侧后方的脂肪间隙称咽旁间隙。在咽鼓管侧方，可见腭帆提肌与腭帆张肌。鼻中隔两侧为下鼻甲，上颌窦后壁内侧后方为翼突内、外侧板。MRI T$_1$WI所显示的结构与CT相似，鼻咽壁的黏膜在T$_1$WI上呈稍高信号（图3-33）。

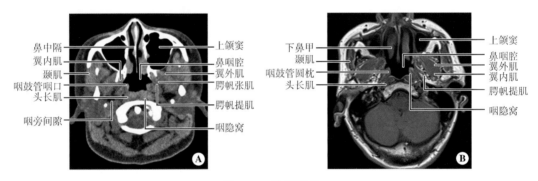

图3-33　鼻咽层面

A. CT图像；B. MRI图像

（2）口咽层面　CT图像该层面口咽断面近似方形，向前经咽峡通向口腔，后方为咽后壁。下颌骨断面呈弓形位于前部，构成口咽的前界，其正后方可见颏舌肌、舌下腺，后内方为颌下间隙及位于其中的下颌下腺。咽侧壁与胸锁乳突肌之间有颈动脉鞘。MRI T$_1$WI上口咽的前壁主要为舌根部，舌根的后下方有会厌，口咽侧壁为腭扁桃体（图3-34）。

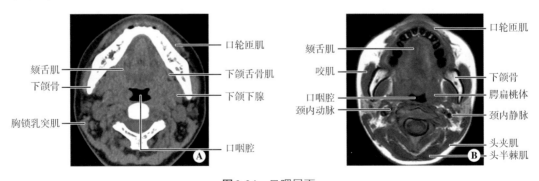

图3-34　口咽层面

A. CT图像；B. MRI图像

（3）喉咽层面　CT图像上该层面与会厌软骨下部相连的是杓状会厌襞，皱襞外与喉侧壁间的三角形腔隙为梨状隐窝。前庭襞、杓状会厌襞和会厌软骨所围成的腔隙为喉前庭。在MRI T$_1$WI上下颌下腺信号稍高于肌肉，位于下颌骨体部下缘及二腹肌后腹围成的下颌下间隙内。会厌两侧为杓状会厌襞，前方为会厌谷，后方为喉咽腔（图3-35）。

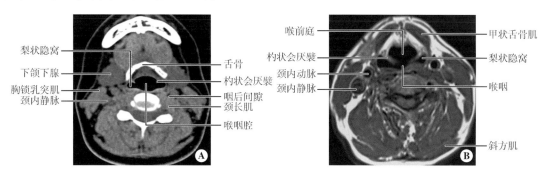

图3-35　喉咽层面
A. CT图像；B. MRI图像

2. 咽部的CT、MRI矢状位解剖　正中矢状面可显示咽腔各部分界及其与周围结构的毗邻关系。咽上达颅底，下缘在环状软骨下缘与食管相通。以软腭游离缘及会厌上缘分为鼻咽、口咽及喉咽三部分。腭呈穹隆状，前2/3为硬腭，后1/3为软腭；软腭信号与肌肉类似，硬腭为骨质信号。舌肌呈稍低信号，肌间为高信号的脂肪间隙。该层面显示舌较清晰（图3-36）。

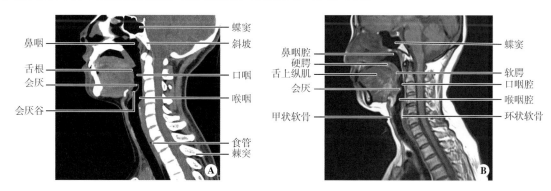

图3-36　咽部的CT、MRI矢状位解剖
A. CT图像；B. MRI图像

（三）吞咽的功能解剖基础及CT、MRI功能解剖

1. 吞咽的功能解剖基础（口腔期、咽腔期）　吞咽是指人体从外界经口摄入食物并经食管传输到达胃的过程。吞咽的生理过程分口腔期、咽腔期和食管期。当食物或液体刺激口咽部的感觉神经时吞咽启动。吞咽相关的解剖结构复杂，主要涉及的器官有口腔、舌、软腭、咽、喉、食管。

（1）口腔期（oral phase）

1）口腔准备期（oral preparatory）：是指摄入食物到完成咀嚼的阶段，发生于口腔，主要是纳入食物，对食物加工处理。此期咽与喉处于静止状态，气道开放且呼吸持续存在，腭舌肌收缩使舌根部抬升接触到软腭，关闭口腔后部，以免食团过早脱离口腔到达咽腔。食物在吞咽开始之前过早滑入咽部易引起误咽。有时会发生液体的轻微泄漏，由于密封不完善而出现渗漏的倾向将随着年龄增长而增加。

2）口腔运送期（oral transport phase）：指咀嚼形成食团后运送至咽部的阶段。主要过程为舌尖置于上颌骨后的牙槽嵴处，舌向上方运动，与硬腭的接触面扩大至后方，食团被挤压向后送，同时，软腭提升，舌后部下降，舌根稍前移食团被挤压入咽部，同时软腭上升，形成鼻咽腔闭锁。口腔期时长一般少于1.0～1.5秒。

（2）咽腔期（pharyngeal phase）　开始于食团进入咽部，结束于环咽肌松弛，食团进入的吞咽动作，此阶段为不自主阶段，且为吞咽最关键的阶段。过程大致为软腭抬高，直抵咽后侧壁，关闭鼻咽部；会厌覆盖喉口，防止食团误吸入气道；舌骨上抬，舌肌根部收缩将食团挤压于咽后壁，食管上部肌肉放松；环咽肌由上到下依次收缩，使食团进入食管。环咽肌的具体位置在食管入口处，就是食管和下咽部的交界处。从上到下依次为咽上缩肌、咽中缩肌和咽下缩肌。咽下缩肌最下面的横肌纤维形成环咽肌，附着于环状软骨两侧。通常，肌肉收缩，在食管入口处形成三角形瓣。在正常吞咽过程中，咽收缩肌收缩，而环咽肌放松。如发生环咽肌松弛，会导致吞咽困难。环咽肌目前未见明确的定位方法，大部分资料显示环咽肌位于第6颈椎椎体水平。

（3）食管期（esophageal phase）　始于食管上括约肌松弛并允许食团进入食管。这是一种真正的蠕动，食团前部的肌肉松弛而食团后方的肌肉随后收缩将食团向胃推动。食管肌肉依次收缩将食团向下推至食管下括约肌，该肌随之打开允许食团进入胃内。吞咽的食管期比其他期的变异更大，可持续8～20秒。

2. 吞咽的CT、MRI功能解剖　舌将咀嚼的食团向后推送至口咽连接部位，刺激软腭、腭舌弓上的感受器引起吞咽反射：软腭伸向后上，封闭口咽与鼻咽的通道，使食物进入喉咽腔，舌骨上提，喉头向上向前，杓状软骨向前上内收，靠紧倾向后下的会厌，喉前庭及声带闭合，咽与喉的通道封闭，整个咽腔形成一个暂时封闭的空间，这时咽缩肌收缩，咽腔缩小，产生一定的吞咽压力，在喉上提时，喉咽及梨状窝开放，驱使食团越过会厌，食团在咽缩肌的动力挤压推送下沿喉旁梨状窝形成的"食物通道"向下，环咽肌舒张，食团顺势通过，进入食管（图3-37）。

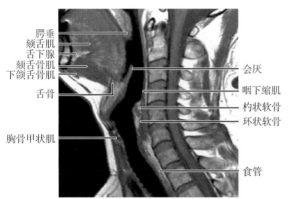

图3-37　吞咽的MRI功能解剖

咽部的结构性病变最好用气钡双对比技术进行成像。检查前患者应禁饮12小时，禁食4小时。检查开始时患者侧位站立。吞咽一次高密度钡剂进行观察，以评估有无吸入、侧漏、狭窄、阻塞或延迟排空。咽部的运动功能在患者直立侧位和前后位进行观察。患者吞咽一次高密度钡剂涂布口咽部和下咽部（图3-38、图3-39）。

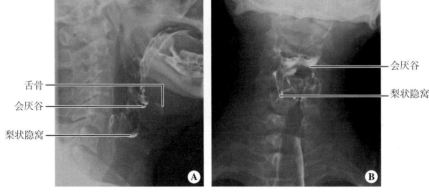

图3-38　吞咽正侧位高密度钡剂涂布口咽部（A）和下咽部（B）

口腔期

咽腔期

食管期

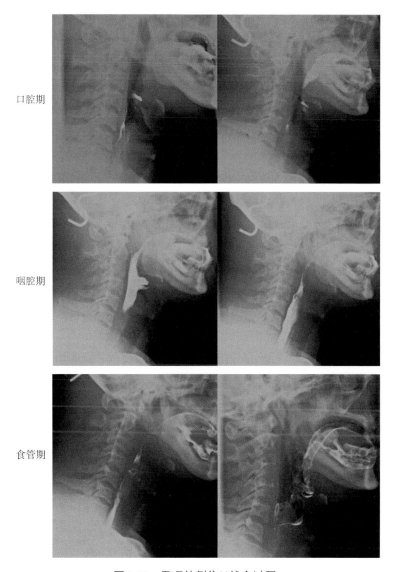

图3-39 吞咽的侧位X线全过程

邱蔚六——享誉国际口腔颌面外科的中国院士

邱蔚六院士是口腔颌面外科专家。自20世纪60年代初期，他便致力于口腔颌面部肿瘤切除术后缺损的立即修复，开创了全额隧道皮瓣一次转移术。20世纪70年代，他率先将显微外科技术引入口腔颌面外科领域，使口腔颌面外科、颌面整复外科和显微外科得到了有机结合和迅速发展；他首次在国内施行颅颌面根治性联合切除术，为晚期口腔颌面恶性肿瘤患者开辟了一条可能治愈的途径。邱蔚六总是说，要成为一个让患者信赖的医师，就要"将心比心"，应当以患者的角度去理解和体会患者的心情和痛苦。"中国式的口腔颌面外科"是20世纪80年代后国外同行对我国有关口腔颌面外科的赞誉之词。邱蔚六因其对口腔颌面外科事业的杰出贡献，被授予国际口腔颌面外科医师协会"杰出会士奖"。邱蔚六的奉献精神完美诠释了"修医德、行仁术，怀救苦之心、做苍生大医，努力为人民群众提供更加优质高效的健康服务"的理念。

医者仁心

二、咽部血管影像解剖

（一）咽部动脉及其影像解剖

咽部动脉起于颈外动脉的分支，如咽升动脉，也可由面动脉的腭升动脉和扁桃体支供应。还可来自上颌动脉（腭大动脉、咽动脉和翼管动脉）和舌动脉的舌背支。咽升动脉（ascending pharyngeal artery，APA）：从颈外动脉起始处内侧壁发出，是颈外动脉的极小分支，在颈内动脉与咽侧壁之间上升达颅底，供应头长肌、颈长肌、交感干、舌下神经、舌咽神经、迷走神经和颈淋巴结。甲状腺上动脉（superior thyroid artery）：咽支分布于下咽部。面动脉（facial artery）：腭升动脉（ascending palatine artery）分布于软腭、扁桃体及咽鼓管；扁桃体动脉分布于扁桃体中部及其附近咽壁。

（二）咽部静脉及其影像解剖

咽部静脉在咽后壁形成咽静脉丛，向上与翼丛交通，向下与甲状腺下静脉和舌静脉联系或直接与面静脉或颈内静脉交通。咽静脉丛（pharyngeal venous plexus）：位于咽后外侧壁，是由咽和喉的小静脉交通吻合形成的静脉丛。

第5节　喉　　部

一、喉部的CT、MRI图像观察方法及解剖

喉不仅是人体的发音器官，也是呼吸的管道。是包裹保护声带的框架结构，也被称作喉头。成年人喉位于第3～6颈椎前方，起于喉咽，下连气管。向上与舌骨相连，向下止于环状软骨下缘，喉前方被覆皮肤、筋膜及舌骨下肌群，后方紧邻喉咽部，两侧为颈部的大血管、颈神经及甲状腺侧叶等。喉的活动性较大，可随吞咽或发音而上、下移动。喉主要由喉软骨、喉肌及各连接构成。喉软骨构成喉的支架，主要包括甲状软骨、环状软骨、会厌软骨和杓状软骨。其中甲状软骨、环状软骨和会厌软骨是不成对的，而杓状软骨是成对的。喉部的肌肉有不同的分类方式，根据肌肉附着位置可分为喉外肌和喉内肌；根据与舌骨的位置关系可分为舌骨上肌群和舌骨下肌群。通常所说的喉肌指喉内肌，具有紧张或松弛韧带、缩小或开大声门裂及缩小喉口等作用。喉的连接包括喉软骨间的连接及舌骨、气管与喉之间的连接。

（一）喉部CT、MRI图像观察方法

可通过气流传播的路径来观察喉部CT、MRI图像，即从上到下观察喉部各解剖结构：会厌、梨状隐窝、杓状会厌襞、喉室、杓状软骨与声带；由内而外观察杓状软骨、甲状软骨、颈部软组织等。

（二）喉部的CT、MRI解剖

1. 喉部的CT、MRI横轴位解剖

（1）经会厌层面　CT可显示呈倒V形的下颌骨体。下颌下腺位于舌骨两侧，呈卵圆形，位于下颌体下缘及二腹肌前后腹所围成的下颌下三角内，大小为腮腺的一半，密度较腮腺高（CT值30～40Hu）。会厌位于舌骨后方，呈新月形，为喉口前方弧形稍高密度影。会厌两侧为杓状会厌襞，前方为会厌谷，后方为喉咽腔。在T_1WI上显示的结构与CT相同。下颌下腺的信号高于肌肉（图3-40）。

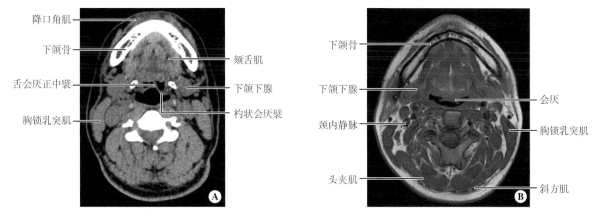

图3-40 经会厌层面

A. CT图像；B. MRI图像

（2）舌骨体层面 舌骨位于前部，呈弓形。舌骨中间称体部，向后延伸的长突为大角，向上的短突为小角。舌骨体位置略低于舌骨大角，故舌骨不能全部同时出现在一个层面。舌骨与下颌骨之间可见颏舌骨肌和下颌舌骨肌，舌骨后外侧为颌下间隙及下颌下腺。咽后壁后外侧为颈动脉鞘及胸锁乳突肌。舌骨标志着喉的起始。MRI T_1WI 上可见舌骨前方的颏舌骨肌及两侧的下颌舌骨肌（图3-41）。

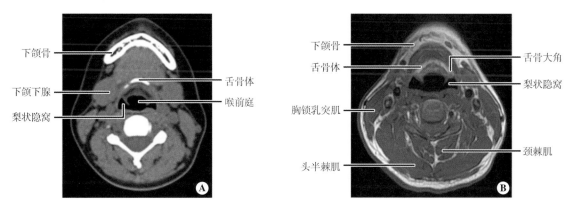

图3-41 舌骨体层面

A. CT图像；B. MRI图像

（3）杓状会厌襞层面 该层面双侧的甲状软骨板呈倒置的V形，构成喉的侧壁。两侧斜行的杓状会厌襞分隔喉腔及其外侧的梨状隐窝。杓状会厌襞起自会咽侧壁，向喉至杓状软骨尖部构成喉前庭两侧壁。甲状软骨后内侧的脂肪间隙为喉旁间隙。MRI T_1WI 显示的结构与CT类似（图3-42）。

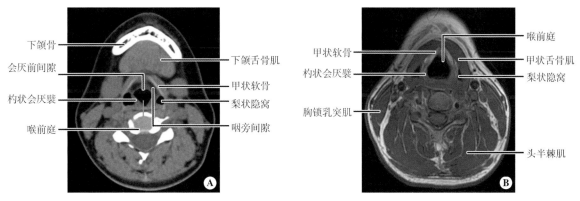

图3-42 杓状会厌襞层面

A. CT图像；B. MRI图像

（4）前庭襞层面　该层面喉腔侧壁可见前庭襞（假声带），位于真声带上方。双侧前庭襞基本对称，后端止于杓状软骨上突；内侧缘光滑平直，外侧缘较模糊。两侧前庭壁之间的裂隙为前庭裂，较声门宽大。MRI T₁WI上可见前庭襞内信号欠均，内含室韧带、肌纤维和黏膜（图3-43）。

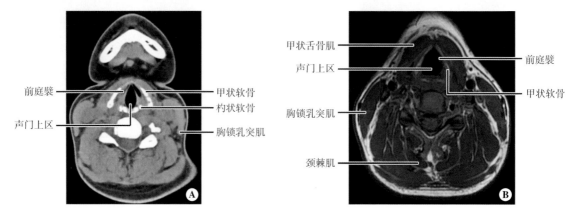

图3-43　前庭襞层面

A. CT图像；B. MRI图像

（5）声带层面　该层面甲状软骨呈倒V形，环状软骨板呈弓向后的弧形，其后方是环杓后肌。声带呈带状，位于咽腔侧壁，为声带癌的好发部位。两侧声前端融合称前连合。其内侧缘光滑整齐，外侧缘与声韧带及声带肌混为一体，紧贴甲状软骨板内缘；两侧声襞之间为声门裂，即声门，为喉腔最狭窄的部分。甲状软骨、环状软骨和杓状软骨均为透明软骨，MRI T₁WI呈中等至高信号，若软骨发生钙化，显示为极低信号（图3-44）。

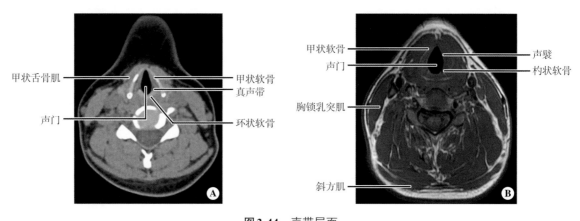

图3-44　声带层面

A. CT图像；B. MRI图像

（6）环状软骨层面　环状软骨居前部中央，为呼吸道唯一完整的软骨环，它由前部的环状软骨弓及后部的环状软骨板构成，前窄后宽，前低后高。环状软骨所围成的区域为喉下腔（声门下区）。环状软骨的前方软组织为舌骨下肌群，后外方为甲状腺两侧叶。环状软骨后方为咽与食管移行部。MRI T₁WI显示结构与CT相似（图3-45）。

2. 喉部的CT、MRI冠状位解剖

（1）经声门层面　该层面两侧声带构成喉腔中最狭窄的部分；其上方的突起为前庭襞，两对突起之间向外延伸的隐窝为喉室；其下方为声门下区（图3-46）。

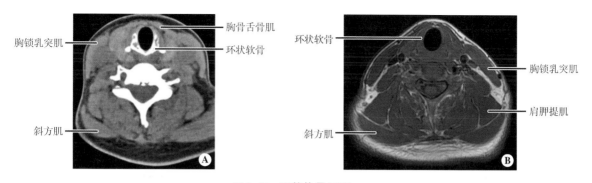

图3-45 环状软骨层面

A. CT图像；B. MRI图像

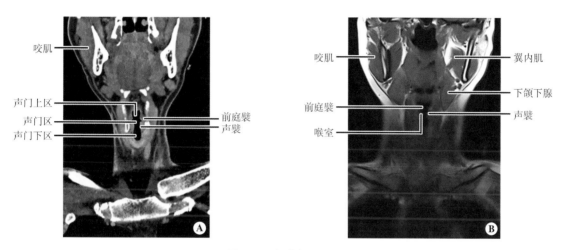

图3-46 经声门层面

A. CT图像；B. MRI图像

（2）经会厌层面 该层面上，会厌软骨位于气腔内，呈"八"字拱形突入口咽，其下为喉咽。会厌软骨外侧与喉咽侧壁间的腔隙即会厌谷。与会厌软骨下部相连的是杓状会厌襞，皱襞外与喉侧壁间的三角形腔隙为梨状隐窝。前庭壁、杓状会厌襞和会厌软骨所围成的腔隙为喉前庭（图3-47）。

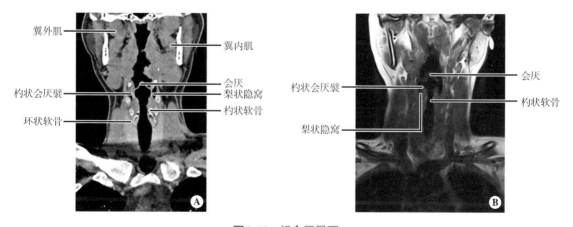

图3-47 经会厌层面

A. CT图像；B. MRI图像

3. 喉部的CT、MRI矢状位解剖

（1）正中矢状面 颈部正中矢状面可显示咽腔各部分界及其与周围结构的毗邻关系。咽上达颅底，下缘在环状软骨下缘与食管相通。以软游离缘及会厌上缘分为鼻咽、口咽及喉咽三部分（图3-48）。

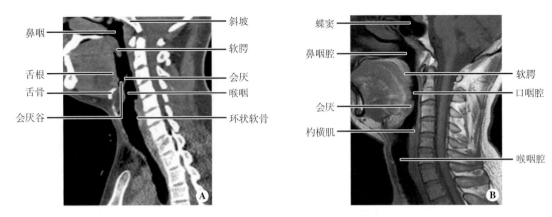

图3-48　喉部的CT、MRI正中矢状面

A. CT图像；B. MRI图像

（2）经胸锁乳突肌矢状面　该层面靠近颈部外侧，前上部可见咬肌、下颌支及颞下颌关节，上部可见含气的乳突气房，其下方可见低密度腮腺，后方可见头下斜肌；胸锁乳突肌呈条状由前下斜行走向后上方（图3-49）。

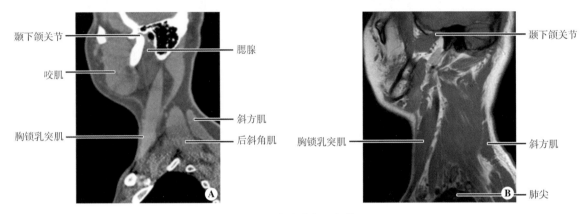

图3-49　经胸锁乳突肌矢状面

A. CT图像；B. MRI图像

（三）发声的功能解剖基础及CT、MRI功能解剖

1. 发声的功能解剖基础　正常人在发声的时候，先吸入空气，然后将声带向内收拢、拉紧，并控制呼气。从肺部呼出的气流冲击靠拢的声带使之振动就发出了声音。声音的强度决定于呼气时的声门下压和声门的阻力。声调决定于振动时声带的长度、张力、质量和位置。至少有40条肌肉参与了发声。其中喉部肌肉对发声起主要作用。

喉部的肌肉分为喉外肌及喉内肌两组，均为横纹肌，除杓横肌为单块外，其余均成对存在。

（1）喉外肌

1）构成：舌骨上肌群和舌骨下肌群。喉外肌将喉与周围结构相连，包括附着于颅底、舌骨、下颌骨、喉及胸骨的肌肉。以舌骨为中心可分为舌骨上肌群和舌骨下肌群。前者包括二腹肌、茎突舌骨肌、下颌舌骨肌和颏舌骨肌；后者包括胸骨舌骨肌、胸骨甲状肌、甲状舌骨肌和肩胛舌骨肌。

2）功能：使喉体上升或下降，同时使喉固定，并对发音起辅助作用。发声时，如舌骨固定，则在胸骨甲状肌的共同作用下，使甲状软骨向前下方倾斜，从而增加声带的张力。

（2）喉内肌　起点及止点均在喉部，收缩时使喉的有关软骨发生运动。依其功能分成以下4组：

1）使声门张开：主要为环杓后肌。该肌起于环状软骨背面，止于杓状软骨肌突的后部。环杓后肌收缩时，牵拉杓状软骨的肌突向内下方，声带突则向外转动，使声门开大，并使声带紧张。环杓后肌为喉内肌中唯一的外展肌，如两侧同时麻痹，则可能发生窒息。

2）使声门关闭：有环杓侧肌和杓肌。环杓侧肌紧贴在弹性圆锥的外面，外侧被甲状软骨所遮盖。其起于环状软骨弓两侧的上缘，向上、向后止于杓状软骨肌突的前面。收缩时，声带突内转，向中央会合，使声带内收、声门裂的膜间部关闭，声带稍显弛缓，声门裂的后1/3（软骨间部）则形成三角形张开。杓肌收缩时使两块杓状软骨靠拢，以闭合声门裂后部。

3）使声带紧张和松弛：有环甲肌和甲杓肌。环甲肌起于环状软骨弓的前外侧，向上止于甲状软骨下缘。该肌收缩时甲状软骨和环状软骨弓接近，以环甲关节为支点，增加杓状软骨和甲状软骨之间的距离，将甲杓肌拉紧，使声带紧张度增加，并略有使声带内收的作用。甲杓肌包括由甲状软骨至杓状软骨的所有肌纤维，甲杓肌收缩时使杓状软骨内转，以缩短声带（使声带松弛）及兼使声门裂关闭。甲杓肌、声韧带及其黏膜组成声带，发音的音调与甲杓肌的紧张度有关。

4）使会厌活动：主要有杓会厌肌和甲状会厌肌。杓会厌肌为一部分杓斜肌绕杓状软骨顶部延展至杓状会厌襞而成。该肌收缩使喉入口收窄。甲状会厌肌为甲杓肌的一部分，延展至声带突及杓状软骨的外侧缘，达杓状会厌襞及会厌软骨外侧缘，收缩使喉入口扩大。

2. 发声的CT、MRI功能解剖 主要显示参与发声的各肌肉（图3-50）。

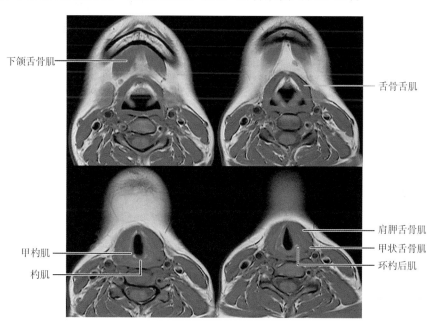

图3-50 发声的MRI功能解剖

二、喉部血管的影像解剖

（一）喉部动脉及其影像解剖

喉上动脉（发自颈外动脉甲状腺上动脉的分支）和喉下动脉（甲状腺下动脉的分支）供应喉黏膜和肌肉的血供，并彼此形成血管网。甲状腺下动脉是甲状颈干的分支，而甲状颈干是锁骨下动脉第一段的分支。

（二）喉部静脉及其影像解剖

喉上静脉通过甲状腺上静脉或面静脉汇入颈内静脉，喉下静脉通过甲状腺下静脉注入头臂静脉，喉的静脉也可经甲状腺中静脉直接注入颈内静脉。

第6节 口腔颌面部

口腔颌面部是口腔与颌面部的统称，其主要功能包括咀嚼、吮吸、分泌唾液、吞咽、发音、表情、感觉等，参与呕吐、呼吸等运动。颌面部位于颜面部的中下2/3区域，颜面部的解剖范围为上至额部发际线，下至下颌骨下缘，两侧至下颌支后缘的区域，经眉间点（左右眉头间的正中点）和鼻下点（鼻小柱与上唇的连接点）的水平线将其分为上、中、下三部分，颌面部主要由中、下两部分组成，是以颌骨为骨性支撑的区域。现代口腔颌面外科学已扩展到上至颅底，下至颈部的区域，但不涉及眼、耳、鼻等器官。

口腔颌面部主要包括口腔、涎腺、上颌骨、下颌骨、颞下颌关节及其附着的肌肉、神经、血管等。口腔是人体消化道的起始部分，其前界为唇，经口裂与外界相通，后界由腭垂、腭舌弓和舌根组成的咽峡与口咽相通，左右两侧壁为颊，上顶为腭，下底为舌下区，由下颌舌骨肌和舌骨舌肌等构成。口腔闭合时，上下牙列、牙龈及牙槽黏膜将其分为前外侧的口腔前庭和后内侧的固有口腔。口腔前庭是一个由上下牙列、牙龈及牙槽黏膜与唇、颊围成的蹄铁形潜在腔隙，固有口腔为牙列内侧与腭、舌下区域所围成的腔隙，向后延伸至咽门，其内为舌。

一、口腔颌面部的X线解剖

X线检查是口腔颌面部疾病的重要检查方法，主要用于牙、牙槽骨、颌面骨、颞下颌关节及涎腺疾病的检查与诊断。目前，尽管影像检查技术已取得快速发展，但X线检查对硬组织（牙体、牙支持组织和骨组织）空间分辨率以及颌骨组织的整体显示效果均更好，因此，其在口腔、颌面部检查中仍得到广泛的应用。临床上常用的口腔、颌面部X线检查为口内X线片（包括根尖片和咬合片）、口外X线片、曲面体层摄影、涎腺造影、颞下颌关节造影及血管造影。本节重点介绍临床最常使用的根尖片及全口牙位全景片解剖情况。

（一）牙齿的X线解剖

1. 牙根尖平片 主要用于显示牙和牙周组织的解剖结构和病变情况，目前最常用的投照方法是分角线投照法。

2. 正常X线表现 要求影像图像大小与实物相等，牙与牙之间邻面不重叠。牙表面高密度影为牙釉质，内层密度稍低影为牙本质，是牙的主体，硬度较牙釉质稍低，再往内为更低密度的牙髓腔，牙髓腔与根管之间常难以区分，切牙及尖牙呈条形，磨牙呈H形。牙与牙之间突起的部分为牙槽骨，其靠近牙根部的稍高密度线状影为硬骨板，牙根与硬骨板之间的线状低密度影为牙周膜（图3-51）。

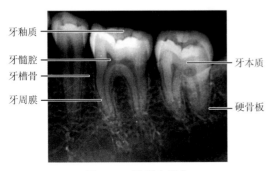

图3-51 牙根尖平片

牙釉质
牙髓腔
牙槽骨
牙周膜
牙本质
硬骨板

（二）全口牙位全景片的X线解剖

1. X线全口牙位全景片 在牙周疾病、上、下颌骨炎症及囊肿等疾病的诊断中具有重要的参考价值。

2. 正常X线表现 中切牙对切咬合线略低于磨牙咬合线，上下颌牙齿影像左右对称，牙齿影像清晰、无重叠、无放大。上下牙列咬合线两端略微上翘，上方正中为鼻中隔，两侧可见下鼻甲和鼻腔，外侧空腔为上颌窦，最外侧为下颌骨髁突与颞下颌关节窝形成的颞下颌关节。

下方为下颌骨，其正中可见颏棘，两侧为下颌角，从下颌角向后上方走行为下颌支（图3-52）。

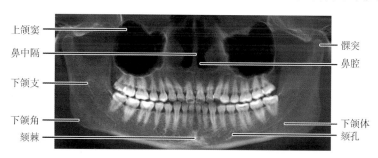

图3-52　X线全口牙位全景片

二、口腔颌面部的CT、MRI图像观察方法及解剖

（一）口腔颌面部CT、MRI图像观察方法

口腔颌面部解剖结构复杂，以骨结构为重点，常以轴位为主，结合冠状位、矢状位等多个方位进行观察。先观察颌面部骨性支架（包括14块骨骼：单一的结构为下颌骨和犁骨，成对的结构共包括上颌骨、鼻骨、泪骨、颧骨、腭骨及下鼻甲），再观察软组织结构，由内而外为舌、唾液腺（主要为腮腺、下颌下腺及舌腺）、肌肉、血管和淋巴结。

（二）口腔颌面部的CT、MRI解剖

1. 口腔颌面部的CT解剖

（1）口腔颌面部轴位CT解剖　颌面部骨窗CT能较清楚地显示上颌骨、下颌骨等各种骨组织及其细微结构，软组织窗可较清晰地显示腮腺、下颌下腺及大部分肌肉，舌下腺较薄，同时受下颌骨骨质的影响，在CT上常较难被清晰地显示。

1）经上颌骨额突层面：此层面前方两侧为眼眶下壁，后方裂隙为眶下裂，中间的骨性突起为上颌骨额突，左右各一，额突内后方为鼻腔、筛窦及蝶窦，外侧为颧骨，后方可见下颌髁突（图3-53）。

2）经上颌骨颧突层面：此层面前方正中央的线状结构为鼻中隔，两侧为鼻腔，鼻腔后方为鼻咽，鼻咽外侧骨性结构为翼突。上颌骨是前方的主要骨性结构，其内的空腔为上颌窦，上颌骨颧突向外侧突起并与后外侧的颧弓相接。后方两侧形似扁椭圆形的骨性结构为下颌骨髁突，其后方为外耳道，正中间为枕骨（图3-54）。

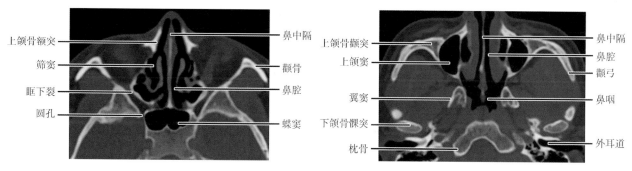

图3-53　经上颌骨额突层面骨窗轴位CT图　　　　图3-54　经上颌骨颧突层面骨窗轴位CT图

3）经上颌骨腭突层面：此层面前方为上颌骨，中央线状结构为鼻中隔，后方骨性连接为上颌骨腭突，后方腔隙为口腔。两侧后外方为下颌支，下颌支内侧小凹陷为下颌孔（图3-55）。

4）经上颌骨牙槽突层面：此层面前方弓形骨性结构为牙槽突，中央低密度管道为切牙管，后方腔

隙为口腔，后外侧为下颌支（图3-56）。

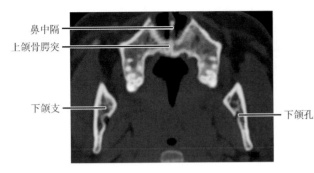

图3-55　经上颌骨腭突层面骨窗轴位CT图

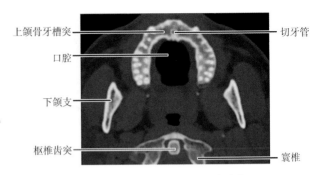

图3-56　经上颌骨牙槽突层面骨窗轴位CT图

5）经下颌角下方层面：此层面前方见下颌体及牙齿，下颌体内的低密度类圆形管状结构为下颌管（图3-57）。

6）经下颌颏层面：此层面显示下颌颏及颏孔（图3-58）。

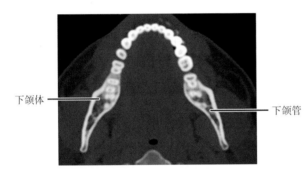

图3-57　经下颌角下方层面骨窗轴位CT图

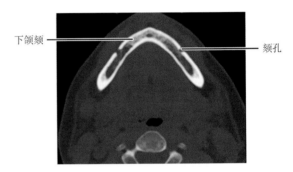

图3-58　经下颌颏层面骨窗轴位CT图

7）经腮腺层面软组织窗：此层面的前方高密度影为上颌骨牙槽突，后方骨性突起为翼突外侧板，翼内肌和翼外肌分别在翼突外侧板内侧和外侧。两侧条状高密度骨性结构为下颌支，其外侧为咬肌，下颌支正后方脂肪密度组织为腮腺，腮腺好发的肿瘤为多形性腺瘤，在左侧下颌支正后方腮腺内的类圆形软组织密度影即为多形性腺瘤。后方正中骨性结构为寰椎前弓，两侧为乳突（图3-59）。

8）经下颌下腺层面软组织窗：此层面前方弓形高密度影为下颌骨，下颌骨内侧为下颌舌骨肌、舌骨舌肌，后外侧为下颌下腺。后方外侧为胸锁乳突肌，中央为颈椎和脊髓，胸锁乳突肌和脊柱之间有颈内、外动脉和颈内静脉（图3-60）。

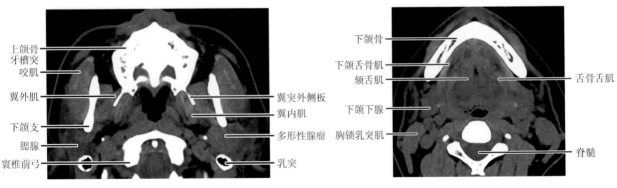

图3-59　经腮腺层面轴位软组织窗CT图

图3-60　经下颌下腺层面轴位软组织窗CT图

（2）口腔颌面部冠状面CT解剖　经下颌骨髁突层面：此层面可见位于外侧的下颌骨升支，其上方为下颌骨髁突，与颞下颌窝构成颞下颌关节，冠状面有助于更好地观察、比较双侧下颌支及颞下颌关节的情况（图3-61）。

（3）特殊部位的CT解剖 经喙突和髁突的斜矢状位层面：此层面可以完整地展示下颌支的形态，下颌支前方突起为喙突，后方突起为髁突，两者之间的凹陷为下颌切迹。髁突上方为下颌关节窝，后上方为外耳道和乳突（图3-62）。

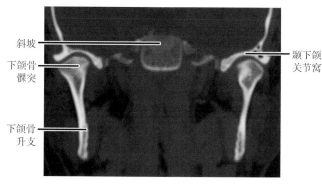

图3-61 经下颌骨髁突层面冠状位骨窗CT图

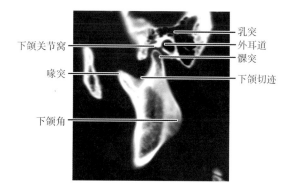

图3-62 经喙突和髁突的斜矢状位骨窗CT图

2. 口腔颌面部的MRI解剖 MRI图像对骨组织显示不敏感，对软组织结构的显示较CT更具有优势，因此，MRI图像主要用于观察颌面部的软组织结构。

（1）经腮腺中份层面轴位 此层面前方低信号影为牙齿，其内侧为颏舌肌，外后方为咬肌，咬肌内侧为下颌骨的下颌支及翼内肌，后方高信号影为腮腺，椎管中央为脊髓（图3-63）。

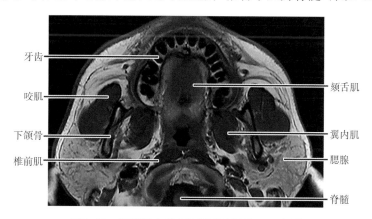

图3-63 经腮腺中份层面轴位MRI（T₁WI）图

（2）经下颌下腺层面轴位 此层面前方弓形结构为下颌骨，下颌骨内侧紧邻下颌舌骨肌，内后方为舌骨舌肌，中央肌肉信号的条状影为颏舌肌，后外侧在与肌肉相比信号稍高的结构为下颌下腺，腺体内后方腔隙内弧形的条状稍高信号影为会厌，后外侧为胸锁乳突肌（图3-64）。

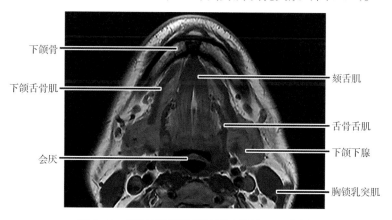

图3-64 经下颌下腺层面轴位MRI（T₁WI）图

（3）经下颌下腺层面冠状位 此层面上方为上颌骨，内侧为鼻腔，鼻腔内为鼻中隔和下鼻甲，下方为舌，舌外下方为下颌下腺，两侧纵行长条状软组织为咬肌，内侧紧邻下颌骨，下颌骨与上颌骨之间斜行的肌肉为翼内肌（图3-65）。

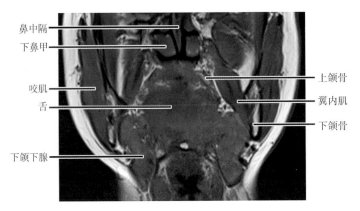

鼻中隔
下鼻甲
咬肌
舌
下颌下腺
上颌骨
翼内肌
下颌骨

图3-65 经下颌下腺层面冠状位MRI（T₁WI）图

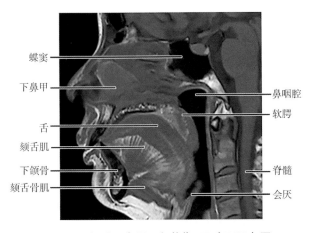

蝶窦
下鼻甲
舌
颏舌肌
下颌骨
颏舌骨肌
鼻咽腔
软腭
脊髓
会厌

图3-66 经舌正中层面矢状位MRI（T₁WI）图

（4）经舌正中层面矢状位 此层面前方最上方空腔为蝶窦，下方为鼻咽腔，前方为下鼻甲。下份前方低信号的骨质为上颌骨和下颌骨，其后方为舌，舌下方为颏舌肌和颏舌骨肌，后上方为软腭，舌根后下方突起为会厌，最后方椎管内为脊髓（图3-66）。

（三）颞下颌关节的CT、MRI解剖

1. 颞下颌关节的CT解剖 颞下颌关节由下颌骨髁突、颞骨下颌窝、关节盘及周围的关节囊和关节韧带组成。在颞下颌关节轴位层面上（图3-67A），髁突呈类椭圆形高密度影，位于颞下颌关节窝内，后方为外耳道。与髁突垂直的斜矢状位图像上（图3-67B），关节窝前方为关节结节，后方为外耳道及乳突。经髁突层面的冠状位平面上（图3-67C），可以显示双侧的颞下颌关节窝的形态。

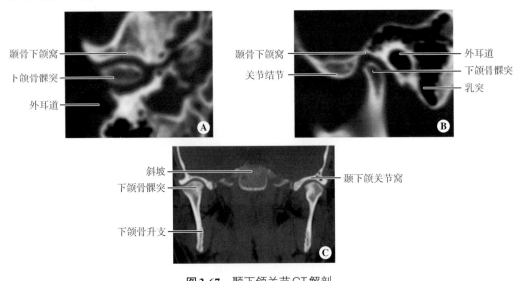

颞骨下颌窝
卜颌骨髁突
外耳道

颞骨下颌窝
关节结节
外耳道
下颌骨髁突
乳突

斜坡
下颌骨髁突
下颌骨升支
颞下颌关节窝

图3-67 颞下颌关节CT解剖
A. 颞下颌关节横断位；B. 与髁突垂直的斜矢状位；C. 经髁突层面的冠状位

2. 颞下颌关节的MRI解剖 闭口位时，髁突位于关节窝内，关节盘后带位于髁突横嵴正上方，相当于时钟十二点位（图3-68A）。张口活动时，髁突沿关节结节先向前滑动，移至关节结节下方，或到达前下方，关节盘中间带移位于关节结节和髁突之间，在髁突上方（图3-68B）。

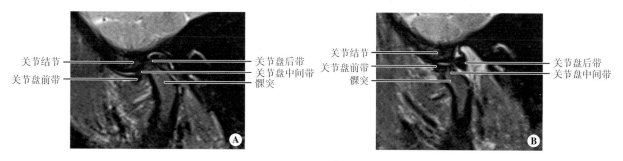

图3-68 颞下颌关节MRI解剖
A. 闭口位；B. 开口位

三、口腔颌面部血管的影像解剖

颈外动脉于颈动脉三角处发出面动脉，经下颌下三角至咬肌止点前缘穿出后斜向前上于面部走行，经口角和鼻翼外侧到内眦，为内眦动脉。面静脉起自内眦静脉，于面动脉后方走行，至下颌角下方与下颌后静脉前支汇合注入颈内静脉。颈外动脉向上行经二腹肌后腹和茎突舌骨肌深面进入下颌窝并穿入腮腺，在下颌后静脉前内侧走行，于下颌颈平面分为两个终支：上颌动脉经下颌颈内侧入颞下窝，颞浅动脉在腮腺深面发出面横动脉至颞区（图3-69）。下颌后静脉起自颞浅静脉及上颌静脉，分为

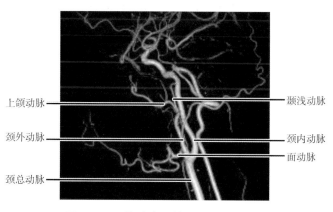

图3-69 颈外动脉及其主要分支CTA图

前、后两支穿出腮腺，前支与面静脉汇合后注入颈内静脉，后支则与耳后静脉汇合成颈外静脉。上颌动脉可以翼外肌为标志分为三段，第一段位于下颌颈深面，止于翼外肌下缘，主要分支为下牙槽动脉和脑膜中动脉，第二段位于翼外肌浅面或深面，分支至翼内外肌、咬肌及颞肌并发出颊动脉，第三段位于翼腭窝内，主要分支为上牙槽后动脉和眶下动脉。

第7节 颈 部

颈部上界以下颌体下缘、下颌角、乳突、上项线及枕外隆突的连线与头部分界，下界以颈静脉切迹、胸锁关节、锁骨、肩峰至第7颈椎棘突的连线与胸部及上肢分界。以左右斜方肌前缘和脊柱颈段为界，颈部可分为固有颈部及项部，左右斜方肌前缘和脊柱颈段以前的区域为固有颈部，以后的区域则为项部。

1. 颈部筋膜间隙 颈部筋膜可分为浅筋膜和深筋膜，颈部浅筋膜与胸部、上肢和头部的浅筋膜相移行，颈部深筋膜又称颈筋膜，围绕颈、项部的肌肉和器官，可分为浅、中、深三层。颈筋膜浅层又名封套筋膜，围绕整个颈部；颈筋膜中层即气管前层，包绕咽、食管、喉、气管、甲状腺等器官，因

此又称内脏筋膜；颈筋膜深层又称椎前筋膜，位于椎前肌及斜角肌前，向后覆盖颈后肌并附着于项韧带。颈部的主要筋膜间隙由颈筋膜围成，筋膜间隙正常情况下在影像图像上不可见，仅显示各间隙的内容物。

（1）气管前间隙　位于气管前筋膜与包绕气管的颈筋膜中层之间，内含淋巴管和淋巴结。

（2）颈动脉间隙　是纵贯全颈部的一个最主要的间隙，位于胸锁乳突肌内侧，分为舌骨上区和舌骨下区，由颈筋膜各层构成，间隙外、后侧为颈筋膜浅层，前方为颈筋膜中层，内侧为颈筋膜深层。其内容物主要有颈动脉、颈内静脉、神经及淋巴结。

（3）咽后间隙　位于椎前筋膜和咽后的筋膜之间，在颈动脉间隙内侧，颈长肌前方，颈筋膜中层和颈筋膜深层之间，其内容物主要为淋巴结和脂肪。

（4）咽旁间隙　起自颅底，向下至舌骨水平，呈倒置的锥体形，其内主要成分为脂肪组织，有血管和神经通过此处。

（5）椎前间隙　位于椎前筋膜与脊柱颈段之间，其内容物包括颈长肌、头长肌、颈交感干和少许疏松结缔组织等。

2. 颈段气管、食管

（1）食管颈部　上端在平环状软骨和第6颈椎下缘处与咽相接，下端在颈静脉切迹与第1胸椎上缘平面移行为食管胸部，前方与气管相邻，后方与颈长肌和脊柱相邻。

（2）气管颈部　上方于第6颈椎体下缘处与环状软骨相接，下方在第7颈椎体下缘处移行为气管胸部，长约6.5cm。

3. 颈部肌肉　颈部肌肉较多，可大致分为颈浅肌群、颈中肌群及颈深肌群三组。颈浅肌群主要包括颈阔肌和胸锁乳突肌。颈中肌群主要包括下颌骨、舌骨及胸廓之间的肌肉，主要为颏舌骨肌、下颌舌骨肌、茎突舌骨肌、二腹肌、甲状舌骨肌、胸骨甲状肌、胸骨舌骨肌及肩胛舌骨肌。颈深肌群为脊柱颈段周围的肌肉，可分为内侧和外侧两群，内侧群又称椎前肌，主要包括头长肌和颈长肌，外侧群主要为前、中、后斜角肌。

一、颈部的CT、MRI图像观察方法及解剖

（一）颈部CT、MRI图像观察方法

颈部解剖结构复杂，轴位图像上，可分为三部分进行观察：支持性结构（脊柱颈段及各肌群）、颈部脏器（呼吸道、消化道的颈段及甲状腺等）及大血管神经干，CT图像上重点观察骨性结构、呼吸道及甲状腺等与邻近组织对比明显的结构，观察其各自的形态、密度、走行情况等，粗略观察肌肉、食管、颈部大血管等的形态及走行，MRI图像上重点观察软组织及血管、神经等结构。此外，通过对CT图像进行三维重组，可以同时从冠状位和矢状位图像上对颈部结构如颈椎、食管、喉和气管等进行不同角度的观察，多方位观察颈部的各个结构，有助于疾病的发现、诊断，同时观察其对邻近组织结构的累及情况。MRI图像软组织分辨率较CT更高，大血管在MRI图像上有流空效应，因此其对颈部软组织结构、大血管、神经干等的显示有一定优势，结合横断位、冠状位和矢状位的MRI图像可以更好地观察颈部的解剖结构及病变情况。总之，对于颈部结构的观察，不能仅局限于轴位的观察，应结合冠状位及矢状位进行综合观察。

（二）颈部的CT、MRI解剖

1. 颈部轴位CT、MRI解剖

（1）经鼻咽层面　此层面主要显示鼻咽部及其邻近组织结构。鼻咽腔后份两侧为对称性突入腔内

的咽鼓管圆枕，咽鼓管圆枕前方小凹陷为咽鼓管咽口，后方凹陷为咽隐窝，呈闭塞或裂隙状，后方有颈内动脉和颈内静脉走行，颈内动脉前外方的脂肪间隙为咽旁间隙，后方高密度影为枕骨，其前方为头长肌（图3-70）。

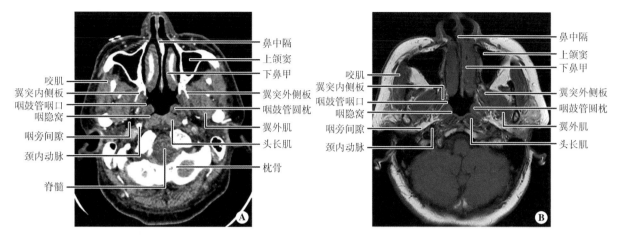

图3-70　经鼻咽层面轴位

A. CT动脉期图；B. MRI T₁WI图

（2）经口咽层面　该层面CT图像上，前方弓形高密度影为下颌骨，正后方为舌部，后方中央低密度影为口咽腔，下颌骨外侧为咬肌，两侧下颌角的内侧为翼内肌，后外方为胸锁乳突肌，翼内肌的内侧与下颌下腺上份紧邻。口咽后方高密度影为颈椎，颈椎与椎板及椎弓根围成三角形的椎管，其内为脊髓。椎前间隙位于椎前筋膜与脊柱颈段之间，其内有头长肌等。在MRI图像上，双侧咬肌后方高信号影为腮腺，后方低信号椎体为枢椎（图3-71）。

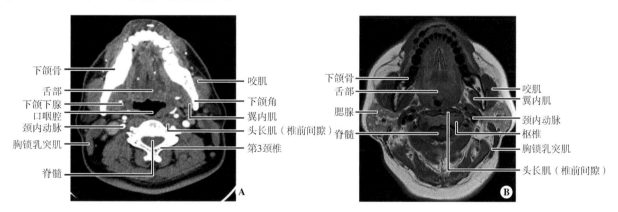

图3-71　经口咽层面轴位

A. CT动脉期图；B. MRI T₁WI图

（3）经舌骨大角层面　此层面前方弓形结构为下颌骨，其内侧为下颌舌骨肌。舌骨位于中央，呈弓形，舌骨大角斜向后外方，与下颌下腺的下份相邻，后方为颈总动脉和颈内静脉，胸锁乳突肌覆盖在颈总动脉和颈内静脉外侧。颈椎位于后方，椎体与椎弓围成近似三角形间隙容纳颈髓。MRI图像上，低信号的下颌骨后方见二腹肌前腹，其余结构同CT图像（图3-72）。

（4）经甲状软骨上缘层面　此层面显示甲状软骨上缘，甲状软骨呈八字形构成喉的侧壁，CT图像上喉腔后方两侧可见斜行的杓状会厌襞，分隔喉腔和外侧的梨状隐窝。正前方高密度影为下颌骨，其余结构较以上层面变化不大（图3-73）。

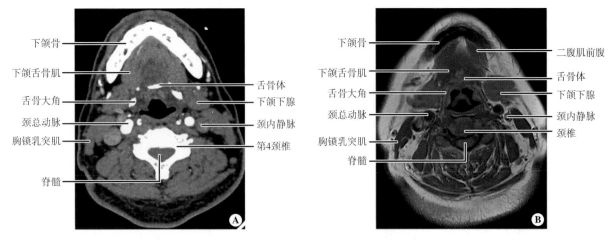

图3-72 经舌骨大角层面轴位

A. CT动脉期图；B. MRI T₁WI图

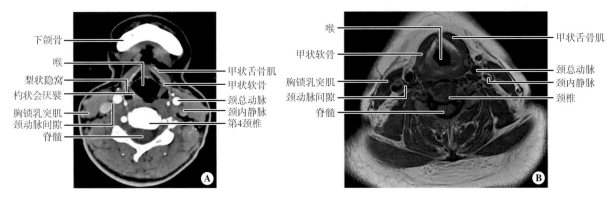

图3-73 经甲状软骨上缘层面轴位

A. CT动脉期图；B. MRI T₁WI图

（5）经甲状软骨中份层面 此层面前方中央的腔隙为喉腔，其两侧为声带，呈带状，是喉腔最狭窄的部分，外侧为呈连续 "^" 状的甲状软骨，甲状软骨的前外侧为甲状舌骨肌，后外侧为颈总动脉和颈内静脉，声带后方为杓状软骨和环状软骨，胸锁乳突肌位于颈总动脉和颈内静脉外侧，椎体位于中央，椎管仍呈三角形，横径较前增大（图3-74）。

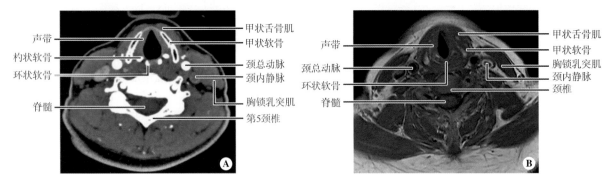

图3-74 经甲状软骨中份层面轴位

A .CT动脉期图；B. MRI T₁WI图

（6）经甲状软骨下缘层面 此层面CT图像上甲状软骨变成八字形，杓状软骨及声带消失，其余结构与上一层面相似（图3-75）。

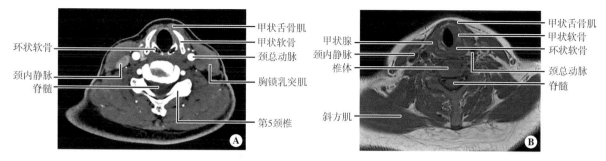

图3-75 经甲状软骨下缘层面轴位

A. CT动脉期图；B. MRI T₁WI图

（7）经环状软骨层面 此层面显示环状软骨位于前部正中，后外侧见甲状腺侧叶，紧邻颈总动脉和颈内静脉，外侧为胸锁乳突肌，后方中央为椎体，后外侧为斜方肌（图3-76）。

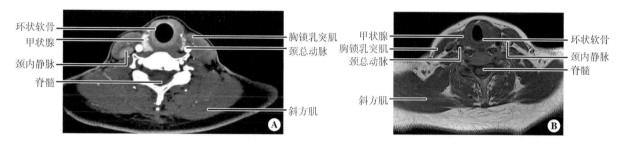

图3-76 经环状软骨层面轴位

A. CT动脉期图；B. MRI T₁WI图

（8）经甲状腺峡部层面 此层面前方两侧为胸锁乳突肌，中央为气管，气管前方及两侧为甲状腺峡部和侧叶，后外侧为颈总动脉和颈内静脉，食管位于气管左后方（图3-77）。

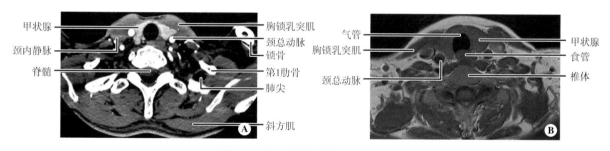

图3-77 经甲状腺峡部层面轴位

A. CT动脉期图；B. MRI T₁WI图

2. 颈部冠状位CT、MRI解剖

（1）经甲状腺峡部层面 此层面CT图像上份为颅底结构，可见蝶窦，蝶窦下方软组织为鼻咽顶后壁，下方腔隙为鼻咽、口咽和气管。两侧高密度影为下颌支，可见下颌骨髁突，下颌支内侧为翼内肌，下方为下颌下腺。气管两侧为甲状腺，上方可见甲状软骨和环状软骨。MRI图像上份可见上颌窦和鼻腔，外侧为下颌骨和咬肌，甲状腺呈等信号，其余结构与CT相同（图3-78）。

（2）经甲状腺侧叶后部层面 此层面CT图像上，双侧的甲状腺侧叶位于图像的下份，两者之间的管状结构为气管，外侧与颈总动脉相邻。甲状腺侧叶的上方为舌骨大角和甲状软骨，两者之间为喉腔。图像的上份可见枕骨，外侧孔道为外耳道，枕骨下方为寰椎前弓，两侧可见颈内动脉。MRI图像上可见位于双侧下颌骨内侧下方稍高信号影的下颌下腺，下颌骨内侧为翼内肌和翼外肌，中央为鼻腔和筛窦，其余显示结构同CT图像（图3-79）。

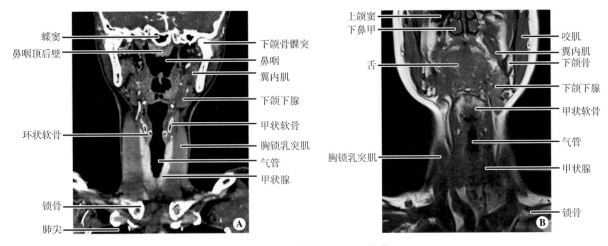

图3-78 经甲状腺峡部层面冠状位

A. CT动脉期图；B. MRI T₁WI图

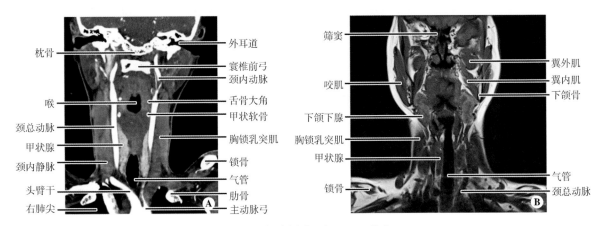

图3-79 经甲状腺侧叶后部层面冠状位

A. CT动脉期图；B. MRI T₁WI图

3. 颈部矢状位CT、MRI解剖

（1）颈部正中矢状位CT、MRI解剖　上方可见筛窦和蝶窦、鼻腔，后方可见枕骨、脊髓。前方可见舌及其后上方的软腭，后方为鼻咽、口咽、喉咽、喉和气管相连，在环状软骨下方，气管与颈椎之间可见部分食管断面（图3-80）。

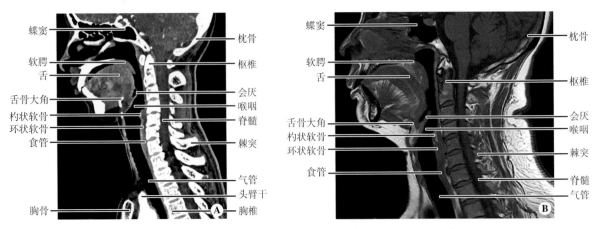

图3-80 经颈部正中矢状位

A. CT动脉期图；B. MRI T₁WI图

（2）经颈总动脉分叉处层面 上份为部分脑组织，CT图像前方可见眼球、上颌窦、翼内肌和翼外肌。中份前方可见下颌骨及下颌下腺，后方为颈总动脉分叉处，颈总动脉前方为胸锁乳突肌，后方为椎动脉（图3-81）。

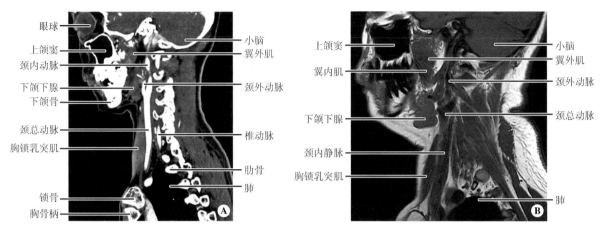

图3-81 经颈总动脉分叉处矢状位

A. CT动脉期图；B. MRI T₁WI图

（三）甲状腺的CT、MRI应用解剖

1. 甲状腺的CT应用解剖 在CT横断位上，正常甲状腺为高密度影，位于颈部气管的两侧，呈马蹄形或碟形，两侧为甲状腺侧叶，中间有甲状腺峡部相连，腺体后外侧为颈总动脉及颈内静脉，前外侧为胸锁乳突肌，腺体后方正中为喉和气管，在气管与颈椎的椎体之间为食管。甲状腺周围可见低密度的脂肪组织与邻近组织结构隔开。甲状腺是人体最大的内分泌器官，其含碘量显著高于邻近组织，平扫CT值为80～100Hu，呈均匀高密度，增强扫描CT值为140～180Hu，呈明显均匀强化（图3-82）。

2. 甲状腺的MRI应用解剖 MRI图像上，甲状腺双侧对称，信号均匀，与邻近肌肉组织相比，T₁WI上信号稍高，T₂WI上呈等信号（图3-83）。

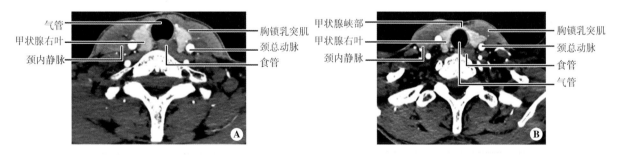

图3-82 甲状腺CT应用解剖

A. 正常甲状腺上部轴位CT增强图像；B.正常甲状腺下部横断位CT增强图像

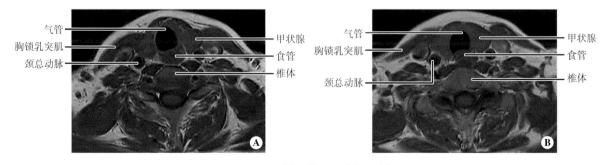

图3-83 甲状腺MRI应用解剖

A. 正常甲状腺上部轴位MRI（T₁WI）图像；B.正常甲状腺下部横断位MRI（T₁WI）图像

二、甲状腺血管的影像解剖

甲状腺血供丰富，其动脉与静脉不完全伴行，甲状腺的供血动脉共包括五条：成对的动脉是来自颈外动脉的甲状腺上动脉及来自锁骨下动脉甲状颈干的甲状腺下动脉，左右各一，不成对的动脉是甲状腺最下动脉，部分人甲状腺最下动脉可缺如。静脉有三对：汇入颈内静脉的甲状腺上、中静脉和汇入头臂静脉的甲状腺下静脉（图3-84）。

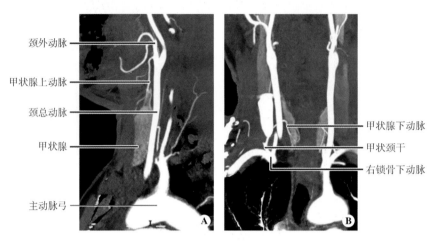

颈外动脉
甲状腺上动脉
颈总动脉
甲状腺
主动脉弓

甲状腺下动脉
甲状颈干
右锁骨下动脉

图3-84 甲状腺血管颈部CTA

A.矢状位MIP成像：显示甲状腺上动脉；B.冠状位MIP成像：显示甲状腺下动脉，该例示意图甲状腺最下动脉缺如

（吕发金 彭 娟）

第4章
呼吸系统

第1节 呼 吸 道

一、呼吸道解剖概述

（一）上呼吸道

1. 鼻 是呼吸道的起始部，分为外鼻、鼻腔和鼻窦三部分。鼻腔内衬黏膜和皮肤，外侧壁上可见上、中、下鼻甲及各鼻甲下方的上、中、下鼻道，下鼻道前部有鼻泪管的开口。鼻窦开口于固有鼻腔，额窦、上颌窦和筛窦前、中群开口于中鼻道，筛窦后群开口于上鼻道，蝶窦开口于蝶筛隐窝。

2. 咽 见头颈部第4节咽部。

3. 喉 见头颈部第5节喉部。

（二）下呼吸道

1. 气管 上端于第6颈椎下缘处起于环状软骨下缘，向下达胸骨角水平分为左、右主支气管，分权处称气管杈，气管杈内面形成向上凸的纵嵴称气管隆嵴。气管根据其行程和位置，可分为颈、胸两段。颈段短而浅表，在颈静脉切迹处可触及。胸段较长，位于上纵隔内，其前方有胸腺、左头臂静脉、主动脉弓等；后方紧邻食管。

2. 主支气管 由气管在胸骨角平面分出。左主支气管细长，长4~5cm，走行近于水平，与中线成40°~55°夹角，经左肺门入肺。右主支气管粗短，长2~3cm，走行较垂直，与中线成20°~30°夹角，经右肺门入肺。

3. 支气管及其分支 两侧主支气管分别分为肺叶支气管，继而又分出肺段支气管（图4-1）。右肺的三个肺叶支气管分出10个肺段支气管，左肺的两个肺叶支气管分出8~10个肺段支气管。再经多次分支，最后分为终末细支气管。

二、呼吸道的CT、MRI图像观察方法

呼吸道含有气体，是气体的通道，沿气流方向逐次观察气管、支气管的各级解剖结构；CT、MRI图像上，气管与支气管内气体呈低密度影或无信号。气管基本位于中线，胸段气管在CT、MRI上其形态变异较大，多呈圆形或椭圆形，少数呈马蹄形或倒梨状；气管与周围大血管结构分界多较清楚，但后

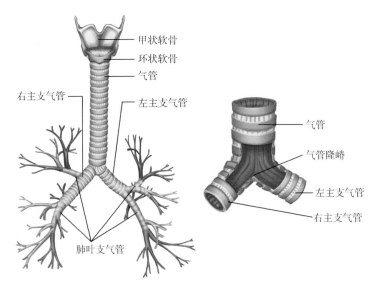

图4-1 气管与主支气管（前面观）

壁为纤维膜，多呈均匀的线状影，与椎前软组织无法区分。40岁以上的人，气管壁的软骨可发生钙化，CT表现为不连续的高密度影。

支气管CT、MRI表现与管径大小、走行方向有关。当扫描层面与支气管的走行垂直时呈圆形，与支气管的走行平行时显示呈树枝状，而与支气管走行斜交时则为卵圆形断面。常规CT采用常规检查层厚就能显示肺叶支气管和肺段支气管，薄层检查可显示亚段支气管。高分辨率薄层检查，可以显示次级肺小叶的终末细支气管。MRI可显示支气管大分支，肺内支气管难以显示。

三、呼吸道影像解剖

（一）气管及支气管的X线解剖

1. 气管及支气管正位X线解剖　在正位胸片上，由于气管、主支气管含气而呈透亮影（图4-2）。气管位于纵隔的中部，垂直向下。由于气管的左侧有主动脉弓，所以在正常人，尤其是老年人，气管下1/3段可轻度向右偏位，不应误认为病理性移位。气管的左壁下部，左侧主支气管分叉的上方，可有主动脉弓的压迹。

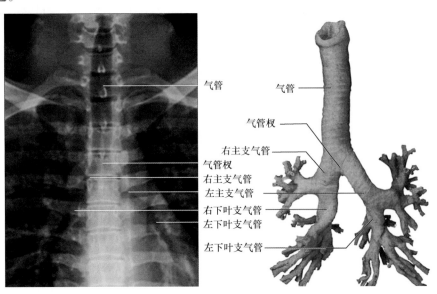

图4-2 气管、支气管与X线影像对照

2. 支气管分支X线解剖　右侧主支气管可视为气管的直接延续，长1～4cm，与体轴中线成20°～30°角。左侧主支气管长4～7cm，与体轴成40°～55°角。在侧位胸片上，左侧主支气管由于倾斜角度较大，常呈椭圆形的透亮影。右侧主支气管倾斜角度较小，常呈管状透亮影，位置高于左侧主支气管的投影。两侧主支气管分别分为肺叶支气管，继而又分出肺段支气管。右肺的3个肺叶支气管分出10个肺段支气管，左肺的2个肺叶支气管分出8～10个肺段支气管。再经多次分支，最后分为终末细支气管。

（1）右肺上叶支气管　距隆突1～4cm，由右主支气管右缘近直角发出，向右上方进入右肺上叶。右上叶支气管长1～2cm，宽8～10mm，分为尖支、后支及前支三个肺段支气管。少数3支中任何2支可合为一干。尖支可视为上叶支气管的直接延续，垂直向上稍向外倾斜，并再分为两个亚支。后支向后上走行，可分两支，一支向后，另一支向腋部走行。前支向前外方呈水平走行，再分两支，一支向前，另一支向腋部走行。后段和前段的腋分支，构成所谓腋亚段。

（2）右中间支气管　为右主支气管的直接延续，为右上叶支气管开口以下至中叶支气管开口间的支气管，长2～3cm，管径10～11mm，无分支。

（3）右肺中叶支气管　开口于中间支气管下部的前壁，管径约7mm，向前向外走行。约84.4%的右肺中叶支气管走行约1.5cm后，分为内支和外支两个肺段支气管。内支为中叶支气管直接延续部分，向前下走行，分布于中叶的内下部分。外支向外并稍向下走行，分布于中叶的后外侧区域。

（4）右肺下叶支气管　为中间支气管延续部分，主干甚短，管径约为10mm，在中叶支气管开口的水平或稍下的后侧分出下叶背段支。背段支气管管径与中叶支气管近端相等，在开口后约0.5cm处分为内分支、上分支和外分支，分别分布于背段的内、后及外侧部。下叶支气管在分出背支后称为基底支气管干，基底支气管干在向后外走行中又先后分出内基底支、前基底支、外基底支和后基底支四个分支。内基底支最小，分布于下叶基底部的前内侧部；前基底支较大，分布于下叶基底部的前外侧部；外基底支分布于下叶基底部的外侧部；后基底支可视为下叶支气管的直接延续，分布于下叶的后下部。右肺下叶支气管的分支类型比较恒定。

（5）左肺上叶支气管　主干甚短，分出上部和舌部两支。上部相当于右上叶，舌部也称舌叶，相当于右中叶。上部支气管又分为尖后支与前支，尖后支又分为尖支与后支，尖支较大，向上垂直走行。后支较小，向上、外、后走行。尖后支分布于左上叶的肺尖和后外侧部。前支变异较大，分布于左上叶的前部。舌部支气管即舌叶支气管，向前、向下稍向外斜行，又分为上支及下支，分布于左上叶的前下部。

（6）左肺下叶支气管　较长，分出上叶支气管后，向下延续部分即为左下叶支气管，无中间支气管。左下叶支气管向下、向外、向后走行，其分支与右肺下叶支气管分支不尽相同。因心脏大部位于左侧胸腔内，左肺体积较右肺小，内基底支较小，且不开口于基底支气管干，而通常开口于前基底支，成为前内基底支。因此左下叶支气管有背支、前内基底支、外基底支、后基底支共四个分支，背支较右侧稍高。

（二）气管及支气管的CT解剖

1. 气管下端横断层面　在CT图像上椎体前方可见椭圆透亮结构为气管，气管左下方透亮影为含有气体的食管影像（图4-3）。

2. 气管杈横断层面　气管杈水平上可见椭圆形透亮结构，左右横径明显大于前后径。右肺门区可见前段、后段支气管，左肺门区可见左肺尖后段支气管（图4-4）。

3. 右肺上叶支气管横断层面　右肺上叶支气管开口较高，CT上见从水平方向自内向外的管柱状透亮影。在正常情况下，右肺上叶支气管后壁与肺接触，因右上叶前、后段支气管于轴位上分出，分叉均在同一层面上显示，为向前外和后外方走行的长管状含气透亮结构。右上肺静脉后支位于前、后段支气管分叉的外侧，呈类圆形软组织密度影（图4-5）。

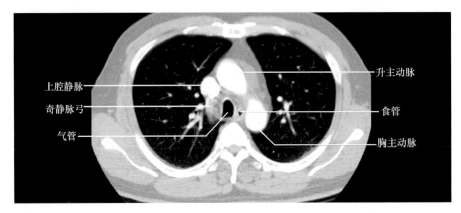

图4-3　气管下端横断层面CT肺窗

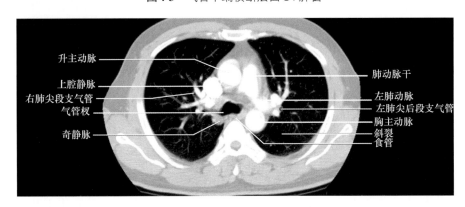

图4-4　气管杈横断层面CT肺窗

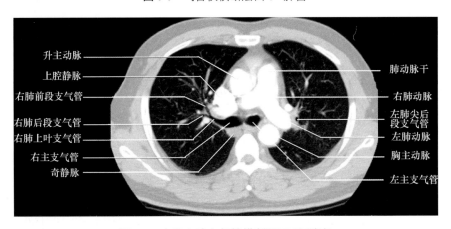

图4-5　右肺上叶支气管横断层面CT肺窗

4. 右中间支气管横断层面　右中间支气管指右上叶支气管起始部至右中叶支气管开口部的一段支气管的CT影像，含气的支气管前壁为右肺动脉。支气管后壁紧邻肺组织，壁厚小于2mm，此层面可见到支气管后方的肺组织突入奇静脉食管隐窝。左肺上叶支气管较水平地发自左主支气管，主干与右肺动脉同层面，呈管状含气影像，左上肺静脉总是位于左肺上叶支气管的前方。在此稍下层面可见左肺上叶支气管很快分为上干（至尖后段和前段）和舌干，舌干多重叠于左肺上叶支气管的远端（图4-6）。

5. 右肺中叶支气管横断层面　显示向前外方向走行的管状透亮影。在此稍下层面上，约60%可显示中叶外、内段支气管全貌。左、右肺下叶可见圆形透亮影为左、右肺下叶支气管。左、右肺下叶支气管分别向外后方发出上段支气管，但左下叶上段起始较右侧高（图4-7）。

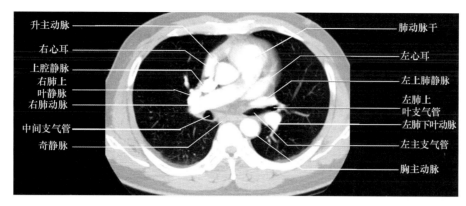

图4-6 右中间支气管和左肺上叶支气管横断层面CT肺窗

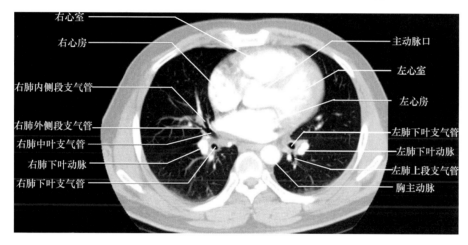

图4-7 右肺中叶支气管横断层面CT肺窗

6. 基底干支气管横断层面 此层面多可见到圆形或椭圆形的基底段支气管（因其走行与扫描层面几乎垂直），含气透亮影，右肺下叶可见内基底段靠内侧，其前、外、后依次排列相应的基底段支气管。左肺下叶支气管分支位置与右侧相似，但左下叶上段起始较右侧高，内前基底段支气管共干（图4-8）。

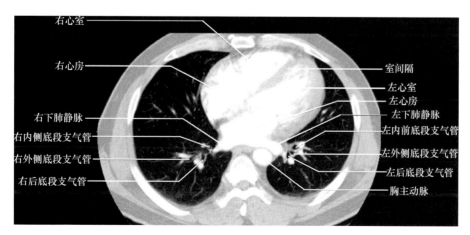

图4-8 基底干支气管横断层面CT肺窗

（三）气管及支气管的MRI解剖

在纵隔区内，MRI图像下，气管与主支气管腔内气体无信号。气管和支气管壁由软骨、平滑肌纤维和结缔组织构成，较薄，通常在MRI图像上不可见，管腔由周围脂肪的高信号衬托出其大小和走行。由于胸段气管在自上向下的走行过程中向后倾斜，因此只有平行于气管长轴且与冠状面成角的斜位检查或矢状面检查才能显示气管的完整行程。MRI由于肺血管的流空效应，肺动静脉均呈管状的无信号影，而肺门部的支气管也呈管状无信号影，两者只能根据其解剖学关系进行分辨。应用快速梯度成像序列，动静脉均可表现为高信号影，则可以鉴别。

（四）气管与支气管CT三维重组解剖

螺旋CT三维重组可用于气管、支气管树的三维成像（图4-9）。通过对支气管三维重组，可以直观完整地显示出段支气管以上呼吸道病变的异常形态学改变，明确病变的位置、范围、程度及病变远侧支气管情况，如先天性支气管闭锁、支气管异物及肿瘤对支气管的侵袭等。

三维图像可以任意角度、任意方位转动观察气管、支气管树的立体形态，运用切割技术对三维图像进行处理，可以清晰显示部分遮挡部位的情况。利用三维重建成像，通过随意调节阈值来显示气管、支气管树的情况。

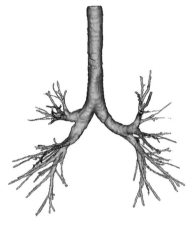

图4-9　支气管CT三维重组

（五）呼吸的CT、MRI功能解剖学

先进CT设备附带的灌注成像技术可以从血流动力学方面对肺结节进行分析，通过对肺结节进行灌注扫描可得到相对应的血流量、血容量、平均通过时间及表面通透性等多项灌注定量参数指标，并可绘制对应时间-密度曲线，为肺结节的鉴别诊断提供更多依据。此外，磁共振波谱成像、弥散加权成像、磁敏感加权成像等，对肺内血流、病变区的生物功能改变等都能进行比较直观地呈现。

四、支气管血管的影像解剖

（一）支气管血管的影像解剖特点

正常支气管血管是细小的，如支气管冠状动脉在起始部位时直径常小于2mm，当它们进入支气管肺段远侧时常达到0.5 mm。在多层CT上正常支气管动脉表现为小结节状或线性的强化结构。

（二）支气管血管的影像图像观察方法

支气管动脉起源于主动脉弓后，可沿血流方向观察；支气管动脉迂曲走行的特点，使其在多平面重组或三维容积重建图像上最方便观察。理想的图像识别是使用薄层（＜1mm）扫描。

（三）支气管动脉的影像解剖

支气管动脉的解剖变异类型较多，原位支气管动脉常起源于降主动脉，平第5～6胸椎水平（气管分杈下缘1～2cm内）。原位右支气管动脉最常见于降主动脉前正中，而原位左支气管动脉起源于降主动脉前侧面。在纵隔，原位右支气管动脉通常走行在食管的右侧部之前，左、右支气管动脉通常在气管和主支气管后面走行（图4-10）。

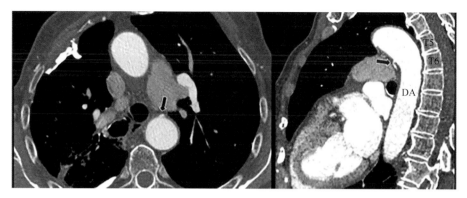

图4-10 原位支气管动脉起源

支气管动脉的数量可能存在较大差异（图4-11），以下是几种常见类型。

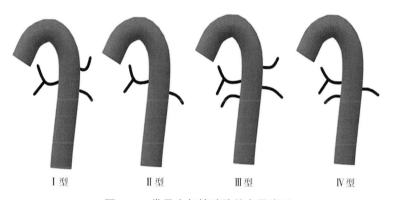

Ⅰ型　　　　　　Ⅱ型　　　　　　Ⅲ型　　　　　　Ⅳ型

图4-11 常见支气管动脉的变异类型

Ⅰ型（占40.6%）：由一根右支气管动脉（起源于右侧肋间支气管动脉干）和两根左支气管动脉组成。

Ⅱ型（占21.3%）：每侧仅有一根，分别由单一的左支气管动脉和右支气管动脉（起源于右肋间支气管动脉干）组成。

Ⅲ型（占20.6%）：每侧有两根，由两根支气管动脉和两根右支气管动脉（其中一根起源于右肋间支气管动脉干）组成。

Ⅳ型：少见，两根右支气管动脉和一根左支气管动脉（每一侧最多有4个分支）。

（四）支气管静脉系统的影像解剖

支气管静脉分深、浅两组，深支气管静脉有许多属支，起自肺内细支气管的血管网，并与肺静脉吻合，最后汇成一支注入肺静脉或左心房。浅支气管静脉一般每侧有两支，引流肺门处支气管、脏胸膜及肺门淋巴结的静脉血，右侧汇入奇静脉，左侧汇入副半奇静脉或左最上肋间后静脉。

第2节　肺

一、肺的解剖学概述

（一）肺的位置和形态

肺位于胸腔内，纵隔的两侧，膈以上，左右各一。肺大致呈圆锥形，有一尖、一底、两面（肋面和内侧面）和三缘（前缘、后缘和下缘）。

肺尖向上经胸廓上口突至颈根部，超出锁骨内侧 1/3 上方 2～3cm。肺底与膈相对，又称为膈面。肋面隆突，与肋和肋间隙相贴。内侧面又称为纵隔面，其中部有一长圆形的凹陷，称肺门，是支气管、肺动脉、肺静脉、淋巴管和神经进出之处。肺前缘介于肋面和纵隔面之间，较锐利。左肺前缘下部有心切迹。肺下缘介于肋面与膈面之间，亦较锐利。肺后缘钝圆。

（二）支气管肺段

右肺由斜裂和水平裂分为上、中、下三叶，左肺由斜裂分为上、下两叶。每个肺叶又分为 2～5 个支气管肺段。支气管肺段简称肺段（S），是一个肺段支气管及其分支分布区域肺组织的总称。每一个肺段有其单独的支气管和血管供应，在形态和功能上可作为一个相对独立的单位。各肺段位置相对固定，呈圆锥形，尖朝向肺门，底朝向肺表面。相邻肺段间以薄层结缔组织隔开。肺段的名称与其相应的支气管一致，右肺分为 10 个肺段，左肺因上叶的尖段和后段、下叶的内侧底段和前底段合并，故左肺常分为 8 个肺段（表 4-1）。

表 4-1 肺段名称与序号

右肺			左肺		
肺叶	肺段	序号	肺叶	肺段	序号
上叶	尖段	S1	上叶	尖后段	S1+2
	后段	S2		前段	S3
	前段	S3		上舌段	S4
中叶	外侧段	S4		下舌段	S5
	内侧段	S5	下叶	上段	S6
下叶	上段	S6		内侧前底段	S7+8
	内侧底段	S7		外侧底段	S9
	前底段	S8		后底段	S10
	外侧底段	S9			
	后底段	S10			

二、肺部 X 线解剖

常规胸部 X 线片包括正位（后前位）和侧位片，X 线图像是胸部各种组织和器官重叠的影像，可显示胸廓、气管支气管、肺组织、纵隔和膈等结构（图 4-12）。

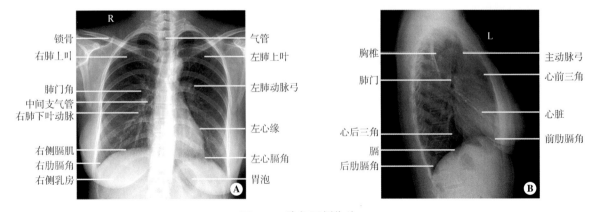

图 4-12 胸部正侧位片

A. 正位片；B. 左侧位片

（一）胸部正位片X线解剖

1. 肺野　肺部在X线片上表现为均匀一致的透明区域，称为肺野。为了便于描述肺内病变的位置，从第2、4肋骨前端的下缘各引一条水平线，将肺野分为上、中、下肺野。再作两条与侧胸壁连线平行的弧线，将一侧肺野纵向分为三等份，由内向外分为内、中、外三带（图4-13A）。此外，第1肋圈以内的部分称肺尖区，锁骨以下至第2肋圈外缘以内的部分称锁骨下区。两肺的透明度基本相同。肺野的透明度与肺含气量、肺内血量、胸壁软组织的厚度、摄片条件等因素相关。例如，深吸气时因肺内含气量增大而透明度增高，肺充血、肺淤血时因肺内血量增加而透明度减低。

2. 肺门　肺门是由肺动脉、肺静脉、支气管和淋巴组织共同构成，其中肺动脉、肺静脉的大分支为主要组成成分。两侧肺门位于两肺中野内带，可分上、下两部，右上肺门主要为右上肺动、静脉构成，右下肺门主要由右下肺动脉构成，其内侧因含气的中间支气管衬托而轮廓清楚，正常成人右下肺动脉宽度不超过15mm。右上、下肺门相交处形成向外开放的钝角，称肺门角。左肺门位置较右肺门略高，因与心影重叠，不如右肺门显示清楚，左肺门上部主要由左肺动脉和左上肺静脉的分支构成，下部由左下肺动脉及其分支组成（图4-13B）。

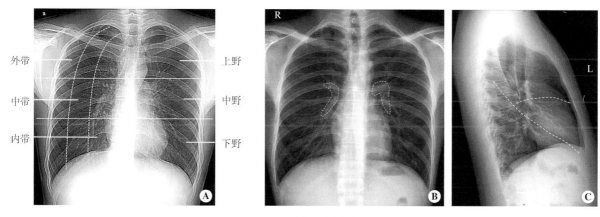

图4-13　胸部正侧位片
A.肺野的划分；B.肺门结构；C.叶间胸膜

3. 肺纹理　自肺门向外呈放射状分布的树枝状影称肺纹理。由肺血管、支气管、淋巴管及部分肺间质组成，以肺动脉及其分支为主。肺纹理自肺门向中外带延伸、逐渐变细，至外带几乎不能辨识。正常肺纹理粗细和多少无明确标准，一般上肺野纹理细而少，下肺野纹理粗而多，右下肺野纹理粗大，左下肺野纹理因心影遮挡而显示不清。

4. 肺叶　肺叶是解剖学概念，肺野是影像学概念，注意两者的区分。正位片上各叶因互相重叠不能清楚区分。右肺上叶占据肺野上、中部；中叶上缘为水平裂，与上叶不重叠；下叶上部和上叶重叠，下部与中叶重叠。左侧斜裂把左肺分为上、下叶，上叶相当于右肺上、中叶所占的肺野，下叶相当于右肺下叶所占的肺野（图4-14）。

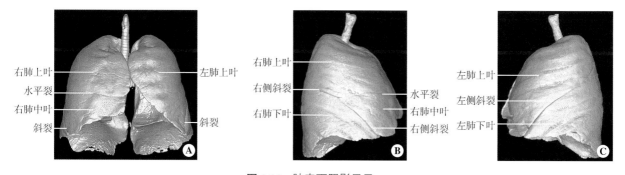

图4-14　肺表面阴影显示
A.正面观；B.右肺侧面观；C.左肺侧面观

5. 肺段 正常情况下不能显示肺段的界限，仅能依据方位、位置来推测大致的肺段，只有在病理情况下，如炎症或肺不张，导致单独肺段受累，才能根据其形态特征确定肺段。

（二）胸部侧位片X线解剖

1. 肺野 在心影前、后方可见两个三角形的透光区，分别称心前三角和心后三角。心前三角位于胸骨和右心室前缘之间，心后三角位于左心房后壁与脊柱前缘之间。

2. 肺门 肺门居心影的后上方、主动脉弓下方与脊柱前缘之间，相当于第5、6胸椎体的前方。左、右肺门大部分重叠，呈逗号形，其拖长的尾巴由两下肺动脉干构成。

3. 肺纹理 以肺门为中心向外周走行，在心后三角这些肺野透亮度高的区域显示较明显。

4. 肺叶 左侧斜裂的后端起点略高于右侧，起自第3～4后肋端平面，斜向前下直达胸前壁下端，斜裂的前上方为上叶，后下方为下叶。右侧斜裂的前上方为上叶和中叶，又以水平裂为界，上方为上叶，下方为中叶，斜裂后下方为下叶（图4-13C、图4-14）。

5. 肺段 与正位片类似，正常情况下不能显示肺段的界限。

三、肺部CT、MRI图像观察方法及解剖

（一）肺部的CT、MRI图像观察方法

肺部CT图像以轴位为主，常规设置肺窗、纵隔窗。如观察两侧对侧结构、气管支气管及血管的走行可辅以冠状面图像，叶间胸膜的显示须辅以矢状面图像（图4-13C）。纵隔内部结构、肺门血管的区分以增强检查为宜。MRI检查可多方位、多参数、多序列成像，但对肺显示不敏感。

以气流方向为主的解剖观察方法有助于肺部结构的识别。肺包含多级解剖单位，从大到小有肺、叶、段、亚段、肺小叶等。这些解剖单位虽然大小不一，但结构类似，外围被胸膜或结缔组织间隔包绕，中央有气道、肺动脉穿行。在CT图像上以气道显示最为清晰，先沿气流方向找到各叶、段支气管，将其视为每一级解剖单位的"核心"，再以其为中心观察它们支配的肺组织。以右肺为例，在连续层面上沿气管、右主支气管追踪到右肺上叶支气管开口，再根据右肺上叶尖、前、后三个肺段支气管的走行方位确定三个肺段支气管，以其为中心分别观察三个肺段的肺组织，按此顺序依次观察右肺中、下叶及左肺。反之对肺内病灶进行定位时，先查找病灶区域分布的支气管分支，逆气流方向追踪至肺段支气管，即能确定病灶所属的肺段。

（二）肺部的CT、MRI解剖

1. 肺部CT、MRI图像特点 CT图像上肺组织表现为密度均匀一致的低密度影，CT值为-900～-400Hu，双侧基本对称。肺血管和支气管以肺门为中心向外周走行，肺动脉分支多与支气管伴行，且管径相近。肺门结构较X线片清晰，增强后更易显示。叶间胸膜在常规扫描图像上表现为透明带或椭圆形无血管透明区，薄层扫描图像上表现为清晰的高密度线状影（图4-15）。

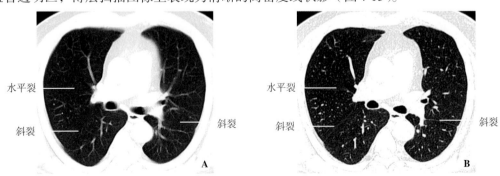

图4-15 肺部CT图像（肺窗）

A. 重建间隔5mm；B. 重建间隔1mm

MRI图像上肺组织因大量含气表现为较均匀的无信号影。气管、支气管腔内为无信号影，管壁为中等信号，肺段以下支气管难以显示。流空效应导致较大肺动、静脉呈管状无信号影，在自旋回波序列上与肺门区支气管有时难以区别，而在梯度回波序列则为明显的高信号，但肺外周的血管受肺内空气影响不易显示。肺血管与支气管间脂肪组织可形成条状高信号影。叶间胸膜、脏壁层胸膜等结构难以显示（图4-16）。

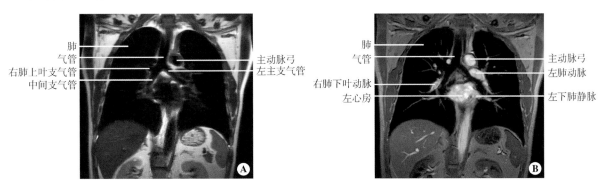

图4-16 肺部MRI图像（经气管的冠状面）

A. 自旋回波序列T_2WI；B. 梯度回波序列T_1WI

2. 肺的分叶与分段 叶间胸膜是辨别肺叶的重要标志。在由上至下的连续层面图像上，一般左侧斜裂先出现，双侧斜裂的位置由肺野的后方向前方推移，其形态特征相似。在上胸部层面自外后侧向前内侧走行，中部层面几乎呈冠状位，下胸部层面自前外侧向后内侧走行。水平裂起自斜裂肺门区，向外横向走行，可呈现不同的形态。如为弧形弓顶向上，则水平裂中央为右肺中叶，水平裂外侧为右肺上叶；如为向前斜行，则在中间支气管水平的连续几个层面上均位于斜裂前方，后内侧部与斜裂汇合，水平裂前方为右肺上叶，后方为右肺中叶。两肺下叶均位于斜裂后方。

解剖学上肺内除了水平裂和斜裂，还存在附属裂。被附属裂分离的肺叶称为副叶。副叶包括奇叶、下副叶、后副叶、左中副叶。以奇叶最常见，是指被奇静脉裂分离的肺叶。奇静脉裂位于右肺尖处，呈边界清晰、略向外凸的弧线影，从脊柱旁走向前胸壁，奇静脉裂和纵隔之间的含气结构即是奇叶（图4-17）。

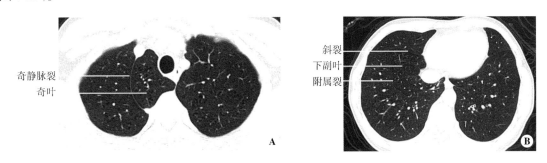

图4-17 肺部CT图像（肺窗）

A. 奇静脉裂与奇叶；B. 附属裂与下副叶

在大部分CT横断面图像上，可依据叶间胸膜、肺段支气管、动静脉对肺段予以确认。肺段支气管的分支与肺动脉分支一致且并行，位于肺段的中心。肺静脉段间支位于肺段之间，引流相邻两肺段的静脉血，可作为分段标志。右肺上叶尖段静脉下支为段间支，分隔尖段和前段，右肺上叶后段静脉有2支段间支，分别分隔尖段和后段、后段和前段。右肺中叶外侧段静脉段间支分隔内侧段及外侧段。左肺上叶尖后段静脉段间支分隔尖后段和前段，前段静脉下支为段间支，分隔前段和上舌段，上舌段静脉为段间支，分隔上、下舌段。双肺下叶上段静脉内、外侧支为段间支，分隔上段和各底段，各底段静脉的高位属支为段间支，分隔各底段。实际上肺静脉的变异较多，且不与支气管并行，在CT图像上识别相对困难。

各肺段界限绝非整齐划一，了解肺段在标志层面上的分布规律，有助于肺段的划分（表4-2）。

表4-2　标志层面上的肺段分布

标志层面	右侧肺段	左侧肺段
胸锁关节	S1	S1+2
主动脉弓	S1，S2，S3	S1+2，S3，S6
左肺动脉（右肺上叶支气管）	S2，S3，S6	S1+2，S3，S6
右肺动脉（左肺上叶支气管）	S3，S4，S6	S3，S4，S6
基底干上方（中叶支气管）	S4，S5，S6	S4，S6
两下肺静脉（基底段支气管近端）	S4，S5，S7，S8，S9，S10	S5，S7+8，S9，S10

下面描述6个标志层面上的肺段分布（图4-18）。

（1）经胸锁关节的横断面　两侧肺野可见多个圆点状、逗点状、分支状管道断面影，是支配上叶尖段的支气管血管束，本层面及向上层面主要为两肺尖，右肺野为上叶尖段，左肺野为上叶尖后段。

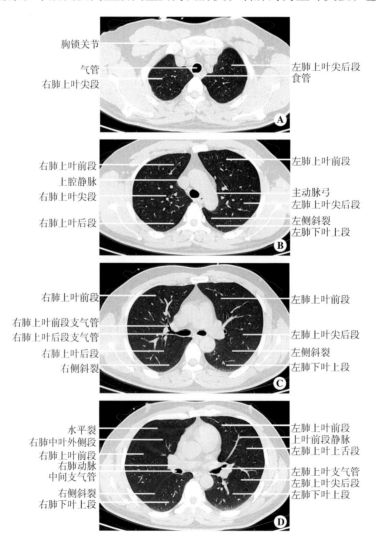

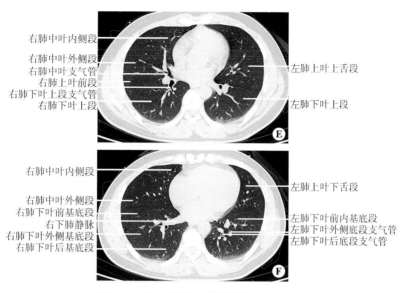

图4-18 标志层面上的肺段分布（肺窗）

A.经胸锁关节的横断面；B.经主动脉弓的横断面；C.经左肺动脉的横断面；D.经右肺动脉的横断面；E.经基底干上方的横断面；F.经两下肺静脉的横断面

（2）经主动脉弓的横断面　两肺断面的中央有尖段、尖后段支气管或者其亚段支气管显示，在其内侧、外侧的高密度影分别为伴行的同级别动脉及静脉。该层面主要为两肺上叶的断面，右肺的尖段位于右肺断面的中央，前、后方分别为前、后段。左肺的尖后段位于左肺断面的中央及后部，其前方为较小的前段。由于左肺斜裂较右肺斜裂出现层面高，本层面左肺斜裂的后方尚可见下叶的上段。

（3）经左肺动脉的横断面　在右肺野内可显示上叶支气管开口及其前、后段支气管的长轴，上叶尖段静脉的断面呈圆形，位于前、后段支气管形成的向外开放的夹角内；后段静脉呈长轴汇入尖段静脉，该静脉可用来划分右肺上叶的前、后段。右肺的尖段已消失。左肺野内所见基本同右侧，只是前、尖后段支气管显示不如右肺明显。两肺斜裂位置前移，下叶上段面积增大。

（4）经右肺动脉的横断面　左肺野前方可见1～3支较大的血管影，无支气管伴行，为上叶前段静脉段间支，表示前段即将结束。左肺野中部可见舌叶支气管和血管。右肺野前部出现水平裂，所包围的肺组织属于中叶外侧段。两肺斜裂进一步向前移位。本层面右肺内主要为上叶前段、中叶外侧段和下叶上段，左肺内主要为上叶前段、上舌段和下叶上段分布。

（5）经基底干上方的横断面　右肺显示中叶支气管及其外、内侧段支气管的长轴，相应的肺段动脉分别位于支气管的外后方，而静脉则位于支气管的内前方。中叶支气管开口后方可见右肺下叶上段支气管开口。左肺显示上舌段支气管和血管，其中动脉位于支气管的外侧，静脉位于支气管的内侧。本层面右肺可见中叶外、内侧段及下叶上段，左肺则为上叶的上舌段和下叶上段，两肺下叶上段达到最大面积，向下将逐渐变小。

（6）经两下肺静脉的横断面　近肺门侧可见下叶的基底段支气管。右肺斜裂前方仍为中叶的外、内侧段，斜裂后方为下叶的基底段，依据前后内外的位置不同分为前底段、后底段、内侧底段和外侧底段。左肺斜裂前方仅有下舌段，有时也可见上舌段，斜裂后方基本同右肺，内侧前底段位于心旁、斜裂的后方，后底段位于支气管断面后方，外侧底段位于后底段的外侧。

3. 肺小叶的CT、MRI解剖　又称次级肺小叶，是具有纤维间隔的最小的肺组织单位。一个肺小叶的范围包括由小叶细支气管分出的3～5支终末细支气管所属的肺组织。直径为10～25mm，呈多边形。

肺小叶由小叶中心结构、小叶实质和小叶间隔三部分组成。小叶中心结构含有供应肺小叶的小叶肺动脉、细支气管及其分支、淋巴管和一些支持性的结缔组织等，小叶肺动脉管径约1mm，在HRCT图像上表现为距胸膜面5～10mm肺野内的分支状、逗点状致密影，正常的小叶细支气管壁非常薄，HRCT难以显示。小叶实质包括终末细支气管以远的呼吸性细支气管、肺泡管、肺泡囊、肺泡等小叶实质，在HRCT图像上表现为无结构的低密度区，有时可见供应肺腺泡的动脉分支延伸到小叶边缘。小叶间隔是构成肺小叶边界的纤维结缔组织，其内含有肺静脉和淋巴管，正常小叶间隔在HRCT图像上可部分显示，常表现为短小线状致密影，且与胸膜垂直（图4-19）。不同区域，肺小叶形态变化较大，由于小叶间隔在肺的表面区域较为完整、显示较厚，在这些区域更易于识别，在肺中央区域肺小叶较小、不规则，小叶间隔薄，不易显示，如在这些区域可见明显的小叶间隔，往往提示小叶间隔增厚。

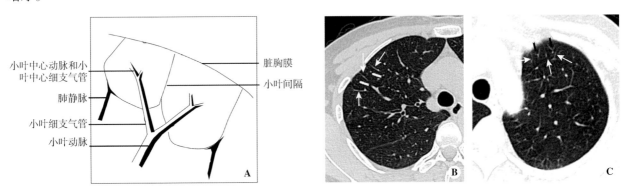

图4-19 肺小叶

A.肺小叶示意图；B.显示右肺上叶两个相邻的肺小叶；C.显示左肺上叶两个相邻的肺小叶

4. 支气管血管束的CT、MRI解剖　支气管血管束为肺部CT描述性术语，由支气管、血管及周围的结缔组织组成，表现为自肺门向外走行的树枝状结构，与X线片上的肺纹理含义类似（图4-20）。

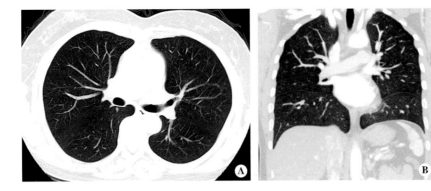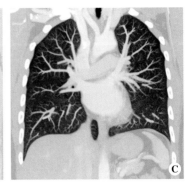

图4-20 支气管血管束

A.轴位（肺窗）；B.多平面重组（冠状位）；C.最大密度投影（冠状位）

在肺实质内，支气管和肺动脉分支相互平行、紧密伴随。在HRCT的横断面图像上，当成像与肺动脉长轴成角时，肺动脉表现为圆形或椭圆形，与形态和大小相似、管壁厚薄均匀的支气管相伴行。当成像与肺动脉长轴一致时，肺动脉与支气管大致呈圆柱形，如图像显示的节段较长，还可显示其远端的分支。肺动脉外壁与周围肺组织的交界面光滑、锐利。大支气管的外壁由肺组织衬托勾勒，内壁由管腔内空气勾勒，其管壁光滑且厚度均匀（图4-21）。肺外周区域的支气管管壁薄、直径小，受分辨率限制难以显影。

正常人群中，支气管内径与相邻肺动脉管径的比率（称为支气管-动脉比率）平均为0.7（图4-22）。当支气管-动脉比率大于1时，通常提示支气管扩张，但正常老年人和生活在高海拔地区的人群，其支气管-动脉比率可大于1。各级支气管的管壁厚度与其管腔是大致呈比例的，管壁厚度是其外径的1/10～1/5。

支气管血管周围间质包绕着支气管和动脉，自肺门延伸至肺外周，是肺间质的重要组成部分，正常情况下在HRCT图像上不显影。

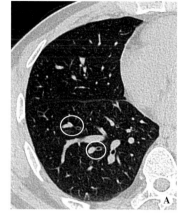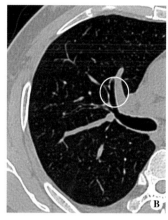

图4-21 大支气管和动脉

A. 成像与肺动脉长轴成角，肺动脉与支气管表现为圆形或椭圆形；B. 成像与肺动脉长轴一致，肺动脉与支气管表现为圆柱形

5. 肺间质的CT、MRI解剖 肺间质是指肺的纤维结缔组织构成的框架结构，包括各级支气管和血管周围、小叶间隔、胸膜下和沿肺泡壁分布的纤维结缔组织。

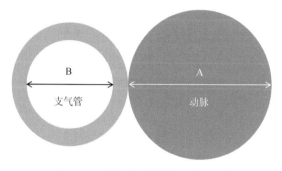

图4-22 支气管-动脉比率（B/A）

肺间质通常分三个部分，第一部分为中轴间质，包括支气管血管周围间质及小叶中心间质，支气管血管周围间质包绕各级支气管和动脉，从肺门一直延伸到肺泡管和肺泡囊，小叶中心间质是指进入次级肺小叶后包绕小叶中心细支气管及小叶中心动脉的部分。第二部分为周围间质，包括胸膜下间质及小叶间隔，胸膜下间质位于脏胸膜下，分布在肺脏表面，并伸入肺内构成小叶间隔。第三部分为小叶内间质，是构成肺泡壁上细小的薄层纤维网络，是小叶中心间质和小叶间隔、胸膜下间质之间的桥梁。这三部分一起构成连续性的肺纤维框架（图4-23A）。

正常人的HRCT图像上肺间质一般不可见。淋巴系统疾病（如结节病、癌性淋巴管炎）或渗出性病变（如肺水肿）常累及肺间质，导致小叶间隔、中央或肺门周围的支气管血管周围间质呈均匀、结节样或不规则增厚（图4-23B、C）。

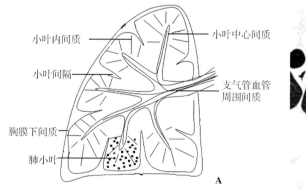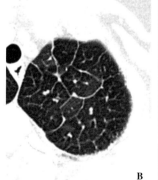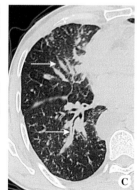

图4-23 肺间质

A. 肺间质示意图；B. 癌性淋巴管炎，小叶间隔增厚伴小叶中心间质增厚；C. 癌性淋巴管炎，支气管血管周围间质增厚（箭头）

四、肺血管的影像解剖

（一）肺血管的影像解剖特点

肺血管内因充盈血液，与含气的低密度肺组织形成鲜明对比，因各血管管径大小和走行方向有差别，所以在CT横断面图像上表现为粗细不均、形态不一的血管断面。靠近肺门的血管断面较粗、显示概率高，越接近肺外周血管越细、越少。

肺动、静脉通常情况下无密度差异，平扫CT鉴别有一定难度。肺动脉在肺段内与支气管伴行，而肺静脉段内支位于肺段内，肺静脉段间支位于肺段之间。靠近肺门部的肺野，肺动脉趋向上下方向走行，走行较陡直，肺静脉则相对横向走行。肺动脉常分为两个直径相当的分支，而肺静脉常与许多细小的属支相连，这些属支与主干成直角。多期增强扫描不同的时相肺动、静脉会呈现密度差异，易于分辨。三维重组图像更能直观显示肺血管（图4-24）。扫描图旁二维码见彩图，彩图4-24D中，红色标记为肺动脉，蓝色标记为肺静脉。

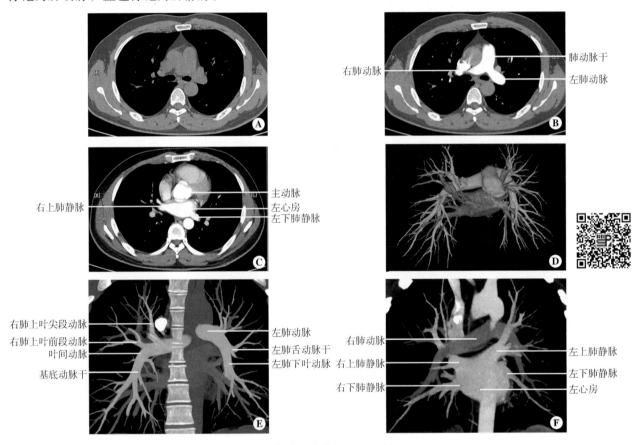

图4-24 肺动、静脉CT血管成像

A. 平扫；B. 肺动脉期；C. 肺静脉期；D. 肺血管成像（容积再现）；E. 肺动脉成像（最大密度投影）；F. 肺静脉成像（最大密度投影）

（二）肺血管的影像图像观察方法

与观察气管、支气管等管道结构类似，针对肺血管可采取以血流方向为主的解剖观察方法。从空间上讲，肺动脉、肺静脉均以肺门为中心向肺外周延续，肺动脉发自右心室，逐级分支并分布在肺内，而肺内的诸多肺静脉分支，最终汇合至肺静脉，然后回流至左心房。如需确定横断面图像上的某一血管分支，在连续层面图像上向肺门方向追踪，如发自肺动脉则为肺动脉分支，如汇入肺静脉则为肺静脉分支。最后结合其方位、走行等解剖特点即能明确。另外某些血管断面可能需要与肺内结节鉴别，

上、下层面追踪观察，如连续出现者为肺血管，否则为结节。

（三）肺动脉系统的影像解剖

肺动脉是短而粗的动脉干，起自右心室漏斗部，经主动脉根部前方向左上后方，至主动脉弓凹侧，相当于第4胸椎水平分为左、右肺动脉入肺（图4-24，图4-25）。

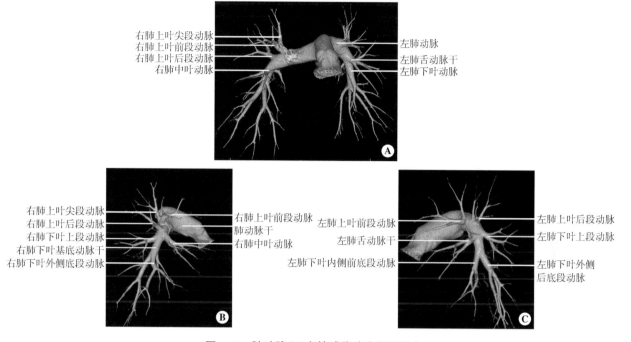

图4-25 肺动脉CT血管成像（容积再现）
A. 正面观；B. 右肺动脉右侧面观；C. 左肺动脉左侧面观

1. 右肺动脉及分支 右肺动脉主干较长、较平、较低，向右横过升主动脉及上腔静脉后方、奇静脉弓下方进入右肺。入肺门后立即分出上叶动脉，上叶动脉沿上叶支气管前内侧上行，分为尖段（A1）、后段（A2）、前段（A3）三支肺段动脉，分别与尖段、后段、前段支气管伴行。右肺动脉发出上叶动脉后继续向右下行称为叶间动脉，在斜裂处分为中叶动脉和下叶动脉。中叶动脉分出外侧段动脉（A4）和内侧段动脉（A5）。外侧段动脉（A4）伴行于外侧段支气管，内侧段动脉（A5）向前延伸、向下斜行。外、内侧段动脉可分别起于叶间动脉。下叶动脉先发出上段动脉（A6），继续下行并转向同名支气管的外后方，称为基底动脉干。基底动脉干呈辐射状依次分出内侧底段动脉（A7）、前底段动脉（A8）、外侧底段动脉（A9）和后侧底段动脉（A10），与相应的肺段支气管伴行，分布于同名肺段。

2. 左肺动脉及分支 左肺动脉主干较短，入肺门后呈弓形，即左肺动脉弓，从左主支气管的前上方绕至上叶支气管的后下方，易名为左肺下叶动脉。在绕上叶支气管前，发出前段动脉（A3），多伴行于前段支气管起始段的内侧，尖后段动脉（A1+A2）多于左肺动脉绕上叶支气管处发出，向上或向后上走行，在尖后段支气管起始段内侧与之伴行。左肺下叶动脉至叶间胸膜处分出舌动脉干，后者再分为上舌段动脉（A4）和下舌段动脉（A5）伴行于上、下舌段支气管的外侧。在舌段动脉干起点稍上方，左肺下叶动脉发出上段动脉（A6）。左肺下叶动脉入下叶后，一般立即分为内侧前底段动脉（A7+A8）和外侧后底段动脉，前者分布于内侧前底段，后者再分为外侧底段动脉（A9）和后底段动脉（A10），在相应支气管的外侧进入同名肺段。

（四）肺静脉系统的影像解剖

肺段静脉有段内支和段间支两种属支，段间支在肺段之间走行，引流相邻两肺段的静脉血。两肺的静脉最后汇集成四条肺静脉，从两侧穿过心包汇入左心房。肺静脉变异较多，通常左右各有两支肺静脉，有时右侧有三支肺静脉（图4-24，图4-26）。

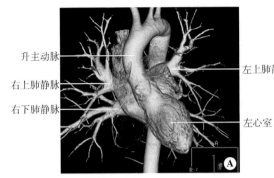

图4-26 肺静脉CT血管成像（容积再现）

A.正面观；B.后面观

1. 右上肺静脉 右肺上叶和中叶的静脉汇入右上肺静脉。右上肺静脉由尖段静脉（V1）、后段静脉（V2）和前段静脉（V3）汇入，中叶静脉由外侧段静脉（V4）和内侧段静脉（V5）汇入。

2. 右下肺静脉 由上段静脉（V6）和底段总静脉汇合而成，底段总静脉由底段上静脉和底段下静脉汇合而成。底段上静脉由前底段静脉（V8）和外侧底段静脉（V9）汇合而成，底段下静脉由后底段静脉（V10）形成（或由前底段静脉形成底段上静脉，外侧底段静脉和后底段静脉汇合成底段下静脉），内侧底段静脉（V7）为细小的底段静脉，其汇入处无规律。

3. 左上肺静脉 由尖后段静脉（V1+V2）、前段静脉（V3）和舌段静脉干共同汇合成。舌段静脉干又由上舌段静脉（V4）和下舌段静脉（V5）汇合而成。

4. 左下肺静脉 由上段静脉（V6）和底段总静脉汇合而成，底段总静脉由底段上静脉和底段下静脉汇合而成。内侧前底段静脉（V7+V8）形成底段上静脉，外侧底段静脉（V9）多汇入底段上静脉，后底段静脉（V10）多汇入底段下静脉。

医者仁心

呼吸之间书写医者大爱

梁宗安教授在工作之余见缝插针地为大众科普新型冠状病毒感染疫情防控知识和应对方法，将专业知识转变为通俗易懂的科普，让大众减少焦虑和恐惧。按照国际呼吸治疗教学模式，梁宗安教授牵头建立了呼吸治疗专业实验室。作为国内呼吸治疗专业发展的"先驱者"，梁教授培养的呼吸治疗师遍布全国，在日常医疗工作中，发挥着重要作用。只要是患者的事，他都记得清清楚楚，也总是用通俗易懂的语言与患者交流。梁宗安入选了中央宣传部、国家卫生健康委员会发布的2023年"最美医生"。

第3节 胸膜和纵隔

一、胸膜的影像解剖

（一）胸膜的X线解剖

正常的胸膜在X线上不显影，只有在胸膜反折处，或胸膜走行与X线投照方向一致时，才在肺野内显示出线状致密影，肺裂处的叶间胸膜线。一旦出现明显的阴影，往往提示胸膜可能有病变，如炎症、钙化、肿瘤转移等（图4-27）。

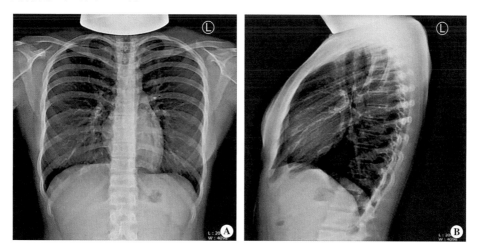

图4-27 胸部正侧位片

A. 正位片；B. 左侧位片

（二）胸膜的CT、MRI表现特点及解剖

1. 胸膜的CT、MRI表现特点 胸膜分为脏层和壁层，正常胸膜在影像上难以显示。脏胸膜形成水平裂和斜裂，叶间裂在CT上表现为细线影或磨玻璃影，胸膜在MRI上显示不如CT清晰（图4-28）。

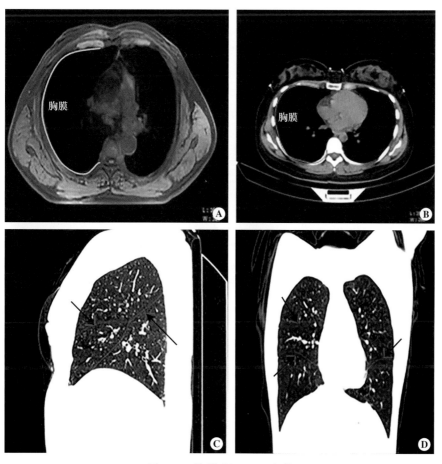

图4-28 胸膜CT、MRI表现

A. 轴位T_1WI；B. 轴位CT图；C. 右肺矢状位CT肺窗；D. 胸部冠状位CT肺窗

箭头：叶间裂

2. 胸膜的CT、MRI解剖 左侧斜裂在肺门上区，始于第4胸椎水平，左侧斜裂顶部90%高于右侧，10%双侧斜裂在同一水平，呈凹面向前的弧形乏血管带，宽2～3mm，或细线影像，位置偏后，向足侧的层面上叶裂逐渐前移。在肺门区内侧与左叶间动脉相连，至肺门下区域与左心缘相连；斜裂的前方为左肺上叶，后方为左肺下叶。

右侧斜裂始于第5胸椎水平，右侧斜裂中部与水平裂相交，水平裂以上，斜裂前方为右肺上叶，后方为右肺下叶；水平裂以下，斜裂的前方为右肺中叶，后方为右肺下叶。

水平裂位于中间段支气管平面及右叶间裂分出中叶动脉与下叶动脉的平面，呈向外横行的较宽的无血管区。右肺水平裂用于确定右肺上叶和中叶。

壁胸膜按其紧贴部位不同分为4部分，即胸膜顶、肋胸膜、膈胸膜、纵隔胸膜。胸膜顶覆罩肺尖、凸入颈根，向上高出锁骨内侧1/3上方20～30mm。肋胸膜，紧贴胸壁内侧面。膈胸膜覆盖在膈的上面。纵隔胸膜紧贴在纵隔的两侧。壁胸膜和脏胸膜在肺根处相互移行，并在肺根下方形成肺韧带。

二、纵　隔

（一）纵隔的X线解剖

纵隔为两侧胸腔之间的闭合区域。纵隔前方为胸骨，后方为胸椎，内有心脏、大血管、气管、支气管和食管、淋巴结、神经及脂肪组织等。除气管和支气管可以清晰识别外，其余结构间无明显对比，显示欠佳。气管在胸部X线正位片上，为纵行低密度气柱状阴影，与脊柱重叠，侧位片上气管由前上方向后下方走行，前后壁平行，气管于胸骨角水平（平第4胸椎椎体下缘）分为左、右主支气管（图4-29）。

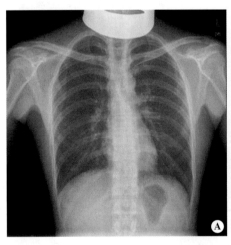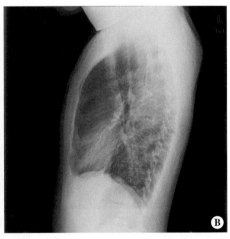

图4-29　纵隔X线表现

A. 正位片；B. 左侧位片

（二）纵隔的CT、MRI解剖

1. 纵隔分区 纵隔四区分法应用最广，在矢状位、轴位都可以很好应用，方法简单。

在矢状位（侧位片）上，于第4胸椎椎体下缘和胸骨角之间连线，将纵隔分成上纵隔和下纵隔，下纵隔又分成前、中、后三部分，共4个分区（图4-30）。

（1）上纵隔　其前方为胸骨柄，后方为上位4个胸椎，下界约平主动脉弓下缘，上界为胸廓上口。

（2）下纵隔　分成前、中、后三部分。

1）前纵隔　心包前面与胸骨体、左侧部分肋软骨之间的部分为前纵隔。

2）中纵隔　是心脏区域。

3）后纵隔　是心包后面与脊柱之间的部分，与中纵隔的分界线是食管前壁。

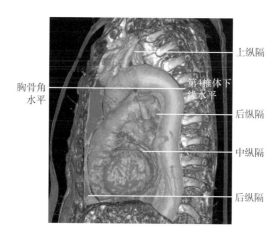

图4-30 纵隔四分区划分方法

2. 纵隔内结构 见表4-3。

表4-3 纵隔四分区及相应的组织结构

上纵隔（上区段主要器官从前向后的位置）	前纵隔	中纵隔	后纵隔
胸腺或胸腺遗迹：不同年龄大小有差异 上腔静脉及其三个属支：左、右头臂静脉分别从两侧汇入上腔静脉，奇静脉弓从后方向前汇入上腔静脉 主动脉弓及其三大分支：头臂干、左颈总动脉和左锁骨下动脉，自右前向左后排列 气管 食管 胸导管：偏脊柱左侧上行于食管后间隙内	胸腺、淋巴结、脂肪组织等	心脏、心包、气管、肺门等	胸主动脉、奇静脉、胸导管、食管、交感神经等

3. 心包窦和心包隐窝（图4-31）扫描图旁二维码见彩图，红色：主动脉上隐窝；蓝色：左肺隐窝；浅绿：横窦；绿色：主动脉上隐窝；金色：斜窦。

（1）心包窦 横窦（TS）、斜窦（OS）、前下窦（AIS）。

（2）心包隐窝 主动脉上隐窝（SAR）、主动脉下隐窝（IAR）、腔静脉后隐窝（PCR）、左/右肺静脉隐窝（L/R-PVR）、左肺隐窝（LPR）。

心包在大血管根部的返折，形成大小、形态各异的间隙，即心包窦、心包隐窝，其中形同管道者称为窦，不规则者则称为隐窝。

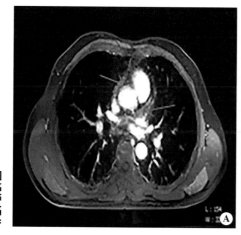

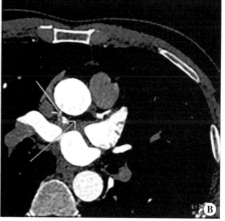

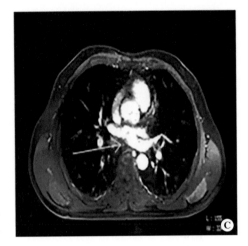

图4-31 心包窦和心包隐窝

A. 经主动脉根部增强MRI图；B. 经主动脉根部增强CT放大图；C. 经左心房增强MRI图

4. 纵隔间隙 影像学上的纵隔间隙（mediastinum space）指位于胸廓、纵隔胸膜和较大纵隔器官之间的区域，各区域内包括疏松结缔组织、脂肪组织和淋巴结，还包括横断面积较小或显影不清楚的器官等。上述纵隔间隙为非筋膜性的区域，与局部解剖学所述的筋膜间隙在位置和内容上差异颇大。

（1）位于上纵隔内的间隙

1）血管前间隙（prevascular space）：①前界：胸骨柄；②后界：心底大血管；③内容物：胸腺或胸腺遗迹等。

2）气管前间隙（pretracheal space）：①前界和左侧界：上腔静脉和主动脉弓及其分支、属支；②后界：气管；③内容物：淋巴结等。

3）气管后间隙（postotracheal space）：①前界：气管；②后界：脊柱；③下界：奇静脉弓；④内容物：食管、胸导管等。

4）主动脉肺动脉窗：简称主-肺动脉窗（aortopulmonary window）。①上界：主动脉弓；②下界：左肺动脉；③右界；气管和食管；④内容物：动脉韧带、左喉返神经等。

（2）位于下纵隔内的间隙

1）气管杈下间隙（space of infra-bifurcation of trachea）：①上界：气管杈；②下界：右肺动脉下缘；③前界：右肺动脉；④后界：食管和奇静脉；⑤侧界：左、右主支气管；⑥内容物：淋巴结等。

2）后纵隔间隙（posterior mediastinum space）：①上界：延续气管杈下间隙；②前界：左心房；③后界：脊柱；④左侧界：胸主动脉；⑤内容物：食管、胸导管、奇静脉、半奇静脉和淋巴结等。

3）膈脚后间隙（posterior crura diaphragmatic space）：位于左、右膈脚之间、脊柱之前，内有胸主动脉、胸导管、奇静脉、半奇静脉和淋巴结等。

（刘荣志 单 凯 陈 莉）

第5章
循环系统

第1节　心　　脏

　　心脏是血液循环的动力器官，其大小、形状及位置随年龄、性别、体型和健康状况不同而有所差异；影像学检查对心脏评估及疾病的诊断至关重要。

一、心脏的X线解剖

　　在X线平片上，心和心底大血管共同构成纵隔内的心影。由于各结构彼此相连和重叠，采用不同的方位投照能突显心影的不同部位。正位片主要观察心影左、右缘的组成内容，斜位和侧位片主要观察其前、后缘的组成内容。

（一）心脏正位X线解剖

　　1. 心脏正位X线解剖　心脏正位X线片是心与大血管的基本摄像体位，正位片上心脏与大血管、气管、食管等和胸骨、胸椎等结构重叠，主要观察心脏与大血管影的左、右两缘。心右缘分为上、下两段，上段主要为上腔静脉影，下段由右心房构成，表现圆隆，密度较高且均匀。上、下段交界处形成钝角，此点可作为心脏测量的定位点。心右缘上端与右头臂静脉延续，下端与右膈面形成右心膈角，深吸气时可见右心膈角处出现下腔静脉的三角形影。心左缘分为上、中、下三段，上段向外突起的部分为主动脉结，向左下延续为降主动脉；中段由主肺动脉干左缘构成，称为肺动脉段，此处向内凹陷，称为心腰，肺动脉段与左心室间为左心耳；下段由左心室构成，左心室缘向外下方延伸后再向内，凸出处为心尖部（图5-1）。

　　2. 心胸比例测量方法　测量心胸比例是确定心脏有无增大最简单的方法，心胸比例是心影心脏横径与胸廓内径之比，即心胸比例=心脏横径/胸腔内径。心脏横径是中线分别至左、右心缘各自最大径之和，胸廓内径则为右膈顶平面两侧胸

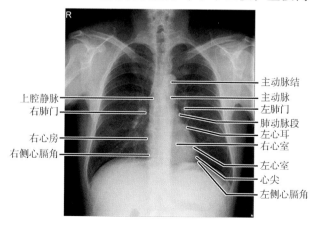

右侧标注：
主动脉结
主动脉
左肺门
肺动脉段
左心耳
右心室
左心室
心尖
左侧心膈角

左侧标注：
上腔静脉
右肺门
右心房
右侧心膈角

图5-1　心脏正位X线片

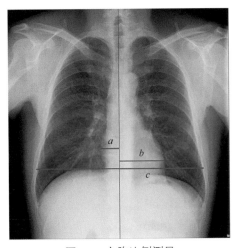

图5-2 心胸比例测量

胸廓最大横径（c）是在右膈顶平面胸廓两侧肋骨内缘间连接线的长度，心影最大横径（a+b）是心影左右缘最突一点至胸廓中线垂直距离之和；心胸比例=（a+b）/c

廓肋骨内缘间连接线的长度（图5-2）。在充分吸气后摄片，正常成人心胸比例≤0.5。≥0.52应视为心影增大。此法简便易行，并能大致反映心脏是否增大。但是，此法不能反映出身高、体重等因素的影响，所以不是很精确。特别是对横位心或垂直心的测量会出现较大的误差。在儿童不同的发育时期，其心胸比例也有较大的变化。

正常心脏大血管影像的形态和大小受年龄、呼吸、体位等诸多因素影响。婴幼儿心影接近球形，横径较大，左右半心大致对称。由于胸腺较大，心底部较宽，心胸比例可达0.55，7～12岁时心胸比例为0.5。老年人胸廓较宽，膈位置较高，心脏趋于横位。平静呼吸，心影形态、大小无明显改变。深吸气时，膈下降，心影伸长，心脏趋于垂位。深呼气时情况相反。呼吸运动、体位改变等可改变胸腔内压力和各心腔血容量，影响心影的大小。此外，摄片时适逢心室收缩期或舒张期，也可显示略有差别。

（二）心脏侧位X线解剖

心脏侧位X线片常用左侧位，可见心脏前缘及后缘，不同段代表心脏不同结构，胸骨位于正前方，心前缘与胸骨间的倒三角形透亮区称为心前间隙，胸椎位于图像正后方（图5-3）。心前缘分三段，升主动脉在肺动脉干上方构成心前缘上段，其上端向后延续为主动脉弓。中段为右心室流出道与肺动脉干，肺动脉干向后与主动脉相重叠。下段为右心室。心后缘分为上下两段，上段为左心房，下段为左心室，一般两者之间无明确分界。左心室与膈接触面处有时可见下腔静脉影。降主动脉走行在心后缘后方并与脊柱相重叠。

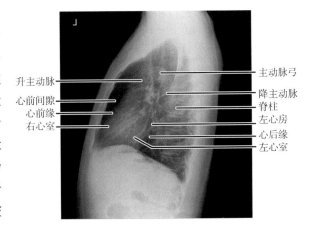

图5-3 心脏侧位X线片

（三）心脏左前斜位X线解剖

左前斜位是观察左心室、右心室、右心房和胸主动脉的最重要体位，对了解左肺动脉、左心房及其与左主支气管的关系，也有重要价值。左前斜位X线片上心与大血管影位于脊柱影的右侧，部分结构与脊柱重叠（图5-4）。心前缘贴近胸壁，主要为右半心构成，前缘的上部与胸壁间有狭长的心前间隙。心前缘分为两段，上段为升主动脉，其边缘略向前隆起，升主动脉逐渐向后形成主动脉弓，心前缘与胸壁之间有一斜行长方形间隙，即心前间隙，下段主要为右心房及右心室，右心房段主要由右心耳构成，房、室间界限不清，其边缘向前隆起。心后缘贴近脊柱，主要为左半心构成，后缘的下半部分与脊柱间有类三角形的心后间隙。心后缘分为两段，心后缘上段主要为血管结构。可见展开的主动脉弓，弓下可见主动脉窗，窗内有气管、气管分

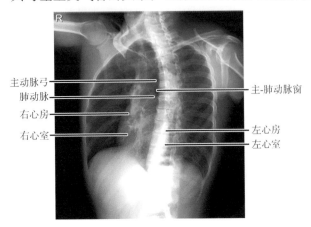

图5-4 心脏左前斜位X线片

叉、左右主支气管及与其伴行的左肺动脉和沿脊柱前缘下行的降主动脉的根部。下段为房、室阴影，其上缘小部分为左心房，其下为向后膨凸的左心室，后心膈角可见下腔静脉影。

（四）心脏右前斜位X线解剖

右前斜位主要用于观察左心房、肺动脉主干和右心室漏斗部，对右心房体部增大的判断也有帮助。右前斜位片上心与大血管影位于脊柱影的左侧，类似三角形，心影的近管柱侧为心后缘，近胸肋骨侧为心前缘（图5-5）。心前缘分为三段，上段为升主动脉，其向上并向后形成主动脉弓，主动脉弓延续为降主动脉，中段为肺动脉干，肺动脉干弧形向后弯，下段为右心室。心前缘与胸壁之间的三角形透亮区称为心前间隙或胸骨后区。心后缘分为两段，上段为主动脉弓部、气管及上腔静脉的重叠影组成。降主动脉和食管，位于心后缘与脊柱前间隙内，食管中、下段与左心房相邻。故左心房对食管可有轻度压迹，食管移位是左心房增大的重要标志。下段主要由右心房构成，左、右心房呈上、下排列，难以分清其界限，最下端有时可见下腔静脉影。心后缘与脊柱之间的透亮区称为心后间隙。

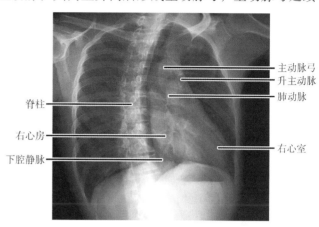

图5-5 心脏右前斜位X线片

二、心脏的CT、MRI图像观察方法及解剖

（一）心脏CT、MRI图像观察方法

观察心脏CT及MRI图像时以层面中血流方向为主进行观察，需要观察以下几点内容：①心肌厚度、密度或信号有无异常情况；②心内膜情况；③心房大小、形态有无异常情况；④心室大小、形态、肌小梁等情况；⑤心瓣膜情况；⑥心包情况；⑦肺动脉主干与肺静脉主干情况；⑧冠状动脉情况；⑨心脏内血流情况等。

（二）心脏的CT、MRI解剖

1. 轴位CT、MRI解剖

（1）经左心房横断面 升主动脉根部居心脏中央，右心房构成纵隔右侧缘，左前方为右心室流出道，构成纵隔左缘，后方呈横置椭圆形的为左心房，食管位于左心房正后方，食管后方圆点状软组织为奇静脉，降主动脉位于左心房左后方及食管、奇静脉和胸椎左侧（图5-6）。

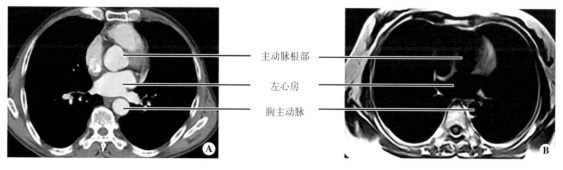

图5-6 经左心房横断面图像

A. CT图像；B. MRI图像

（2）经四腔心横断层面 该层面可见心脏四腔，胸骨后方为右心室，位于最前侧，右心室右后方为右心房，右心室左后方为左心室，心后方靠近降主动脉的结构为左心房。心房间可见房间隔，心室间可见室间隔。胸椎左前方为降主动脉（图5-7）。

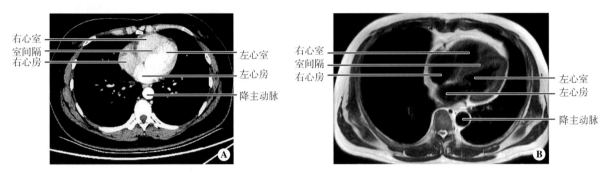

图5-7 经四腔心横断层面
A. CT图像；B. MRI图像

2. 长轴位CT、MRI解剖 经垂直于室间隔的心脏长轴层面可见左心室流入道，并能够同时显示心脏四个心腔，分别为右侧右心房、前侧右心室、后侧左心房及左侧左心室，并能看到房间隔、室间隔、二尖瓣及三尖瓣的情况（图5-8）。

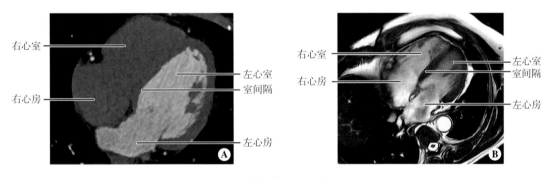

图5-8 长轴位四腔心层面
A. CT图像；B. MRI图像

3. 短轴位CT、MRI解剖 经垂直于室间隔的心脏短轴层面可见室间隔将左心室和右心室分隔开，在左心室内可见乳头肌影像（图5-9）。

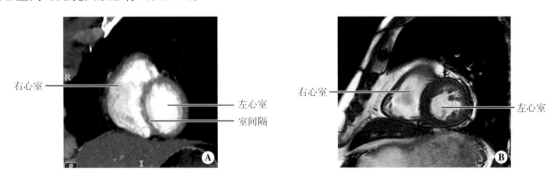

图5-9 短轴位两腔心层面
A. CT图像；B. MRI图像

4. 冠状位CT、MRI解剖

（1）经升主动脉的冠状层面 左头臂静脉由胸廓上口行向右下逐渐汇入上腔静脉。左心室位于心脏的左下方，其通过左心室流出道，与主动脉口相续，并可见主动脉瓣影像。升主动脉由主动脉口向上行走，呈粗大长管状高密度影，然后偏向左上。肺动脉干位于升主动脉左侧，呈椭圆形截面。上腔静脉即将进入位于心的右下方的右心房结构（图5-10）。

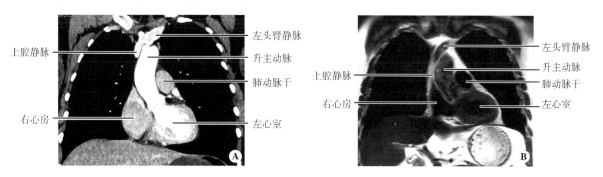

图5-10 经升主动脉的冠状层面
A. CT图像；B. MRI图像

（2）经左心房的冠状层面 主动脉弓位于气管的左侧，呈圆形断面，并可见发出分支左锁骨下动脉。主动脉弓下方可见肺动脉干分出的左、右肺动脉，右肺动脉呈一长椭圆形，左肺动脉呈圆形，左侧较右侧高。图中可见部分下腔静脉位于心脏右下方。左心房形似"心"形，左、右分别发出左肺静脉及右肺静脉，左心室显著缩小，位于左心房的左下方（图5-11）。

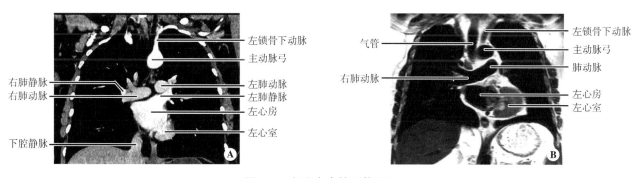

图5-11 经左心房的冠状层面
A. CT图像；B. MRI图像

（3）经气管分叉的冠状层面 该层面可见气管末端分出左、右主支气管，整个形态呈"人"字形，内部为低密度气体影。气管旁可见圆形主动脉弓，主动脉弓向上分出左锁骨下动脉。左主支气管左上方见左肺动脉，右主支气管旁见右肺动脉及右肺静脉。左心房位于气管分叉下方（图5-12）。

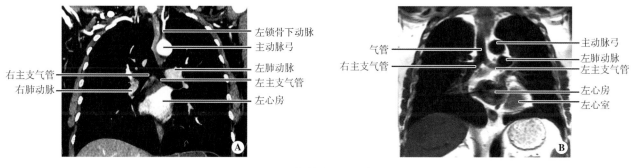

图5-12 经气管分叉的冠状层面
A. CT图像；B. MRI图像

（4）经降主动脉的冠状层面 该层面可见主动脉弓自中线偏左逐渐延续为降主动脉，降主动脉向右下走行逐渐位于中线处。降主动脉旁可见长条状奇静脉在右侧走行（图5-13）。

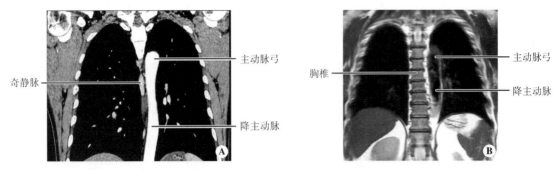

图5-13 经降主动脉的冠状层面

A. CT图像; B. MRI图像

5. 矢状位CT解剖

（1）经左右心室的矢状层面 心脏位于中纵隔内，右心室位于心的前下方，左心室位于右心室左上方。图像中间位置可见左肺动脉断面呈圆形（图5-14）。

（2）经肺动脉干的矢状层面 右心室位于心脏的前下方，左心室位于右心室左上方。升主动脉位于肺动脉干后下方，由左心室发出。左心房位于左心室后上方。主动脉弓位于胸骨柄后方，向上发出左颈总动脉。左头臂静脉走行于左侧胸锁关节后方（图5-15）。

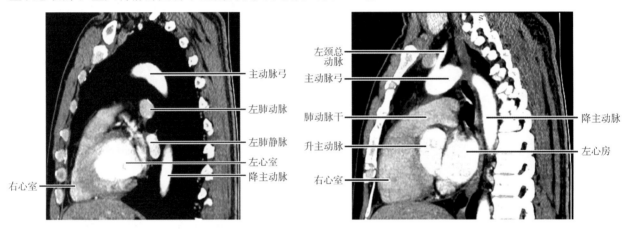

图5-14 经左右心室的矢状层面 **图5-15 经肺动脉干的矢状层面**

（3）经升主动脉的矢状层面 升主动脉位于主动脉口与主动脉弓之间，右肺动脉位于升主动脉后方，右心室位于心脏的前下方。左心房位于心脏的后上方。主动脉弓上部发出头臂干，头臂干前方为左头臂静脉（图5-16）。

（4）经上腔静脉的矢状层面 上腔静脉下行汇入右心房，下腔静脉位于右心房后下方。右心室位于心脏前下方，右心房位于右心室后方。上腔静脉的后方可见右肺动脉、右上肺静脉及右下肺静脉（图5-17）。

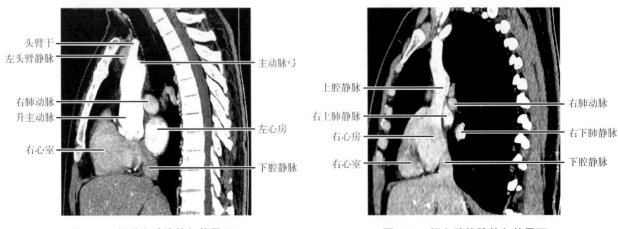

图5-16 经升主动脉的矢状层面 **图5-17 经上腔静脉的矢状层面**

（三）心脏瓣膜的CT、MRI应用解剖

1. 三尖瓣层面 右心室入口即右房室口，其周缘附有三块叶片状瓣膜，称右房室瓣即三尖瓣。按位置分别称前瓣、后瓣、隔瓣。瓣膜垂向室腔，并借许多线样的腱索与心室壁上的乳头肌相连。

2. 肺动脉瓣层面 右心室出口称肺动脉口，其周缘有三个半月形瓣膜，称肺动脉瓣。

3. 二尖瓣层面 左心室入口即左房室口，周缘附有左房室瓣即二尖瓣，按位置称前瓣、后瓣，它们亦有腱索分别与前、后乳头肌相连（图5-18）。

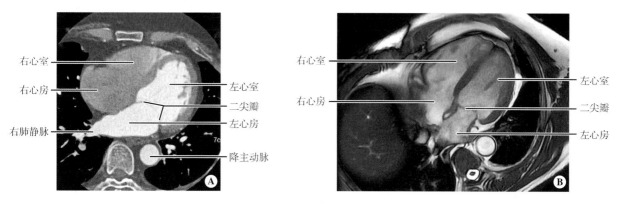

图5-18 二尖瓣层面

A. CT图像；B. MRI图像

4. 主动脉瓣层面 左心室出口为主动脉口，位于左房室口的右前上方，周缘附有半月形的主动脉瓣。主动脉瓣由3个半月瓣组成。像肺动脉瓣一样，主动脉瓣瓣叶附着缘以弧线形式越过心室与动脉连接处。每个瓣叶都在左心室内附着于主动脉。在每个瓣叶后面，主动脉壁向外膨出，形成主动脉窦（图5-19）。

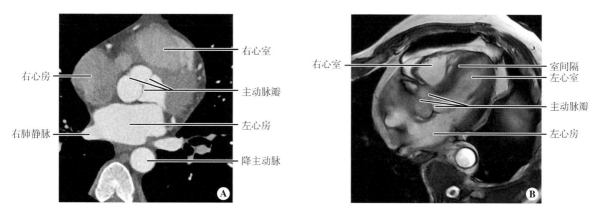

图5-19 主动脉瓣层面

A. CT图像；B. MRI图像

三、心脏血管的影像解剖

（一）心脏血管的影像解剖特点

心的动脉主要为左冠状动脉及右冠状动脉。

左冠状动脉起自主动脉左窦，主干5～10mm，向左走行于左心耳和肺动脉干之间，分支为前室间支和旋支，两支之间可发出对角支前室间支。前室间支又称前降支，为左冠状动脉主干的延续，沿前室间沟下行。旋支在冠状沟内继续走行，绕过左心缘至膈面。

右冠状动脉起自主动脉右窦，其主干经右心耳与肺动脉干之间入冠状沟斜向右下，绕心缘至膈面，至房室交点处分为后室间支和左室后支。

冠状静脉多伴行于相邻的冠状动脉，最后大多汇入冠状静脉窦，注入右心房，亦可有部分直接注入右心房。其主要属支有心大静脉、心中静脉及心小静脉。心大静脉与心小静脉走行于房室沟内，故其显影处可作为房室交界的标志。前室间静脉（心大静脉于前室间沟走行部分）与后室间静脉（即心中静脉）走行于室间沟内，故其显影处可作为心室分界的标志。

（二）心脏血管的影像图像观察方法

心脏血管影像检查以冠状动脉为主，左右冠状动脉起自主动脉根部，以二分支方式逐级分支，分布于心脏表面；观察时可沿血管起源，沿血流方向观察主要血管的走行、形态、管径、管壁等情况。

（三）冠状动脉的影像解剖

左、右冠状动脉分别起自左、右冠状窦，大约85%的个体为右冠优势，即右冠状动脉供应后降支与心肌的后、下壁，10%～12%的患者为左冠优势，由左冠状动脉供应下、后壁，4%～5%的患者两侧均势。冠状动脉造影检查通常采取正、斜位加头、足位等特殊体位投照，需要从不同角度观察冠状动脉的形态、分布与管腔通畅情况。

1. 左冠状动脉 X 线造影及 CTA 解剖　左冠状动脉自左后窦发出向左走行于肺动脉与左心房之间，当到达左冠状沟部时，分成左前降支和左旋支。左冠状动脉（LCA）发出0.5～1.5cm时在左心耳下方分出左前降支，它向前在室间沟内行走，分出另一支称旋支，在左心耳下沿侧后行走于房室沟内。偶尔有第三支称为中间支，作为第一对角支或第一边缘支。左前降支为左冠状动脉主干的延续，沿心脏左前缘于前室间沟内下行至心尖（图5-20）。左旋支为左冠状动脉的第二分支，可分成两组分支：①左边缘支，左边缘支多恒定。②心房旋支，到心房后分为心房前、后支（图5-21）。

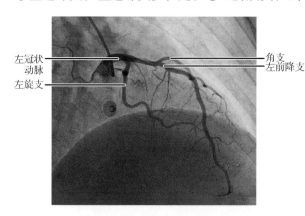

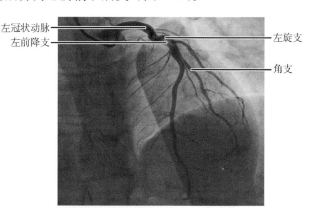

图5-20　左冠状动脉右前斜位DSA图　　　　　**图5-21**　左冠状动脉左前斜位DSA图

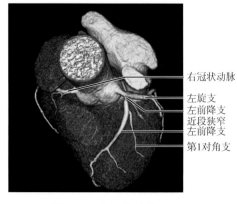

图5-22　左冠状动脉CTA图

左冠状动脉右前斜位中图像的右侧较长一支为左前降支，且为最长，直达心尖，前降支旁为对角支，它较前降支小，图像左侧为左旋支。左冠状动脉左前斜位中主干末端分出左前降支和左旋支。图像的左侧为左前降支，自主干分出后向左下走行，第一对角支则自左前降支右侧发出，而后向右下走行。左旋支在图像的右侧，自左主干分出后向右下走行。

左冠状动脉CTA图像中可以通过3D影像观察左冠状动脉及分支情况。可见左冠状动脉发自左冠状窦，并可见分支左旋支及左前降支（图5-22）。

2. 右冠状动脉 X 线造影及 CTA 解剖　右冠状动脉自右冠状窦外侧壁发出，沿右侧冠状沟内走行，至房室交界区发出后降支，至左心膈内面发出左室后支。右冠状动脉有以下主要分支：①右圆锥支，走向左前方，供应右心室流出道及肺动脉根部，为第一分支。②窦房结支，通常为第二分支，为供应心脏传导系统的重要动脉。③心室支，自主干与心尖方向平行分布，其中以锐缘动脉恒定而发达。④后降支，右冠优势者右冠状动脉在房室沟内，形成90°转弯，走向右心室尖，作为后降支发出分支到膈面心肌与室间隔的后1/3，与前降支的间隔支相对应。⑤房室结支，在弯曲顶端直向上发出短支，供应房室结（图5-23）。

右冠状动脉右前斜位中右冠状动脉似字母"L"，右冠状动脉主干显影后下行至心后弯向左，可显示后降支中段和远段。右冠状动脉左前斜位中右冠状动脉似字母"C"，右冠主干自图像的左上伸至左下，然后延续成后降支，后降支继续向右上方延伸，发出左室后支（图5-24）。

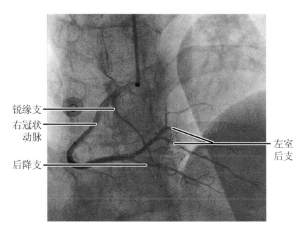

图5-23 右冠状动脉右前斜位DSA图

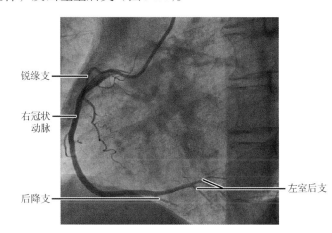

图5-24 右冠状动脉左前斜位DSA图

右冠状动脉CTA图像中可以通过3D影像观察右冠状动脉及分支情况。可见右冠状动脉发自右冠状窦，呈"C"形，并可见后降支及左室后支（图5-25）。

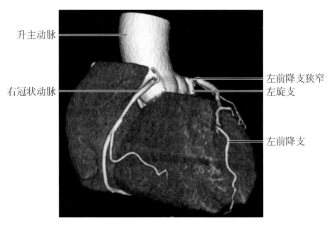

图5-25 右冠状动脉CTA图

（四）冠状静脉的影像解剖

1. 心大静脉CTA解剖 心大静脉在前室间沟内与前室间支伴行，上行至冠状沟，然后沿冠状沟向左，绕过心的左缘至心膈面注入冠状窦左端。

2. 心中静脉CTA解剖 心中静脉在后室间沟内与后室间支伴行，注入冠状窦右端。

3. 心小静脉CTA解剖 心小静脉在冠状沟内与右冠状动脉伴行，向左注入冠状窦右端。

此外，还有位于心壁内若干心最小静脉直接开口于附近的心腔，直径约1mm。心最小静脉无瓣膜，冠状动脉阻塞时，可成为心肌从心腔获取血液供应的一个途径，对心肌内层可起到一定的保护作用。

第2节 大 血 管

主动脉是指从左心室流出道至髂总动脉起始部间的大动脉，包括升主动脉、主动脉弓，位于后纵隔内，起自第4胸椎体下缘左侧，下降至第12胸椎前方的胸主动脉，和穿过膈肌主动脉裂孔走行于腹膜后的腹主动脉。腹主动脉在第4腰椎下缘水平分为左、右髂总动脉。

一、主动脉的X线解剖

（一）主动脉正位X线解剖

1. 主动脉正位解剖 主动脉是体循环的动脉主干，是全身最粗大的动脉。主动脉分四部分：①主动脉根部，主动脉瓣环至窦管结合处，有主动脉瓣、主动脉窦，较短，冠状动脉自此发出；②升主动脉，窦管交界处至头臂干动脉起始处；③主动脉弓，头臂干动脉至动脉导管（成人的动脉韧带）间，包括主动脉峡部，主动脉弓凸侧向上自右向左依次发出的是头臂干、左颈总动脉和左锁骨下动脉；④降主动脉，以膈肌主动脉裂孔为界，分为胸段和腹段，降主动脉胸段从动脉韧带至膈肌主动脉裂孔，分支有支气管动脉、食管动脉和肋间动脉，降主动脉腹段从膈肌主动脉裂孔以远至髂总动脉分叉起始部。正常主动脉因分段和性别差异，管径大小各不相同，起始部平均直径28～30mm；升主动脉平均直径29～37mm，一般不超过40mm；主动脉弓近端较远端稍粗，平均直径21～31mm；降主动脉胸段平均长度约在70mm，直径21～27mm，不超过30mm。主动脉壁有三层结构，①内膜：由内皮、内皮下层和内弹性膜构成；②中膜：含40～70层弹性膜，各层间由弹性纤维相连，弹性膜之间有环形平滑肌和少量胶原纤维；③外膜：较薄，由胶原纤维和少量弹性纤维构成，包含营养血管、淋巴管和神经。

主动脉解剖前面观：主动脉及上下和左右走行的血管分支，前后走行的血管分支呈轴位，易被遮挡和掩盖。主动脉自左心室起始后，在主动脉根部的主动脉窦发出左、右冠状动脉，然后移行为升主动脉，升主动脉在肺动脉干与上腔静脉之间向右前上方斜行，到达右侧第2胸肋关节高度，呈弓状弯曲向左后方，到达第4胸椎体下缘水平，在胸椎的左前方沿着脊柱下行至膈肌主动脉裂孔（图5-26A）。

2. 主动脉DSA正位表现 采用塞尔丁格（Seldinger）股动脉（或肱动脉）插管技术，将导管插到升主动脉根部，向主动脉内注入对比剂。正位像表现为：①显影时相和顺序：对比剂沿着血液流动方向，首先充盈主动脉根部，然后向右上走行充盈升主动脉，再向左呈弓形充盈主动脉弓，最后沿脊柱左侧向下走行充盈主动脉胸段，显影时间无提前或延迟；②表现特点：从近端的主动脉根部向远端至主动脉胸段，沿途发出血管分支并逐渐变细，平均管径20～35mm，管壁光整柔软，走行柔和，前后走向的动脉血管呈圆形或类圆形，内外走向的动脉血管呈树枝状或放射状（图5-26B）。

（1）升主动脉 右侧为上腔静脉，主动脉根部前方为肺动脉起始部，左侧为肺动脉主干，后方是肺动脉右支和右肺静脉。

（2）主动脉弓 在右侧第2肋软骨水平、胸骨角后方与升主动脉延续，再从右前方弯曲向左后方，在第4胸椎下缘左侧移行为胸主动脉，主动脉弓凸缘从右前方至左后方依次分出头臂干、左颈总动脉、左锁骨下动脉。

（3）胸主动脉 主动脉弓在第4胸椎下缘左侧延续为胸主动脉，胸主动脉在脊柱左前和食管左后向右下行走，止于第12胸椎下缘膈肌裂孔，分支有支气管动脉、食管动脉、心包动脉及走行在第3～11肋间隙内的9对肋间动脉。

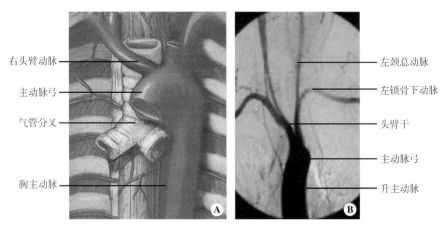

图5-26 主动脉解剖前面观和DSA正位图像

A. 主动脉解剖前面观；B. 主动脉DSA正位图像

（二）主动脉侧位的X线解剖

1. 主动脉侧位解剖 解剖学侧面观，显示主动脉及上下和前后走行的血管分支，左右走行的血管分支呈轴位，易被遮挡。主动脉自左心室发出，即向前上方走行，到达第2胸肋关节高度，向后方呈弓状弯曲，到达第4胸椎体下缘水平，在胸椎的前方下行，止于膈肌主动脉裂孔（图5-27A）。

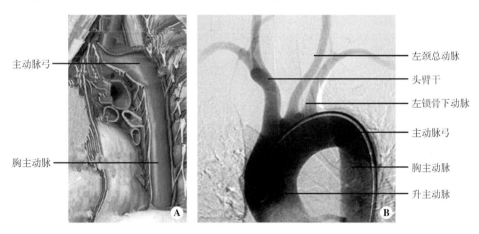

图5-27 主动脉解剖侧面观和DSA侧位图像

A. 主动脉解剖侧面观；B. 主动脉DSA侧位图像

2. 主动脉DSA侧位表现 采用Seldinger股动脉（或肱动脉）插管技术，将导管插到升主动脉根部，向主动脉内注入对比剂。侧位像和正位像表现相似：①显影时相和顺序：对比剂沿着血液流动方向，主动脉根部首先显影，然后向前上方走行充盈升主动脉，再向后呈弓形充盈主动脉弓，最后在脊柱前方下行充盈主动脉胸段，显影顺序和时相无提前或延迟；②表现特点：对比剂从近端主动脉根部向远端走行充盈血管，血管逐级分支逐渐变细，管壁光整柔软，走行柔和，左右走行的动脉血管呈圆形或类圆形，前后走向的动脉血管呈树枝状或放射状（图5-27B）。

二、主动脉的CT、MRI图像观察方法及解剖

（一）主动脉CT、MRI图像观察方法

观察主动脉的CT、MRI图像时，通常沿着动脉血液流动方向采用断面图像和血管成像相结合的原

则。血管图像以横断面为基础，辅以冠状断面和矢状断面图像，并对照CTA和MRA图像。先确定图像的方位和起始层面，然后沿着血流方向从近端向远端、由浅入深、由表及里逐层连续全面观察，防止跳跃而出现漏层。

（二）主动脉的CT、MRI解剖

1. 主动脉CT、MRI表现特点

（1）主动脉的CT图像特点　CT平扫时，主动脉内血液和管壁密度相同，CT值为35～50Hu，显示为均匀的中等密度软组织影，呈灰色；主动脉增强扫描时，主动脉腔内富含对比剂，密度明显增高，呈高亮的白色，血管壁强化不明显，两者形成良好对比；CTA直接显示树枝状血管影，无其他组织干扰。

（2）主动脉MRI图像特点　MRI平扫时，组织结构不同，信号不同，主动脉内的血流速度快，无信号产生，显示为黑色，动脉血管壁显示为中等信号，呈灰色；MRA应用亮血和黑血技术显示白色或黑色血管，MRI增强后增加管壁和腔内血液的信号差异，提高组织对比，对细小血管的显示效果更佳。

2. 主动脉CT、MRI轴位解剖　主动脉主要位于中纵隔和后纵隔内，CT观察纵隔组织用纵隔窗。纵隔分为前、中、后纵隔，并以胸骨柄体交界处至第4胸椎下缘连线分为上、下两部分。①前纵隔，位于胸骨后方，心脏大血管之前，主要有胸腺组织、淋巴组织、脂肪组织和结缔组织；②中纵隔，位于心脏大血管前壁向后至食管前壁间，有心脏、主动脉及分支和气管等；③后纵隔，食管前壁、胸椎前及椎旁区域，有食管、降主动脉、胸导管、奇静脉、半奇静脉等。

（1）经主动脉弓上部横断面　前方的左头臂静脉呈左右水平走行，其右侧偏后为右头臂静脉，后方为头臂干，左后方从前向后为左颈总动脉和左锁骨下动脉，形成五个血管断面影像（图5-28）。

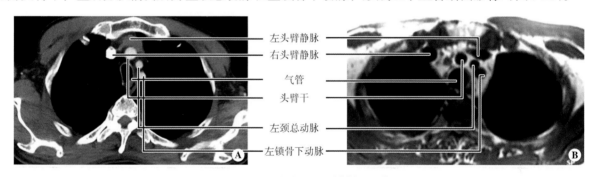

左头臂静脉
右头臂静脉
气管
头臂干
左颈总动脉
左锁骨下动脉

图5-28　经主动脉弓上部横断面图像

A. CT图像；B. MRI图像

（2）经主动脉弓横断面　气管位居纵隔中央，气管右前方为上腔静脉，气管左前方为主动脉弓，主动脉弓从右前向左后斜向走行。主动脉弓前方尖端指向胸骨的三角形脂肪组织区为血管前间隙，青少年时期，特别是小儿，血管前间隙内可见到呈簇状或双叶状、边缘光滑的胸腺组织，成人退化并被脂肪组织取代，气管与右前方的上腔静脉间为气管前腔静脉后间隙，气管与左前方的主动脉间为气管前主动脉后间隙，又统称为血管后间隙，其内为脂肪组织，常常见到小淋巴结，气管右后方圆点状软组织为奇静脉，左后方扁圆形含气体的软组织为食管（图5-29）。

（3）经主动脉-肺动脉窗横断面　上界为主动脉弓下缘，下界为左肺动脉，窗内为脂肪组织和少许结缔组织，常见小淋巴结，气管居中央，气管前方为升主动脉，气管右前方、升主动脉右后方为上腔静脉，气管右侧可见奇静脉汇入上腔静脉，气管左后方为食管，降主动脉位于食管左后方、胸椎左侧（图5-30）。

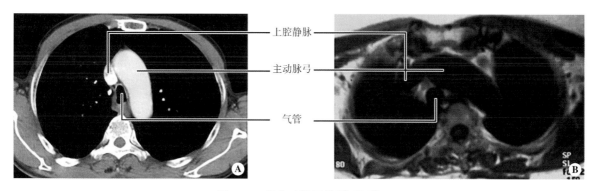

图5-29 经主动脉弓横断面图像
A.CT图像；B.MRI图像

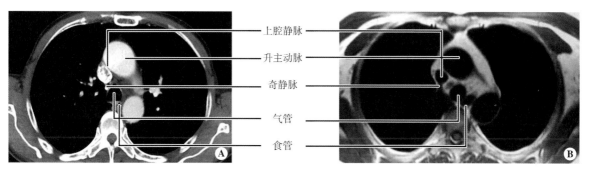

图5-30 经主动脉-肺动脉窗横断面图像
A.CT图像；B.MRI图像

（4）经左右肺动脉横断面 气管分为左、右主支气管，主肺动脉向左后方延伸为左肺动脉，向右后方延伸为右肺动脉，右肺动脉在上腔静脉和中间支气管间走行，升主动脉在主肺动脉水平右侧，降主动脉位于左主支气管左后及胸椎左侧。此层面主肺动脉（肺动脉主干）与左右肺动脉呈"人"字形排列（图5-31）。

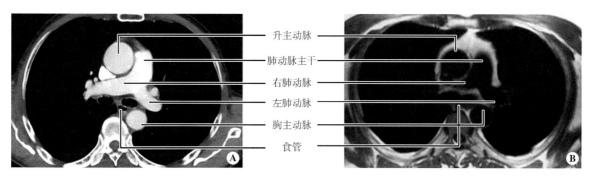

图5-31 经左右肺动脉横断面图像
A.CT图像；B.MRI图像

3. 主动脉CTA、MRA解剖 主动脉CTA和MRA影像解剖与DSA基本相同。需要注意的是，冠状位图像上，上下走向和内外走向的血管分支显示良好，前后走向的血管分支常显示为圆形或类圆形，反之，矢状位图像上，上下走向和前后走向的血管分支显示良好，内外走向的血管分支则显示为圆形或类圆形。观察主动脉以冠状位图像为主，正位像表现为从左心室发出，首先向右上走行，再向左弓形弯曲，最后在第4胸椎下缘左侧向下走行，呈条带状，管壁光整柔软、走行柔和，主要血管分支有头臂干、左颈总动脉、左锁骨下动脉、食管动脉、支气管动脉、肋间动脉等，侧位像主动脉及血管分支与正位像一致（图5-32）。

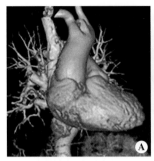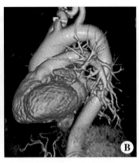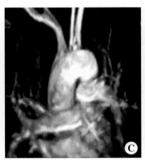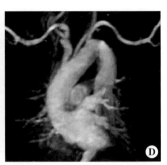

图 5-32 主动脉 CTA 和 MRA 图像

A.CTA 正位像；B.CTA 侧位像；C.MRA 正位像；D.MRA 侧位像

三、腔静脉系统的影像解剖

（一）上腔静脉的解剖特点

1. 上腔静脉解剖 上腔静脉系由上腔静脉及其属支构成，主要收集头颈部、胸部（除心脏）和上肢的静脉回流。上腔静脉是上腔静脉系的主干，为一条粗短的静脉干，全长平均为 70～75mm，管径约 20mm，腔内无瓣膜，由左、右头臂静脉在右侧第 1 肋软骨与胸骨结合处的后方汇合而成，沿升主动脉右侧垂直下行至第 3 胸肋关节下缘处注入右心房，奇静脉自后方呈弓形向前跨过右肺动脉注入上腔静脉。上腔静脉的前面隔胸腺或脂肪组织和右胸膜的一部分与胸前壁相邻，后内侧与气管和右侧迷走神经相邻，上段的后外侧与右纵隔胸膜和右肺相邻，右侧与右膈神经和右侧胸膜相接，下段的后方为右肺门，左侧紧贴升主动脉，与升主动脉和头臂干的起始部邻接。上腔静脉下段位于纤维性心包内，前面和两侧被心包的浆膜层所覆盖。

2. 上腔静脉的影像解剖 上腔静脉常见的影像检查方法有 CT、MRI、IV-DSA，近年来，CT 静脉成像（CT venography，CTV）和 MR 静脉成像（MR venography，MRV）在上腔静脉的应用日益广泛。在经主动脉弓上部横断面至经左右肺动脉横断面连续层面上可见上腔静脉由前方的左头臂静脉和右后方的右侧头臂静脉在右侧第 1 胸肋关节后方汇合后，紧贴升主动脉右后方垂直下行，在第 3 胸肋关节的下缘处注入右心房。在 CT 平扫横断面图像表现为扁圆形、边缘清晰的软组织密度影，CTV 时管腔内密度明显增高，对比明显，MRI 平扫横断面上腔静脉腔内为扁圆形低信号，静脉壁为中等软组织信号，MRV 上腔静脉表现为扁圆形高信号。

（1）经右侧第 1 胸肋关节横断面 气管位居纵隔中央，气管右前方为右头臂静脉和左头臂静脉汇入部，主动脉弓从气管前方向左后斜向走行，主动脉弓前方为左右水平走行的左头臂静脉，气管右后方圆点状软组织为奇静脉，左后方偶尔见气体的扁圆形管状软组织为食管（图 5-33）。

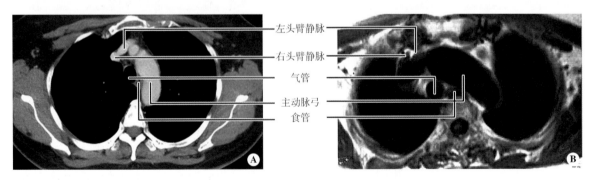

图 5-33 经右侧第 1 胸肋关节横断面图像

A. CT 图像；B. MRI 图像

（2）经主动脉弓横断面 气管位居纵隔中央，气管右前方为上腔静脉，气管左前方为主动脉弓，主动脉弓从右前向左后斜向走行。主动脉弓前方的三角形脂肪组织，为尖端指向胸骨区的血管前间隙，胸腺位于血管前间隙，多为呈簇状或双叶状的软组织，成人退化并被脂肪组织取代，气管与右前方的上腔静脉间和左前方的主动脉间为血管后间隙，间隙内多为脂肪组织，易见到小淋巴结，气管右后方为奇静脉，左后方为食管（图5-34）。

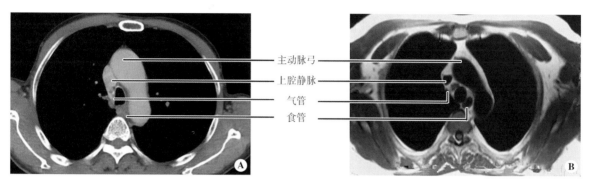

主动脉弓
上腔静脉
气管
食管

图5-34 经主动脉弓横断面图像

A. CT图像；B. MRI图像

（3）经肺动脉主干横断面 气管分叉位居纵隔中央，气管分叉右前方为上腔静脉，前方为升主动脉，左前方为肺动脉主干，后方为奇静脉，左后方为食管（图5-35）。

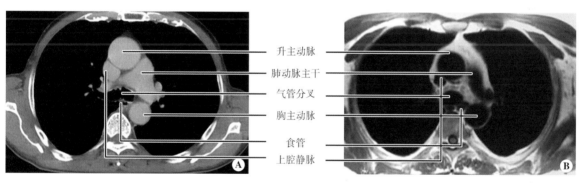

升主动脉
肺动脉主干
气管分叉
胸主动脉
食管
上腔静脉

图5-35 经肺动脉主干横断面图像

A. CT图像；B. MRI图像

（4）经第3胸肋关节下缘横断面 左心房上部位居中央，其右前方为上腔静脉和右心房间的汇入部，前方为升主动脉，食管位于左心房正后方，食管后方为奇静脉，降主动脉位于左心房左后方及食管、奇静脉和胸椎左侧（图5-36）。

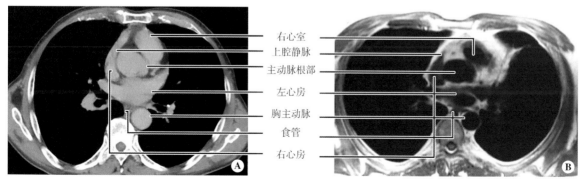

右心室
上腔静脉
主动脉根部
左心房
胸主动脉
食管
右心房

图5-36 经第3胸肋关节下缘横断面图像

A. CT图像；B. MRI图像

在上腔静脉的IV-DSA、CTV和MRV图像上，上腔静脉表现为Y形条带状，其上端分叉为双侧头臂静脉汇合部，汇合部至注入右心房间的平均长度为70～75mm，平均管径约20mm，走行路径上可见到弓形奇静脉汇入。上腔静脉的IV-DSA表现与CTV和MRV基本相同（图5-37）。

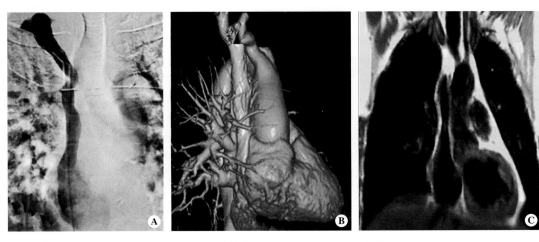

图5-37 上腔静脉IV-DSA、CTV和MRV图像
A. IV-DSA图像；B. CTV后面观图像；C. MRI血管流空冠状图像

（二）下腔静脉的解剖特点

1. 下腔静脉解剖 下腔静脉系由下腔静脉及其属支构成，主要收集腹部、盆腔和下肢的静脉回流。下腔静脉是下腔静脉系的主干，为人体最大的一条静脉干，下腔静脉平均长度为257～271mm，平均管径为15～25mm，其中双侧髂总静脉交汇处为20mm，平左肾静脉内缘处为31mm，穿膈处为34mm，下腔静脉在注入右心房入口的右前方有一不太显著的静脉瓣。下腔静脉在第5腰椎水平的右前方由左右髂总静脉汇聚而成，沿脊柱右前方、腹主动脉的右侧上行，再经肝脏的后方，穿过膈肌腔静脉孔进入胸腔，注入右心房，沿途收集腰静脉、肾静脉、肾上腺静脉、肋间静脉、肝静脉、膈静脉的回流。下腔静脉毗邻结构在前方自下而上与右髂总动脉、小肠系膜根部、右精索动脉、十二指肠第三段、胰腺、门静脉和肝相邻，后方与脊柱腰段、右肾动脉、右腰动脉、右肾上腺动脉和右膈下动脉相邻，左侧下部与腹主动脉相邻而伴行，上部与肝尾叶和右膈脚相邻。

2. 下腔静脉的影像解剖 下腔静脉的影像检查方法和技术与上腔静脉相同，有CT、MRI、IV-DSA、CTV和MRV等。在经第5腰椎横断面至经四腔心横断面自下而上的连续层面上可见下腔静脉由左、右髂总静脉在第5腰椎水平的右前方汇合后，沿脊柱腰段右侧上行，穿过膈肌腔静脉裂孔注入右心房。在CT平扫横断面图像表现为扁圆形、边缘光整的软组织影，CTV时腔内密度明显增高，对比明显，MRI平扫横断面下腔静脉腔内为扁圆形低信号，静脉壁为中等软组织信号，MRV下腔静脉表现为扁圆形高信号。

（1）经右侧膈肌顶部横断面 胸椎居于中央，上腔静脉位于肝脏顶部内后方并紧贴肝脏，食管位于胸椎前方，其后方为奇静脉，前方为后室间沟及左心室、右心室，降主动脉位于胸椎左前方及食管、奇静脉左侧（图5-38）。

（2）经第10胸椎水平横断面 解剖标志为肝脏左、中、右静脉汇入下腔静脉，下腔静脉位于肝左、右叶分界后缘，肝静脉走行水平，肝左叶左侧为胃，后方有食管，食管左后方为降主动脉（图5-39）。

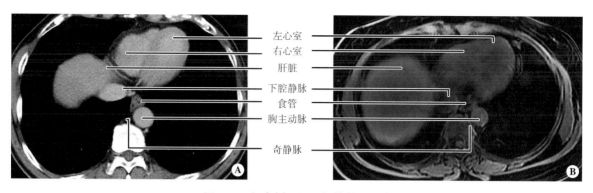

图5-38 经右侧膈肌顶部横断面图像

A. CT图像；B. MRI图像

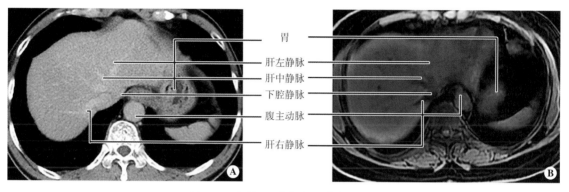

图5-39 经第10胸椎水平横断面图像

A. CT图像；B. MRI图像

（3）经第12胸椎至第1腰椎水平横断面 解剖标志为胆囊，下腔静脉位于肝尾叶后内方及右侧肾上腺前内方，紧贴尾叶，腹主动脉位于膈脚后方偏左，其他组织结构为右侧有肝脏、胰腺、十二指肠、右肾上极，左侧有胃、脾、左肾等（图5-40）。

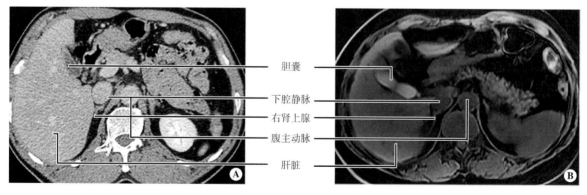

图5-40 经第12胸椎至第1腰椎水平横断面图像

A. CT图像；B. MRI图像

（4）经第2腰椎水平横断面 解剖标志为右侧肾门，第2腰椎椎体位于中央，其右前方为下腔静脉，左前方为腹主动脉，肾门与腹主动脉和下腔静脉之间有肾动静脉相连，其他结构有双侧腰大肌、肾脏横断面等（图5-41）。

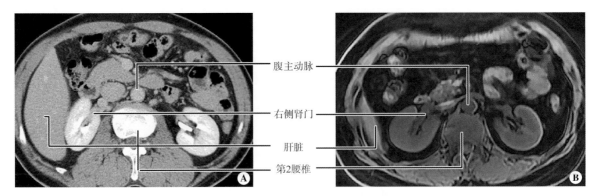

腹主动脉

右侧肾门

肝脏

第2腰椎

图5-41 经第2腰椎水平横断面图像

A. CT图像；B. MRI图像

（5）经髂嵴水平横断面 第5腰椎椎体位于中央，其右前方为左右髂总静脉汇合部，左前方为左右髂总动脉，两侧为腰大肌断面，腰大肌前内为小点状输尿管（图5-42）。

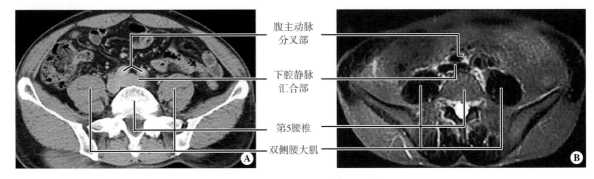

腹主动脉
分叉部

下腔静脉
汇合部

第5腰椎

双侧腰大肌

图5-42 经髂嵴水平横断面图像

A. CT图像；B. MRI图像

在下腔静脉的IV-DSA、CTV和MRV图像上，下腔静脉表现为倒Y形条带状影，其下端分叉为双侧髂总静脉汇合部，汇合后向上通过膈肌裂孔注入右心房间的平均长度为257～271mm，平均管径为15～25mm，走行途径上可见到腰静脉、肾静脉、肾上腺静脉、肋间静脉、肝静脉、膈静脉等汇入。下腔静脉的IV-DSA表现与CTV和MRV基本相同（图5-43）。

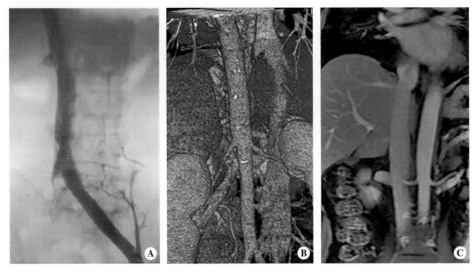

图5-43 下腔静脉IV-DSA、CTV和MRV图像

A. IV-DSA图像；B. CTV图像；C. MRV图像

（三）腔静脉系统的影像图像观察方法

观察上下腔静脉的CT、MRI图像时，通常沿着静脉血液流动方向采用断面图像和血管成像相结合的原则，以横断面为基础，辅以冠状断面和矢状断面图像，并对照CTV和MRV图像，以左右髂总静脉和左右头臂静脉汇合部为起始层面，沿着静脉血流方向从远端向近端、由浅入深、由表及里逐层连续全面观察。

第3节　双下肢血管

一、双下肢血管的X线解剖

（一）双下肢血管正位X线解剖

1. 双下肢血管正位解剖　解剖学前面观，用于观察上下和左右走向血管及分支，前后走向的血管呈轴位，左右走向血管分支呈树枝状（图5-44）。

（1）双下肢动脉正位解剖

1）髂外动脉：腹主动脉在第4腰椎椎体下缘水平发出左、右髂总动脉，沿腰大肌内侧向外下斜行至骶髂关节处分为髂内和髂外动脉，髂内动脉主要供应盆腔和臀部血液，髂外动脉沿腰大肌内侧下行，经腹股沟韧带中点深面至股前部，移行为股动脉。

2）股动脉：是髂外动脉在股前部的延续，为下肢的动脉主干，起于腹股沟韧带中点后方，经血管间隙至股前部的股三角内，在股三角的尖端下行进入收肌管，向背侧穿行大收肌裂孔到达腘窝，移行为腘动脉。股动脉的最大分支为股深动脉，在腹股沟韧带中点下方2～5cm处起于股动脉，分支有旋髂外侧动脉、旋髂内侧动脉和穿支动脉。

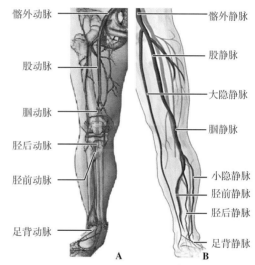

图5-44　下肢动静脉解剖前面观

A. 右下肢动脉解剖示意图前面观；B. 左下肢静脉解剖示意图前面观

3）腘动脉：是股动脉的直接延续，在腘窝深部下行，于腘窝下角分为胫前动脉和胫后动脉，分支有膝中动脉、膝上内侧动脉、膝上外侧动脉、膝下内侧动脉、膝下外侧动脉。

4）胫前动脉：由腘动脉分出，向前进入小腿前部，在小腿前肌肉群内下行，经踝关节前方至足背，移行为足背动脉。分支有胫后返动脉、胫前返动脉、外踝动脉、内踝动脉等。

5）胫后动脉：由腘动脉分出后，在小腿肌后群浅层和深层间下行，经内踝后方入足底。分支有腓动脉、足底内侧动脉、足底外侧动脉。

（2）双下肢静脉正位解剖　下肢静脉分为下肢深静脉和下肢浅静脉，浅静脉位于皮下组织中，有交通支穿过深筋膜与深静脉相交通，深静脉的名称及属支均与伴行动脉一致。

1）下肢深静脉：足底内外侧静脉汇合形成胫后静脉，足背静脉汇合形成胫前静脉，胫前静脉和胫后静脉分别与同名动脉伴行，上行至腘肌下缘两者汇合成一条腘静脉，腘静脉上行至股部中下1/3处，穿过内收肌管的肌腱裂孔移行为股静脉，股静脉位于股动脉的内侧，上行至腹股沟韧带深面移行为髂外静脉，髂外静脉沿髂内动脉内侧向内上方行至骶髂关节前方与髂内静脉汇合成髂总静脉，双侧髂总静脉向内上方斜行至第5腰椎水平汇合为下腔静脉。

2）下肢浅静脉：足背皮下浅静脉形成静脉弓，在弓的内外侧两端向上延续为两条浅静脉，分别为大隐静脉和小隐静脉。大隐静脉是全身最长的浅静脉，起自足背静脉弓内侧端，沿着内踝前方、小腿和大腿内侧上行，于耻骨结节外下方3～4mm处穿过深筋膜汇入股静脉。小隐静脉，起于足背静脉弓外侧端，在外踝后方沿着小腿后面上行至腘窝，穿过深筋膜汇入腘静脉。

2. 双下肢血管DSA正位表现

（1）双下肢动脉IA-DSA正位表现　采用Seldinger股动脉穿刺插管法，运用导管成袢技术，将导管插入双侧髂总动脉，向髂总动脉内注入对比剂，IA-DSA正位像表现为①显影顺序和时相：对比剂沿着血液流动方向，髂总动脉首先显示，向外下斜行至骶髂关节处分为髂内动脉和髂外动脉，髂外动脉下行至股前部显示股动脉，向背侧穿行至腘窝显示腘动脉，在腘窝下角显示胫前动脉和胫后动脉，胫前动脉经踝关节前方移行为足背动脉，胫后动脉经内踝后方入足底分为腓动脉、足底内侧动脉、足底外侧动脉，显影时间无提前或延迟；②表现特点：动脉从近端向远端逐级分支逐渐变细，管壁光整柔软，走行柔和，前后走向的动脉呈圆形或类圆形，左右走向的血管及分支呈树枝状或放射状（图5-45）。

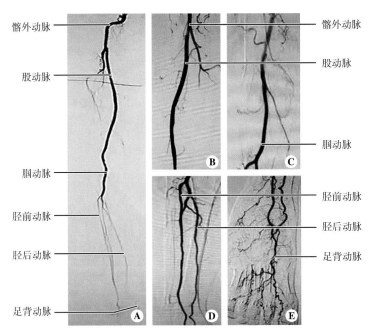

图5-45　下肢动脉IA-DSA图像

A. 右下肢动脉DSA整体图；B. 右股动脉DSA图；C. 右腘动脉DSA图；D. 右胫前后动脉DSA图；E. 右足背动脉DSA图

（2）双下肢静脉IV-DSA正位表现　行双侧足底及足背静脉穿刺，注入对比剂，IV-DSA正位像表现为①沿着血液流动方向，深静脉组：足底静脉显影后，对比剂沿踝关节前、后方上行，胫前、后静脉显影，再上行至腘窝腘静脉显影，继续上行至股部中下1/3处股静脉显影，再上行至腹股沟韧带深面髂外静脉显影，对比剂向内上方行至骶髂关节前方髂总静脉显影；浅静脉组：足背静脉显影后，对比剂沿外侧端上行小隐静脉显影，至腘窝汇入腘静脉显影，对比剂沿内侧端上行大隐静脉显影，到耻骨结节外下方3～4mm汇入股静脉显影；显影时间均无提前或延迟。②表现特点：静脉从远端向近端逐步汇聚增粗，管径较同级动脉宽大，管壁光整柔软、走行柔和，前后走向的静脉呈扁圆形，左右走向的静脉呈树枝状或放射状（图5-46）。

（二）下肢血管侧位X线解剖

1. 双下肢血管侧位解剖　解剖学侧面观，用于观察上下和前后走行的血管及分支，左右走行的血管呈轴位。双下肢血管在解剖上与正位一致，包括供血动脉和引流静脉，引流静脉又分为深静脉和浅静脉。

2. 双下肢血管DSA侧位表现 行动脉或静脉穿刺，注入对比剂，DSA侧位像为：①沿着血液流动方向，动静脉的显影顺序和显影时间与正位像动静脉表现相同，均为沿着血液流动方向依次显影，其中静脉从远端向近端依次显影，动脉从近端向远端依次显影，显影顺序正常，显影时相无提前或延迟；②左右走行的动静脉因重叠易被遮盖或不能准确显示其走行位置和形态大小；③表现特点与正位像相同，静脉仍表现为从远端向近端逐步汇聚增粗，动脉从近端向远端逐级分支变细，同级动脉管径较静脉窄小，管壁光整柔软、走行柔和，左右走行的动静脉呈圆形或扁圆形，前后走行的动静脉呈树枝状或放射状（图5-47）。

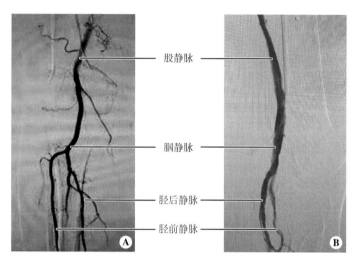

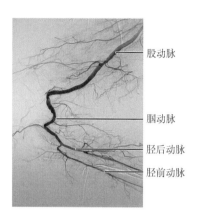

图5-46 下肢静脉IV-DSA正位图像

A. 右股静脉DSA图；B. 右侧腘静脉及小腿静脉DSA图

图5-47 下肢动脉DSA侧位图像

二、双下肢血管的CT、MRI图像观察方法及解剖

（一）双下肢血管CT、MRI图像观察方法

1. 双下肢血管的CT、MRI检查方法 双下肢血管的CT、MRI检查包括平扫和增强扫描。CT平扫时，血管和其他软组织无明显密度差异，不能准确区别，需进行CT血管造影，针对动脉和静脉的显示，分别进行CT动脉造影和静脉造影检查，首先进行横断扫描获取横断面增强图像，再采用后处理技术，重组矢状断面、冠状断面、CT动脉成像（CT angiography，CTA）、CTV。MRI检查时，直接形成横断面、矢状面、冠状面图像，采用磁共振血液流空效应、亮血和黑血技术，直接显示血管，但双下肢远端动脉细小，部分血管不显示，而静脉血流动速度缓慢，信号从低信号到高信号不等，组织对比小，显示效果不佳，增强MRA、MRV，能增加血液和组织间对比，清晰显示小动脉与静脉。

2. 双下肢血管的CT、MRI图像观察方法 观察双下肢血管的CT、MRI图像时，采用横断面图像和血管成像相结合的原则。无论是CT还是MRI检查，双下肢血管均以横断面图像为基础，辅以冠状断面和矢状断面图像，并对照CTA、CTV和MRA、MRV进行观察和分析，通常先选择观察的图像方位，确定起始层图像，然后沿着血流方向从近端向远端（CTA、MRA）或从远端向近端（CTV、MRV）由浅入深、由表及里逐层连续全面观察。

（二）双下肢血管的CT、MRI解剖

1. 双下肢血管的CT、MRI特点

（1）双下肢血管CT图像特点 CT平扫时，血液和管壁无明显密度差异，不能区别管壁和腔内血液，动静脉均显示为密度均匀的中等软组织影；CTA与CTV时，血管腔内碘对比剂呈高密度，表现为

高亮的白色，而血管壁常无明显强化，两者之间形成良好对比；CTA和CTV直接显示动静脉，呈白色，周围无组织伪影。

（2）双下肢血管的MRI图像特点　MRI平扫时，大动脉血管腔内血液流速快，无信号形成，显示为黑色，而动脉血管壁显示为中等软组织信号，呈灰色，静脉内血液流动速度较慢，信号从低到高不等，显示为从黑色到白色不等，通常双下肢小血管不显示或显示不清；增强MRA与MRV时，管壁和腔内血液的组织对比增强，信号差异更加明显，血管显示为白色（图5-48）。

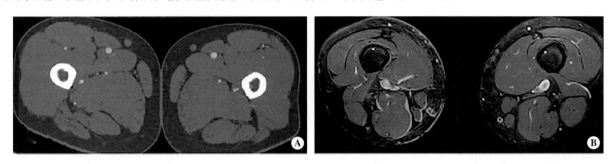

图5-48　股骨横断面CT和MRI图像

A. 双侧股骨上段CT动脉造影横断面图像；B. 双侧股骨中上段STIR- T₂WI横断面图像

2. 双下肢血管的CT、MRI轴位解剖

（1）经第5腰椎水平横断面　第5腰椎居中央，双侧腰大肌位于第5腰椎旁，双侧髂总动脉位于腰大肌前内方，其后方为双侧髂总静脉（图5-49）。

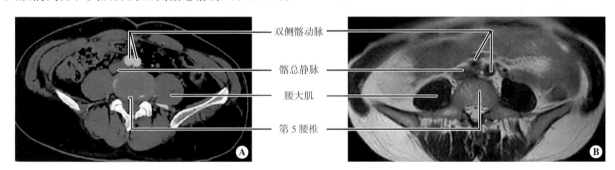

图5-49　经第5腰椎水平横断面图像

A. CT图像；B. MRI图像

（2）经第3骶椎水平横断面　第3骶椎和膀胱居中央，双侧髂骨翼内侧为髂腰肌，髂外动静脉位于髂腰肌内侧、膀胱两侧，动脉靠前、静脉居后，髂内动静脉位于膀胱后方、髂外动静脉内侧偏后方（图5-50）。

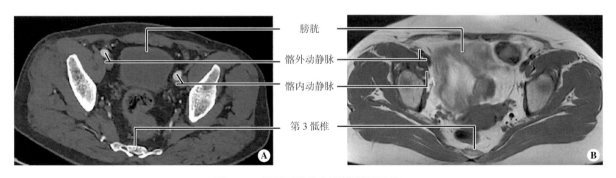

图5-50　经第3骶椎水平横断面图像

A. CT图像；B. MRI图像

（3）经耻骨联合水平横断面　耻骨联合居中央，其外侧为耻骨肌，股静脉位于耻骨肌外侧，股动脉位于股静脉前外侧。耻骨联合后方，女性为膀胱、阴道和直肠，男性为前列腺、精囊和直肠，耻骨联合前方男性为精索（图5-51）。

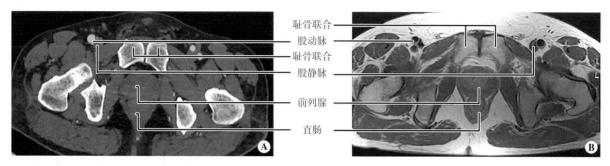

图5-51 经耻骨联合水平横断面图像

A. CT图像；B. MRI图像

（4）经股骨小粗隆水平横断面　前部主要为髋前肌群、股前内肌群、股动静脉、淋巴和神经。断面前部外侧，浅层有缝匠肌、股直肌等，深层有髂腰肌和股外侧肌；断面前部中部，缝匠肌和长收肌间为股三角，其内股动脉居前，股静脉位于后外，另有股深动静脉、神经和淋巴，浅筋膜内有大隐静脉和腹股沟淋巴结；断面前部内侧，为大腿内侧肌群。断面后部，浅层为臀大肌，深层为股方肌，坐骨神经和血管从间隙内穿过（图5-52）。

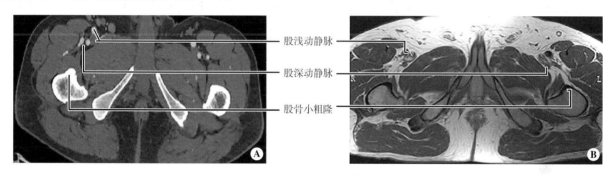

图5-52 经股骨小粗隆水平横断面图像

A. CT图像；B. MRI图像

（5）经股骨下1/3水平横断面　股骨位于断面前部、中份偏外方，呈类圆形，股动静脉位于股骨内侧的股内侧肌、长收肌和大收肌围成的收肌管内，大隐静脉位于内侧浅筋膜内，股骨后方肌间隙内有坐骨神经（图5-53）。

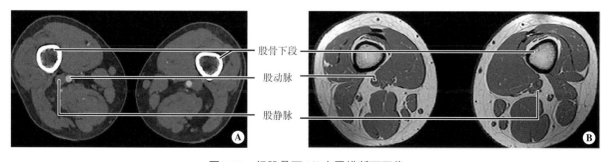

图5-53 经股骨下1/3水平横断面图像

A. CT图像；B. MRI图像

（6）经股骨内外侧髁水平横断面　股骨位于断面中央，前方为髌骨下份，腘动静脉和胫神经位于股骨髁间窝后方、腓肠肌内外侧头间，内侧髁后外为缝匠肌，其外浅筋膜内有大隐静脉，外侧髁后外筋膜内有腓神经（图5-54）。

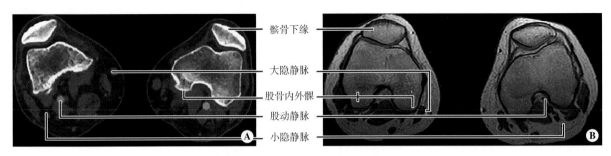

图5-54　经股骨内外侧髁水平横断面

A. CT图像；B. MRI图像

（7）经胫骨粗隆水平横断面　胫骨位于断面前内方，前端凸起为胫骨粗隆，腓骨位于外后方。腘动静脉位于胫骨后方，大隐静脉位于胫骨内侧浅筋膜内，胫骨内侧和大隐静脉间有隐神经（图5-55）。

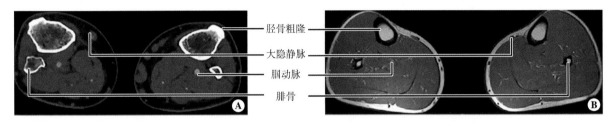

图5-55　经胫骨粗隆水平横断面图像

A. CT图像；B. MRI图像

（8）经胫腓骨远端关节水平横断面　胫骨位于内前方，较粗大，腓骨位于外后方，较细小。胫前动静脉位于胫骨前方，胫后动静脉和胫神经脉位于胫骨后方，胫骨内侧浅筋膜内有大隐静脉，腓骨后方浅筋膜内有小隐静脉，跟腱位于断面最后浅层内（图5-56）。

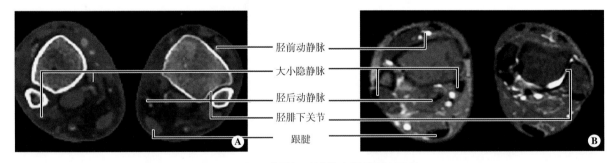

图5-56　经胫腓骨远端关节水平横断面图像

A. CT图像；B. MRI图像

3. 双下肢血管的CTA、MRA解剖　双下肢血管的CT和MR血管成像技术分为动脉成像和静脉成像，动脉成像包括CTA和MRA，静脉成像包括CTV和MRV，其影像解剖与DSA基本相同。CTA和MRA图像上，沿动脉血流方向从近端向远端依次为：双侧髂总动脉由腹主动脉在第4腰椎椎体下缘水平发出后向外下斜行至骶髂关节处分为髂内和髂外动脉，髂外动脉下行至股前部延续为股动脉，并分出股深动脉，继续向背侧穿行到达腘窝延续为腘动脉，下行至腘窝下角分为胫前动脉和胫后动脉，胫前动脉向前下行经踝关节前方至足背延续足背动脉，发出胫后返动脉、胫前返动脉、外踝动脉、内踝动脉，胫后动脉下行经内踝后方入足底后发出腓动脉、足底内侧动脉、足底外侧动脉。CTV 和 MRV 上，沿静脉血流方向从远端向近端依次为：①浅静脉组：足背静脉弓显影，顺行而上，内侧向上大隐静脉显示，至耻骨结节外下汇入股静脉，外侧向上小隐静脉显示，上行至腘窝，汇入腘静脉；②深静脉组：足内外侧静脉显影，向前后方分别上行，汇入胫前静脉和胫后静脉，至腘窝，汇入腘静脉，上行并向前汇入股静脉，延续至髂外静脉，在骶髂关节前方汇合为髂总静脉，并在第4腰椎椎体下缘水平汇聚为下腔静脉。CTA 和 MRA 图像上，动脉表现为沿血流方向，从近端向远端，逐级分支逐渐变细，呈树枝状，管壁光整柔软，走行柔和；CTV 和 MRV 图像上，静脉表现为沿血液回流方向，从远端向近端逐渐汇集逐步增粗的树枝状，和同级动脉相比较，静脉管壁张力较小，管径稍粗（图5-57）。

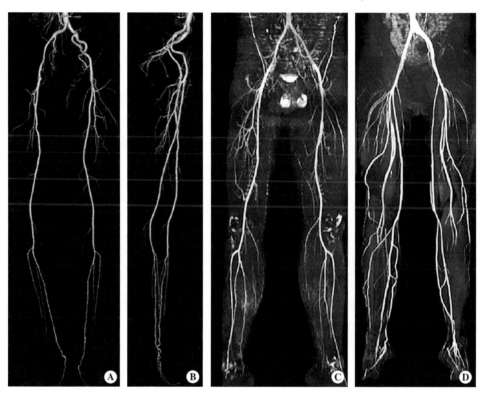

图5-57　双下肢血管正常CTA和MRA图像
A. 双下肢动脉CTA正位像；B. 双下肢动脉CTA侧位像；C. 双下肢动脉MRA正位像；D. 双下肢静脉MRV正位像

第4节 淋巴系统

一、颈部淋巴解剖

颈部淋巴结数量众多，除收纳头颈部淋巴之外，还收集胸部和上肢的部分淋巴。解剖学上可分为颈上部淋巴结、颈前区淋巴结和颈外侧区淋巴结。颈上部淋巴结沿头颈交界处排列，位置表浅，包括下颌下淋巴结、颏下淋巴结、枕淋巴结、乳突淋巴结和腮腺淋巴结（图5-58）。颈前区淋巴结分为颈前浅淋巴结和颈前深淋巴结，位于颈前正中部，舌骨下方，两侧胸锁乳突肌和颈动脉鞘之间，其中颈前浅淋巴结沿颈前静脉排列，收纳舌骨下区的浅淋巴，注入颈外侧下深淋巴结或锁骨上淋巴结；颈前深淋巴结分布于喉、甲状腺和气管颈部段的前方和两侧，包括喉前淋巴结、甲状腺淋巴结、气管前淋巴结和气管旁淋巴结，收纳甲状腺、喉、气管颈段、食管颈段等的淋巴，注入颈外侧上、下淋巴结。颈外侧区淋巴结以颈筋膜浅层为界，分为颈外侧区浅淋巴结和颈外侧区深淋巴结，其中颈外侧区浅淋巴结沿颈外静脉排列，收纳腮腺、枕部及耳后区的淋巴，注入颈外侧深淋巴结；颈外侧深淋巴结沿颈内静脉排列，上至颅底下至颈根部以肩胛舌骨肌和颈内静脉的交叉点为界，分成颈外侧上深淋巴结和颈外侧下深淋巴结，收纳颈外侧浅淋巴结、腮腺淋巴结、下颌下及颏下淋巴结及喉、气管、食管、腭扁桃体、舌的淋巴。临床上为了便于在CT横断面上观察颈部淋巴结，根据欧洲放射肿瘤学会的颈部淋巴结分区标准，将颈部淋巴结分为10个区域（图5-59）。

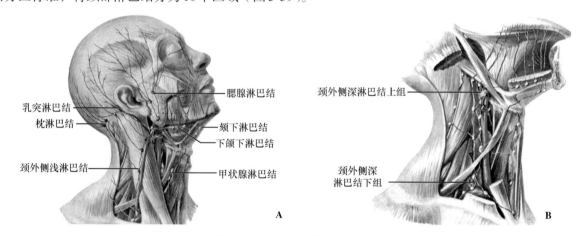

图5-58 颈部淋巴结及其分布

A.头颈部浅淋巴结；B.颈外侧深淋巴结

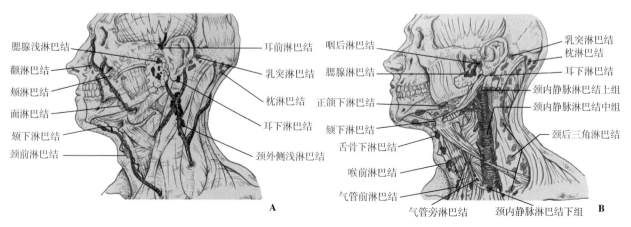

图5-59 颈部浅层和深层淋巴结及其分区

A.颈部浅层淋巴结分区；B.颈部深层淋巴结分区

1. Ⅰ区 分为Ⅰa区和Ⅰb区。

（1）Ⅰa区：颏下淋巴组 Ⅰa区位于二腹肌前腹和后腹之间，其解剖界限：上界为下颌舌骨肌；下界为颈阔肌（二腹肌前腹下缘）；前界为下颌联合；后界为舌骨体、下颌舌骨肌；外侧界为二腹肌前腹内侧缘；内侧与对侧Ⅰa区的内侧相延续。Ⅰa区主要引流颏部皮肤、下唇中部、舌尖部和口底前部的淋巴管。

（2）Ⅰb区：颌下淋巴组 Ⅰb区位于下颌骨内侧面和二腹肌之间，前至下颌联合，后至颌下腺后缘，其解剖界限：上界为颌下腺上缘、下颌舌骨肌；下界为舌骨、下颌骨下缘平面或颌下腺下缘、颈阔肌；前界为下颌体；后界为颌下腺后缘（上）、二腹肌后腹（下）；内侧界为二腹肌后腹（上）、二腹肌前腹（下）；外侧界为下颌骨内侧、颈阔肌（下）、翼内肌（后）。Ⅰb区主要引流颏下淋巴结、鼻腔下部、硬腭、软腭、上下颌牙槽嵴、颊部、上下唇和舌前部的淋巴管。

2. Ⅱ区：上颈淋巴结组 Ⅱ区位于颈内动脉内侧缘、斜角肌和胸锁乳突肌深面之间的区域，其解剖界限：上界为寰椎横突下缘；下界为舌骨体下缘；前界为颌下腺后缘、二腹肌后腹后缘；后界为胸锁乳突肌后缘；外侧界为胸锁乳突肌内面、颈阔肌、腮腺、二腹肌后腹；内侧界为颈内动脉内缘、斜角肌。以颈内动脉后缘为界分为Ⅱa和Ⅱb两个亚区。Ⅱ区淋巴结主要引流面部、腮腺、下颌下、颏下和咽后淋巴结，以及来自鼻腔、咽部、喉部、外耳道、中耳及舌下腺和下颌下腺的淋巴管。

3. Ⅲ区：中颈淋巴组 Ⅲ区位于颈内静脉中1/3周围，其解剖界限：上界为舌骨体下缘；下界为环状软骨下缘；前界为胸锁乳突肌前缘、甲状舌骨肌后1/3；后界为胸锁乳突肌后缘；外侧界为胸锁乳突肌内面；内侧界为颈内动脉内缘、斜角肌。Ⅲ区淋巴结主要引流Ⅱ、Ⅴ区淋巴结及咽后间隙、气管前间隙的淋巴结。

4. Ⅳ区 分为Ⅳa和Ⅳb区。

（1）Ⅳa区：下颈淋巴组 Ⅳa区位于颈内静脉下1/3周围，其解剖界限：上界为环状软骨下缘；下界为胸骨柄上缘2cm；前界为胸锁乳突肌前缘（上）、胸锁乳突肌（下）；后界为胸锁乳突肌前缘（上）、中斜角肌（下）；外侧界为胸锁乳突肌内面（上）、胸锁乳突肌外缘（下）；内侧界为颈总动脉内缘、甲状腺外侧缘、中斜角肌（上）、胸锁乳突肌内侧（下）。Ⅲ区淋巴结主要引流Ⅲ区和Ⅴ区淋巴结，以及咽后间隙淋巴结、气管前间隙淋巴结、喉返神经旁淋巴结及来自咽下部、喉部和甲状腺的淋巴管。

（2）Ⅳb区：锁骨上内侧组 Ⅳb区为Ⅳa区向下延续至胸骨柄上缘，其解剖界限：上界为胸骨柄上缘2cm；下界为胸骨柄上缘；前界为胸锁乳突肌内侧面、锁骨内侧面；后界为中斜角肌前缘（上）、肺尖、头臂静脉、头臂干（右侧）、左颈总动脉、左锁骨下动脉（下）；外侧界为斜角肌外缘；内侧界为颈总动脉内缘、Ⅵ区外缘（气管前部分）。Ⅳb区淋巴结主要引流Ⅳa区和Ⅴc区淋巴结，气管前间隙淋巴结、喉返神经旁淋巴结及来自咽下部、食管、喉、气管和甲状腺的淋巴管。

5. Ⅴ区 Ⅴ区为颈后三角淋巴组，分为Ⅴa、Ⅴb和Ⅴc区。

（1）Ⅴa区：上颈后三角淋巴结 解剖界限：上界为舌骨体上缘；下界为环状软骨下缘；前界为胸锁乳突肌后缘；后界为斜方肌前缘；外侧界为颈阔肌、皮肤；内侧界为肩胛提肌、斜角肌（下）。

（2）Ⅴb区：下颈后三角淋巴结 解剖界限：上界为环状软骨下缘；下界为颈横血管下缘平面；前界为胸锁乳突肌后缘；后界为斜方肌前缘；外侧界为颈阔肌、皮肤；内侧界为肩胛提肌、斜角肌（下）。

Ⅴa和Ⅴb区淋巴结主要引流枕部和耳后淋巴结，以及枕骨、顶骨、颈肩部后外侧区皮肤、鼻咽、口咽和甲状腺的淋巴管。

（3）Ⅴc区：锁骨上侧组 Ⅴc区为Ⅴa和Ⅴb向下延续至胸骨柄上缘2cm（与Ⅳa下界平齐），其解剖界限：上界为颈横血管下缘平面；下界为胸骨柄上缘2cm；前界为皮肤；后界为斜方肌前缘

（上）、前锯肌前1cm（下）；外侧界为外斜方肌（上）、锁骨（下）；内侧界为斜角肌、胸锁乳突肌外缘。Ⅴc区淋巴结主要引流Ⅴa和Ⅴb区淋巴结。

6. Ⅵ区 分为Ⅵa区和Ⅵb区。

（1）Ⅵa区：颈前淋巴结 解剖界限：上界为舌骨下缘或颌下腺下缘；下界为胸骨柄上缘；前界为皮肤、颈阔肌；后界为甲状下肌群前缘；外侧界为双侧胸锁乳突肌前缘。Ⅵa区主要引流颌面下部和颈前部淋巴结。

（2）Ⅵb区：喉前、气管前和气管旁淋巴结 解剖界限：上界为甲状软骨下缘；下界为胸骨柄上缘；外侧界为气管、食管（下）侧面；前界为喉表面、甲状腺（喉前和气管前淋巴结）；后界为双侧颈总动脉。Ⅵb区淋巴结主要引流口底前部、舌尖、下唇、甲状腺、声门及其以下的喉部、咽下部和食管颈段的淋巴管。

7. Ⅶ区 分为Ⅶa和Ⅶb区。

（1）Ⅶa区：咽后淋巴结 Ⅶa区位于咽后间隙，解剖界限：上界为寰椎上缘、硬腭；下界为舌骨体上缘；前界为上、中咽缩肌后缘；后界为头长肌和颈长肌；内侧界为头长肌外侧平行线；外侧界为颈内动脉内缘。Ⅶa区主要引流鼻咽黏膜、咽鼓管和软腭的淋巴管。

（2）Ⅶb区：茎突后淋巴结 Ⅶb区位于颈总动脉周围的脂肪间隙中，解剖界限：上界为颅底（颈静脉孔）；下界为寰椎横突下缘（Ⅱ区上界）；前界为咽旁间隙后缘；后界为颅底、寰椎；内侧界为颈内动脉内缘；外侧界为茎突、腮腺深叶。Ⅶb区主要引流鼻咽黏膜的淋巴管。

8. Ⅷ区：腮腺淋巴组 解剖界限：上界为颧弓、外耳道；下界为下颌角；前界为下颌支后缘、咀嚼肌后缘（外）、二腹肌后腹（内）；后界为胸锁乳突肌前缘（外）、二腹肌后腹（内）；内侧界为茎突和茎突肌；外侧界为面部浅表肌肉腱膜系统。Ⅷ组淋巴结引流来自额、颞部皮肤、眼睑、结膜、耳郭、外耳道、鼓室、鼻腔、鼻根、鼻咽和咽鼓管的淋巴管。

9. Ⅸ区：面颊淋巴结 解剖界限：上界为眼眶下缘；下界为下颌骨下缘；前界为面部浅层肌腱膜系统；后界为咀嚼肌前缘、颊脂体；内侧界为颊肌；外侧界为面部浅表肌肉腱膜系统。主要引流鼻、眼睑和颊部的淋巴管。

10. Ⅹ区 分为Ⅹa和Ⅹb区。

（1）Ⅹa区：耳后、耳下淋巴结 解剖界限：上界为外耳道上缘；下界为乳突下缘；前界为外耳道后缘（上）、乳突前缘（下）；后界为胸锁乳突肌后缘；内侧界为颞骨（头）、头夹肌（下）；外侧界为皮下组织。Ⅹa组淋巴结主要引流耳郭后面、外耳道及其邻近的头皮的淋巴管。

（2）Ⅹb区：枕淋巴结 解剖界限：上界为枕外隆突，下界为Ⅴ区上界；前界为胸锁乳突肌后缘；后界为斜方肌前外缘；内侧界为头夹肌；外侧界为皮下组织。Ⅹb区淋巴结主要引流枕部头皮淋巴管。

二、胸部淋巴解剖

胸部的淋巴结包括纵隔内淋巴结、腋窝淋巴结和胸壁淋巴结。

1. 纵隔内淋巴结分区 纵隔内的淋巴结沿大血管、食管、支气管和气管隆嵴处聚集成簇分布。根据纵隔淋巴结的分布位置，可将其分为14组局部淋巴结（表5-1，图5-60），被用于临床肺癌分期的划分，正常情况下，横断面上很难看到淋巴管和淋巴结。

表5-1 国际肺癌协会纵隔淋巴结分组（2009版）

锁骨上淋巴结1
第1组：沿颈根部、锁骨上和颈静脉切迹排列，以气管为界分为左、右两组，即1R和1L
1R——沿环状软骨下缘至锁骨和胸骨柄上缘分布
1L——沿环状软骨下缘至锁骨和胸骨柄上缘分布
纵隔淋巴结2～4
第2组：气管旁上淋巴结；以气管外侧缘为界分为左、右两组，即2R和2L
2R——上界，右肺尖至胸骨柄上缘；下界，左头臂静脉与气管交叉处
2L——上界，左肺尖至胸骨柄上缘；下界，主动脉弓上缘
第3组：血管前淋巴结（位于血管前方）和气管后淋巴结（位于食管后方）
3A——血管前淋巴结：右界，从肺尖至气管隆嵴水平及胸骨后支上腔静脉前缘；左界，从肺尖至气管隆嵴水平及胸骨后至左颈总动脉
3P——气管后淋巴结：从肺尖至气管隆嵴水平
第4组：气管下淋巴结；以气管为界分为左、右两组，即4R和4L
4R——上界，左头臂静脉末端汇合处；下界，奇静脉末端
4L——上界，主动脉弓上缘；下界，左肺动脉主干上缘
主动脉淋巴结5～6
第5组：主动脉弓下淋巴结，沿肺动脉韧带外侧分布
5——主动脉弓下淋巴结（主动脉肺动脉窗）：上界，主动脉弓下缘；下界，左肺动脉主干上缘
第6组：主动脉弓旁淋巴结（升主动脉或膈神经）：上界，主动脉弓上缘；下界，主动脉弓下缘
纵隔下淋巴结7～9
第7组：隆嵴下淋巴结；位于气管杈下
7——右侧（R），沿中段支气管下缘分布；左侧（L），沿下叶支气管上缘分布
第8组：食管旁淋巴结；位于隆嵴淋巴结下方，毗邻食管壁
8——右侧（R），上界，中段支气管下缘；下界，肺叶间区域。左侧（L）：上界，下叶支气管上缘；下界，肺叶间区域
第9组：肺韧带淋巴结
9——上界，下肺静脉；下界，膈
肺门、肺叶和肺亚段淋巴结10～14
第10组：肺门淋巴结；毗邻主支气管和肺门血管
10——右侧（R），上界，奇静脉弓下缘；下界，叶间区域。左侧（L）：上界，肺动脉上缘；下界，叶间区域
第11组：叶间淋巴结；分布于肺叶支气管起始处
11——上界，位于上叶支气管与中段支气管之间右侧；下界，位于中叶支气管与下叶支气管之间右侧
第12组：肺叶淋巴结；毗邻肺叶支气管
第13组：肺段淋巴结；毗邻肺段支气管
第14组：肺亚段淋巴结；毗邻肺亚段支气管

2. 腋窝淋巴结 腋窝淋巴结根据其输入管及各自与腋区血管的关系分为5组，分别为外侧组或臂组淋巴结、前组或胸肌组淋巴结、后组或肩胛下组淋巴结、中央组淋巴结和尖组淋巴结（图5-61扫描图旁二维码，见彩图），各组位置及其收纳范围如表5-2所示。

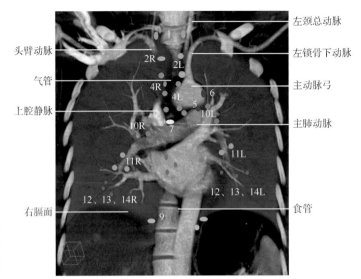

左颈总动脉
头臂动脉
气管
上腔静脉
右膈面
左锁骨下动脉
主动脉弓
主肺动脉
食管

图5-60 纵隔淋巴结分布及其分区

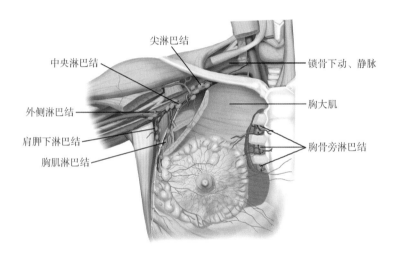

尖淋巴结
中央淋巴结
外侧淋巴结
肩胛下淋巴结
胸肌淋巴结
锁骨下动、静脉
胸大肌
胸骨旁淋巴结

图5-61 腋窝淋巴结分布图

表5-2 腋窝淋巴结分组

外侧组或臂组淋巴结：位于腋静脉的内下侧
输入管：收纳除沿头静脉走行的手、臂表浅淋巴管以外的上肢浅、深淋巴管
输出管：大部分注入中央淋巴结或尖淋巴结，其他则注入锁骨上淋巴结
前组或胸肌组淋巴结：位于胸大肌后方及胸小肌下缘，沿胸外侧血管排列
输入管：收纳脐以上躯干前外侧壁皮肤和肌肉及乳房外侧部淋巴管
输出管：引流至腋中央淋巴结和尖淋巴结
后组或肩胛下组淋巴结：位于小圆肌和肩胛下肌之间
输入管：收纳从肩部至髂嵴及背部皮肤和肌肉的淋巴结
输出管：引流至腋中央淋巴结和尖淋巴结

续表

中央组淋巴结：位于腋窝中央的脂肪组织内
输入管：接收上述3群淋巴结的输出管
输出管：引流至尖淋巴结
尖组淋巴结：位于腋窝尖，胸小肌上部后方，大部分沿腋静脉近侧段内下方排列
输入管：收纳上述各群腋窝淋巴结及沿头静脉走行的浅表淋巴管
输出管：输出管组成锁骨下干，右侧注入右淋巴导管，左侧注入胸导管

3. 胸壁淋巴结 胸壁淋巴结根据其排列位置，可分为胸骨旁淋巴结、后肋间淋巴结、椎旁淋巴结、和膈上淋巴结，各组位置及其收纳范围如表5-3所示。

表5-3 胸壁淋巴结分组

胸骨旁淋巴结：位于肋间隙前端，沿胸廓内血管（内乳血管）排列
输入管：收纳膈肌前部淋巴结、肝前上部淋巴结、乳腺内侧部淋巴结，胸前壁深层结构和前上腹壁的淋巴结
输出管：注入右淋巴导管、胸导管或下颈深部淋巴结
后肋间淋巴结：位于肋头和肋颈部
输入管：收纳后外侧肋间隙、乳腺后外侧区、壁胸膜、脊柱及椎旁肌群的淋巴结
输出管：上部注入胸导管或右淋巴导管，下部肋间隙淋巴管形成共干后注入胸导管或乳糜池
椎旁淋巴结：位于椎体前外侧
输入管：与后纵隔淋巴结及肋间隙淋巴结相交通
输出管：注入右淋巴导管或胸导管
膈上淋巴结：位于膈肌胸腔面上方，分为前组、中组和后组
前组：位于心包前方，剑突后方，双侧心膈角区脂肪内
输入管：收纳来自横膈和胸膜前部、肝前上部的淋巴管
输出管：注入剑突旁内乳淋巴结
中组：收纳来自膈肌中央区和膈右侧肝凸面淋巴结
后组：位于膈脚后和脊柱前方
输入管：收纳横膈后部淋巴管
输出管：与后纵隔及上腹腹主动脉旁淋巴结交通

三、腹腔淋巴解剖

腹腔淋巴管和淋巴结主要分布于脏器供血动脉及引流静脉周围，大部分位于腹膜腔的韧带、肠系膜、结肠系膜内及腹膜外（图5-62），正常情况下横断面上很难发现。腹部淋巴结引流模式如表5-4所示。

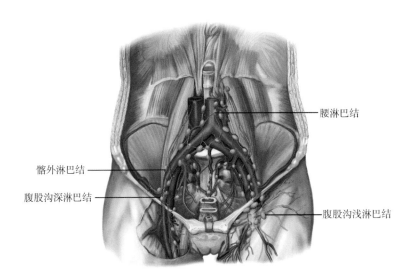

图5-62 腹、盆腔淋巴结分布

表5-4 腹部淋巴分区

淋巴结群	分布位置	引流区域	汇入途径
贲门淋巴结	食管胃连接处	胃底和贲门区	胃左淋巴结
胃左淋巴结	胃小弯，沿胃左动脉走行分布	胃小弯	腹腔淋巴结
胃右淋巴结	胃小弯，沿胃右动脉走行分布	胃小弯	腹腔淋巴结
胃网膜左淋巴结	胃大弯，沿胃网膜左动脉走行分布	胃大弯的左半部分	脾淋巴结
胃网膜右淋巴结	胃大弯，沿胃网膜右动脉走行分布	胃大弯	幽门淋巴结
肝淋巴结	沿肝总动脉走行分布	肝、胆、肝外胆道、膈肌、胰头及十二指肠	腹腔淋巴结
胆囊淋巴结	胆囊颈附近	胆囊	肝淋巴结
幽门淋巴结	胃十二指肠动脉附近	胰头、十二指肠、胃大弯右半部分	肝淋巴结
胰十二指肠淋巴结	沿胰十二指肠血管弓	十二指肠和胰头	幽门淋巴结
胰脾淋巴结	沿脾动脉	胰颈、胰体和胰尾及胃大弯左半部	腹腔淋巴结
腹腔淋巴结	腹腔干周围	肝、胆、胃、脾和胰腺	肠干
肠系膜淋巴结	位于肠系膜内，沿肠系膜上动脉分支分布	小肠	肠系膜上淋巴结
肠系膜上淋巴结	沿肠系膜上动脉分布	肠系膜上动脉供血的肠管和脏器	腹腔淋巴结和肠干
肠系膜下淋巴结	肠系膜下动脉根部周围	横结肠远端1/3、降结肠、乙状结肠和直肠	腰淋巴结链和肠系膜上淋巴结
回结肠淋巴结	沿回结肠动脉分布	回肠、盲肠和阑尾	肠系膜上淋巴结
右结肠淋巴结	沿右结肠动脉分布	降结肠和盲肠	肠系膜上淋巴结
横结肠淋巴结	沿横结肠动脉分布	横结肠	肠系膜上淋巴结
左结肠淋巴结	沿左结肠动脉分布	降结肠和乙状结肠	肠系膜下淋巴结
直肠旁淋巴结	沿直肠上动脉分布	直肠和肛管	肠系膜下淋巴结
主动脉旁淋巴结	自膈主动脉裂孔至主动脉分叉处，沿腹主动脉和下腔静脉分布	下肢、盆腔内脏器、会阴、前后腹壁、肾、肾上腺、膈	引流汇集成左右腰干

四、盆部淋巴解剖

（一）盆部淋巴结分区

盆腔淋巴结包括髂总组淋巴结、髂外组淋巴结、髂内组（下腹）淋巴结、腹股沟淋巴结、脏器周围淋巴结（图5-62）。

1. 髂总组淋巴结 包括三个亚组：外侧组、中间组和内侧组。外侧组由位于髂总动脉外侧的髂外淋巴结链延续而来；内侧组位于由两侧髂总动脉起始部至髂内（外）动脉起始处所围成的三角区内，包括骶岬淋巴结；中间组位于由腰椎和骶椎、腰大肌、髂总血管围成的腰骶窝内，居于髂总动、静脉之间。

2. 髂外组淋巴结 包括三个亚组：外侧组、中间组和内侧组。外侧组是指沿髂外动脉外侧分布的淋巴结；中间组是指位于髂外动脉和髂外静脉之间的淋巴结；内侧组是指位于髂外静脉内侧和后侧的淋巴结，也称为闭孔淋巴结。

3. 髂内组（下腹）淋巴结 由沿髂内动脉脏支分布的淋巴结链组成，引流大部分盆壁盆腔脏器及会阴、臀部、股后部的深层结构淋巴，其输出淋巴管注入髂总淋巴结。

4. 腹股沟淋巴结 包括腹股沟浅淋巴结和腹股沟深淋巴结。腹股沟浅淋巴结位于腹股沟韧带前方的皮下组织内，与股静脉和大隐静脉伴行。腹股沟浅淋巴结的前哨淋巴结位于大隐静脉汇入股静脉处。腹股沟深淋巴结沿股动脉和股静脉分布。腹股沟深淋巴结和髂外淋巴结内侧组的分界点是腹股沟韧带、腹壁下血管和旋髂浅血管的起始处。

5. 脏器周围淋巴结 位于盆腔内各脏器周围，属于相应脏器的区域淋巴结，主要包括位于直肠系膜内的直肠旁淋巴结、膀胱周围的膀胱旁淋巴结和前列腺周围的前列腺旁淋巴结。

（二）女性盆腔淋巴管引流模式

腹股沟浅淋巴结和腹股沟深淋巴结引流会阴和阴道下端的淋巴。阴道上段、子宫颈和子宫体下部的淋巴向外侧引流到阔韧带、闭孔、髂内和髂外淋巴结，向后引流到骶骨后侧淋巴结。子宫体上部的淋巴主要引流至髂淋巴结。卵巢和输卵管的淋巴沿卵巢动脉引流至腹主动脉旁淋巴结，或与子宫下端淋巴一同引流，或沿子宫圆韧带引流。小部分子宫上段的淋巴汇入髂淋巴结和腹股沟淋巴结（表5-5）。

表5-5 盆腔淋巴结分组

淋巴结群	收集的盆腔脏器
腹股沟淋巴结	外阴、阴道下段
髂淋巴结	阴道上段、宫颈
髂内淋巴结	阴道上段、宫颈、子宫体下段
髂外淋巴结	阴道上段、宫颈、子宫体下段、腹股沟淋巴结
髂总淋巴结	髂内淋巴结和髂外淋巴结
腹主动脉旁淋巴结	卵巢、输卵管、子宫和髂总淋巴结

（鞠筱洁 李锡忠 陈国庆）

第 6 章
乳　腺

一、乳腺的X线解剖

乳腺是女性特有性征器官，主要结构有乳头、皮肤、脂肪、腺体、导管、间质、韧带、血管、淋巴等（图6-1）。乳腺X线摄影是乳腺疾病筛查的首选方法。正常成年女性乳房位于胸前部，胸骨的两侧，胸大肌和胸筋膜的前面，乳腺基部上起第2～3肋，下至第6～7肋，外侧可达腋中线。乳腺由于内部结构差异较大，且与年龄、生理周期、妊娠次数等有关，因此正常乳腺的X线表现个体间差异很大，缺乏恒定的X线表型，目前尚无统一的分型标准。国内外许多学者对正常乳腺均进行过分型。美国放射学院制定的乳腺影像报告和数据系统（breast imaging reporting and data system，BI-RADS）将乳腺分为4型：①脂肪型（乳腺内几乎全部为脂肪组织，纤维腺体组织＜25%）；②散在纤维腺体型（乳腺内散在纤维腺体组织，占25%～50%）；③不均质纤维腺体型（乳腺呈不均匀致密表现，纤维腺体组织51%～75%）；④致密型（乳腺组织非常致密，纤维腺体组织＞75%）（图6-2）。BI-RADS目前已在国内外临床工作中广泛应用。

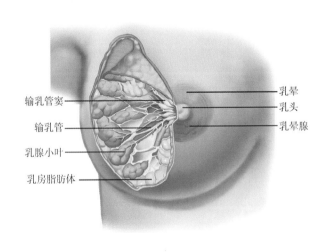
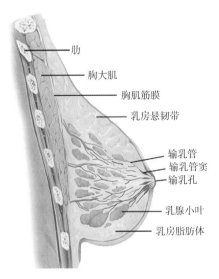

图6-1　正常乳腺组织结构

（一）乳腺头尾位X线解剖

乳腺头尾位（craniocaudal position，CC position）是乳腺X线检查的常规摄影位置。乳腺内、外侧显示良好，皮肤、皮下组织、乳腺小叶、乳后间隙等结构显示清晰（图6-3）。

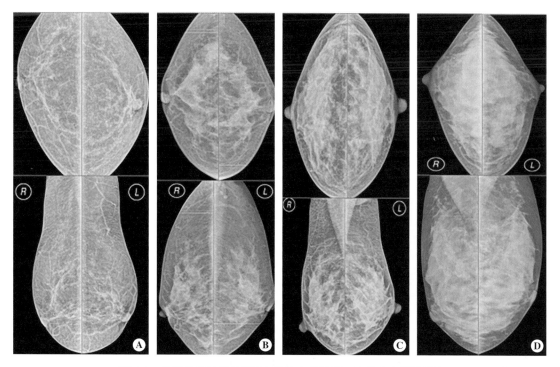

图6-2 乳腺数字X线分型（L代表左侧乳腺，R代表右侧乳腺）

A.脂肪型；B.散在纤维腺体型；C.不均质纤维腺体型；D.致密型

1. 乳头　位于乳房中央前方，锁骨中线外侧，平第4～5肋水平，表面呈颗粒状。表现为乳房顶端和乳晕中央勃起状、扁平状或稍显凹陷，边缘凹凸不平的软组织结节影，直径10～15mm，大小因年龄、发育、经产等差异较大。

2. 皮肤　位于乳房表面，厚度较均匀，但后下方近胸壁反折处稍厚。表现为边缘光滑、线状中等软组织密度影，正常厚度0.5～1.5mm，平均厚度约1.0mm，乳晕区皮肤厚度1～5mm，正常厚度因人而异。

3. 脂肪　位于皮肤下方、腺体组织后方与胸大肌间及腺体组织间，厚度因年龄和胖瘦而异。表现为条带状、小片状低密度影。皮下脂肪层位于皮肤和浅筋膜间，平均厚度约10mm，表现为边缘光整的低密度条带影，内见少许纤细而密度浅淡的细网状影，多为纤维间隔和小血管；乳后脂肪间隙显示为乳腺

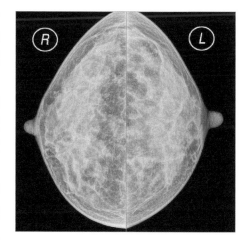

图6-3　乳腺头尾位（轴位）X线图像
（L代表左侧乳腺，R代表右侧乳腺）

组织与胸壁间及胸壁平行的低密度线影；腺体组织间脂肪显示为小片状低密度影。

4. 乳房悬韧带（又称Cooper韧带）　位于皮下脂肪中，介于乳腺与皮肤间，向深面连于胸筋膜，向前面连于皮肤和乳头，为包绕在乳腺腺体外的纤维组织发出的纤维束，表现为三角形或细条带状中等密度影。悬韧带个体差异较大，发育差者，表现为纤细的线状影，发育良好者，表现为狭长三角形致密影。

5. 腺体　位于浅部与深部脂肪间，被纤维组织包绕分隔成15～20个乳腺叶，每一个腺叶分成若干个腺小叶，每一个腺小叶又由10～100个腺泡组成；乳腺叶与周边纤维结缔组织基质融合，构成乳腺实质，实质内包括腺体、导管，每一个乳腺叶有一输乳管。表现为边缘模糊的小片状、羽毛状、团片状、结节状中等密度影，其间夹杂低密度的脂肪组织。

6. 导管　正常有15～20支乳腺导管，从四周向乳头汇集，开口于乳头，向乳腺深部呈放射状分

布，逐级分支，止于腺泡。大导管表现为自乳头下方向四周呈放射状分布的细条状中等密度影，向乳腺深部走行2～3cm消失，亦可表现为扇形均匀致密影。乳腺导管和纤维韧带形成的线状影，常不能区别，统称为"乳腺小梁"。临床怀疑乳腺导管疾病时，常选择乳腺导管造影，正常显示为逐级分支、逐渐变细、走行柔和、边缘光滑的条状影，管腔无狭窄及扩张，腔内无充盈缺损。

7. 间质 乳腺小叶间隔及结缔组织，表现为粗细不均的条索状致密影，多指向乳头，与乳腺悬韧带表现相似。

8. 血管 位于皮下脂肪内，包括动脉和静脉，静脉血管稍粗大，表现为皮下脂肪层内中等密度细网状条纹影。正常乳腺动脉一般不显影，在脂肪型乳腺，血管清晰显示，有时可见到迂曲走行的动脉血管。

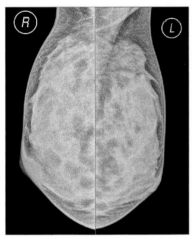

图6-4 乳腺内外斜位X线片（L代表左侧乳腺，R代表右侧乳腺）

9. 淋巴 包括淋巴管和淋巴结，数字X线片上正常时不显影，偶尔在腋窝见类圆形、直径小于10mm中等密度软组织结节影，为淋巴结显影。

（二）乳腺内外斜位X线解剖

乳腺内外斜位（mediolateral oblique position，MLO position）是乳腺X线检查最有价值的摄影位置。乳腺表现为外上向内下分布的斜位影像，外上象限组织结构显示良好。皮肤、皮下脂肪、腺体、乳后间隙等结构显示清晰，乳腺组织在乳腺内外斜位和头尾位X线表现基本相同，内外斜位显示腋窝淋巴组织、动静脉血管和外上象限的皮下脂肪、腺体组织有明显优势（图6-4）。

二、乳腺的CT、MRI图像观察方法及解剖

（一）乳腺CT、MRI图像观察方法

1. 乳腺的分区 临床确定乳腺内病灶位置常用四象限分区法，该方法以乳头为中心，画纵横相互垂直的十字线，将乳腺分为四个区域，外上部分为外上象限（第一象限），外下部分为外下象限（第二象限），内下部分为内下象限（第三象限），内上部分为内上象限（第四象限），乳晕区为中央区（图6-5）。

2. 乳腺CT、MRI图像类型 乳腺CT图像以轴位图像为基础，锥形束CT则以乳头至胸壁间连续断面为基础，通过后处理技术，重组冠状位、矢状位及容积再现（VR）图像等。MRI具多方位成像优势，无须利用后处理技术即可直接扫描形成轴位、冠状位、矢状位图像。

3. 乳腺CT、MRI图像的观察方法 观察CT和MRI图像，应先确定乳腺四象限分区，再确定图像的方位，然后从皮肤、皮下脂肪、深部的腺体、血管、淋巴等组织结构由浅入深、由表及里连续逐层观察，避免遗漏。

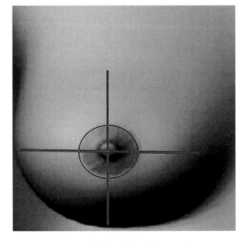

图6-5 乳腺四象限分区示意图

（二）乳腺的CT、MRI解剖

1. 乳腺CT、MRI图像特点 CT图像的灰度与人体组织密度密切相关，胸廓的骨骼，吸收X射线多，显示为白色，为高密度；皮下脂肪，吸收X射线少，显示为黑色，为低密度；韧带、导管、腺体、

血管、胸壁肌肉等介于骨骼和脂肪组织之间，显示为灰色，为中等密度；和肉眼相比较，CT的密度分辨率相当于人眼的10～20倍，具有高密度分辨率特点，能准确显示乳腺的结构和形态。

MRI图像的灰度主要和组织的氢质子和脂肪含量、血液流动、弛豫时间、扫描序列、扫描参数等相关，同一种组织在不同序列、不同参数扫描下，具有不同的灰度，形成不同的加权像，主要有T_1加权像（T_1WI）、T_2加权像（T_2WI）、质子密度加权像（PDWI）、脂肪抑制成像（STIR）及弥散加权成像（DWI）等。以人体脂肪组织为例，在T_1WI上为高亮的白色，称为高信号，在T_2WI上为灰白色，称为较高信号，DWI为灰白色高信号，STIR脂肪信号降低成黑色，为脂肪抑制；MRI对软组织敏感性好，具有高软组织分辨率，显示乳腺解剖形态和结构优于CT。

CT和MRI可根据临床诊断需要进行动态增强扫描和灌注扫描，形成对比剂在病变区随时间变化曲线图和显示血流灌注情况的图像，磁共振还可利用水分子运动成像（DWI）或利用病变代谢产物进行波谱分析（MRS）。

2. 乳腺的CT解剖　CT具有较高的密度分辨率，能清晰显示乳腺的皮肤、脂肪、腺体、韧带和血管等组织结构。CT图像上，乳腺组织表现与数字X线片相同，亦分为脂肪型、散在纤维腺体型、不均质纤维腺体型、致密型。CT图像上，乳腺常表现为角形或扇形，不同的扫描层面内的乳腺组织范围和结构各不相同（图6-6）。普通CT检查并不是乳腺的常规影像学检查手段，对于大多数乳腺疾病诊断并不准确，近年来，随着乳腺锥形束CT的应用，乳腺CT检查越来越广泛，CT在乳腺疾病诊断、鉴别和指导临床治疗方面的价值日益受到重视（图6-7）。

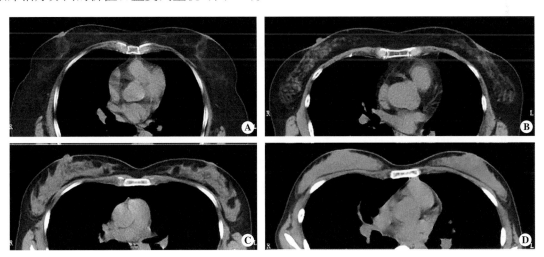

图6-6　乳腺CT分型及表现

A.脂肪型；B.散在纤维腺体型；C.不均质纤维腺体型；D.致密型

（1）皮肤　表现为乳腺周边线状的软组织密度影，平均厚度为0.5～3mm，乳晕区周边皮肤较其他部位稍厚。

（2）脂肪　表现为CT值–80～–110Hu的低密度影，皮下脂肪层位于皮肤下方，呈较宽条带状低密度影，腺体组织间的脂肪组织呈蜂窝状低密度影，乳后与胸大肌间脂肪组织呈窄条状低密度影。

（3）悬韧带　表现为低密度脂肪组织内的条带状中等软组织密度影，前连皮肤和乳头，后连胸筋膜。

（4）腺体　表现为皮下脂肪与胸壁脂肪之间，分布较为均匀，密度均匀或不均匀，呈小片状、团片状、结节状较高密度影，CT值为20～25Hu，腺体CT值因年龄和生理变化而不同。

（5）导管　表现为以乳头为中心，呈扇形分布，树枝状或放射状，逐级分支逐渐变细的中等密度影。

（6）间质　表现为指向乳头、粗细不均的条索状致密影。

（7）血管　表现为低密度脂肪组织内的条带状中等密度影，静脉较粗，动脉细小。

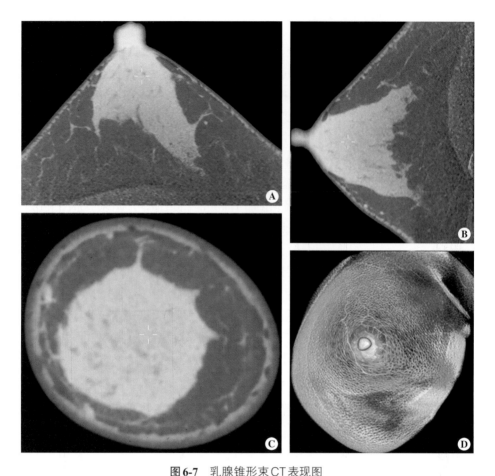

图6-7 乳腺锥形束CT表现图

A. 冠状位MIP图（5mm）；B. 矢状位MIP图（5mm）；C. 轴位MIP图（5mm）；D. VR显示乳腺三维形态

（8）淋巴　正常淋巴组织不显影。

CT增强扫描时，乳腺组织密度有轻度增加，腺体和导管的CT值增加小于10Hu，乳头和乳晕后方组织CT值增加小于15Hu，脂肪组织CT值增加常小于2Hu。

3. 乳腺的MRI解剖　MRI具有极高的软组织分辨率，可清楚显示乳腺的皮肤、乳头、脂肪、腺体、肌肉、血管和纤维结缔组织等组织结构。乳腺的MRI图像因所选择的脉冲序列不同而异，信号强度主要依据被检体的乳腺组织结构变化而不同，不同的扫描层面内的乳腺组织范围和结构亦各不相同。MRI乳腺分类与数字X线和CT检查相同，脂肪型主要是脂肪信号，致密型以实质为主，散在纤维腺体型和不均匀纤维腺体型介于脂肪型和致密型之间（图6-8）。乳腺MRI检查因其多方位、多序列、多参数成像特点，无辐射损伤和高软组织分辨率等优势，清晰展示乳腺解剖形态和结构，成为继乳腺数字检查、乳腺超声检查之后乳腺疾病诊断的重要检查手段。

（1）皮肤　T_1WI、T_2WI、PDWI均表现为乳腺周边线状中等信号影，呈灰色，厚度1～3mm，乳晕区较厚。

（2）脂肪　皮下、胸壁及腺体组织间的脂肪组织在T_1WI均显示高信号，呈高亮的白色，T_2WI对脂肪信号有一定抑制，显示为较高信号，呈灰白色，采用脂肪抑制序列成像（STIR），显示为低信号，呈黑色。

（3）腺体　显示为低于脂肪组织，略高于或等于肌肉组织的中等信号，呈灰色。

（4）导管　矢状位图像最为清楚直观，显示为略高于胸壁肌肉，明显低于相邻脂肪，向乳头汇集的不规则树枝状，与腺体组织信号相似的中等信号。乳腺腺体和导管及周边纤维基质，称为乳腺实质。

（5）悬韧带与间质　T_1WI和T_2WI均显示为较低至低信号的索条状结构，部分为分隔乳腺小叶的间隔，称"乳腺小梁"。

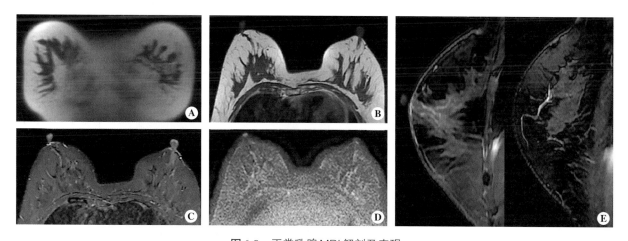

图6-8　正常乳腺MRI解剖及表现

A. T₁WI冠状位；B.T₂WI轴位；C.STIR压脂轴位；D.DWI轴位；E. 矢状位T₂WI压脂＋矢状位增强T₁WI

（6）血管　乳腺内血管在T₂WI因偶回波效应，常表现为线状高信号。

（7）淋巴　MRI上，正常乳腺淋巴组织不显示。

MR增强扫描时，腺体和导管构成的乳腺实质表现为弥漫性、区域性或局灶性轻度强化，随着时间呈缓慢渐进性信号增高，强化程度一般不超过增强前信号强度的1/3，强化的峰值多出现在延迟期，在经期或经前期可呈中度至重度强化。乳腺脂肪组织增强扫描几乎无强化。

（三）乳腺的前哨淋巴结的CT、MRI应用解剖

1. 乳腺的前哨淋巴结　是指乳腺某一个区域的组织淋巴液首先引流到的一个或少数几个位于特定区域的淋巴结。解剖学上，乳腺的前哨淋巴结是指收集乳腺某一个区域组织淋巴液的第一站淋巴结；临床上，乳腺的前哨淋巴结是乳腺的某一个具体部位，亦是乳腺原发恶性肿瘤转移的第一站区域淋巴结；目前，前哨淋巴结的概念已被全世界的研究者广泛认可，并用于乳腺癌的临床分期，具有高准确率和低假阴性率特点。

2. 乳腺的前哨淋巴结的CT、MRI应用解剖　乳腺有丰富的淋巴管，相互吻合成丛，分为浅组淋巴管和深组淋巴结，其淋巴引流方向大致相同，75%的淋巴向外侧引流到腋窝淋巴结，少部分引流到胸骨旁、锁骨上和膈下淋巴结。乳腺的淋巴回流因部位和区域差异，回流到的淋巴结组群亦不相同，外侧部和中央部的淋巴管汇入腋窝淋巴结，上部的淋巴管汇入尖组淋巴结和锁骨上淋巴结，内侧部的淋巴管汇入胸骨旁淋巴结，深部的淋巴管汇入胸肌间淋巴结。另外，乳腺内侧的浅淋巴管与对侧乳腺的淋巴管相通，内下部的淋巴管通过腹壁和膈下的淋巴管与肝的淋巴管交通，发生淋巴回流受阻时，肿瘤可转移至对侧乳腺或肝。

乳腺癌多见于乳腺的外上象限，该部位淋巴管汇入腋窝淋巴结，乳腺癌淋巴转移时，其前哨淋巴结主要为腋淋巴结。乳腺腋淋巴结分为三组，Ⅰ组（腋下组），位于胸小肌外侧，又称低位组，包括外侧组（前群）、肩胛下组（后群）、腋静脉淋巴结（外侧群）、中央组（中间群的大部分）和胸大小肌间淋巴结；Ⅱ组（腋中组或胸小肌后组），位于胸小肌深面的腋静脉淋巴结组；Ⅲ组（腋上组或锁骨下组），位于胸小肌内侧的腋淋巴结，即锁骨下淋巴结（图6-9）。CT和MRI能清晰显示乳腺癌发生淋巴转移时的前哨淋巴结，在肿瘤的临床分期和指导临床治疗方面具有重要价值。

三、乳腺血管的影像解剖

（一）乳腺血管的解剖特点

乳腺血管包括供血动脉和引流静脉，两者伴随走行，静脉血管较粗，动脉血管细小（图6-10）。

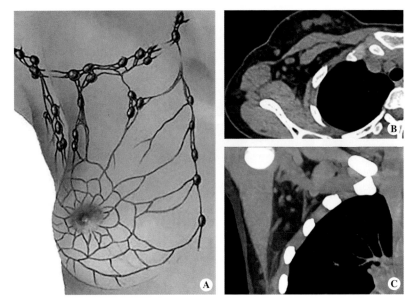

图6-9 乳腺淋巴结解剖示意图和CT腋窝淋巴结显示图

A.乳腺淋巴结解剖示意图；B.轴位CT腋窝小淋巴结显示；C.冠状位CT腋窝小淋巴结显示

1. 供血动脉 乳腺有三支主要的供血动脉，依次为胸廓内动脉、胸外侧动脉、肋间动脉穿支，分别供应乳腺不同区域的血液。

（1）胸廓内动脉 起自锁骨下动脉，在胸骨旁肋软骨后面向下行进，从第1～4肋间穿出，穿过胸大肌供血给内侧乳腺，以第1～2肋间穿支较为粗大，又称为胸骨旁动脉或内乳动脉。

（2）胸外侧动脉 起自腋动脉中段，为腋动脉的分支，又称为外乳动脉，它沿胸大肌外侧缘走行，供应乳腺外侧部。腋动脉分支自内向外依次为胸上动脉，沿胸小肌上缘下行入乳腺；胸肩峰动脉分支，从肩峰动脉干发出，胸大小肌间下行入乳腺深面；胸外侧动脉，又称胸侧壁动脉；肩胛下动脉，为腋动脉的最大分支，其后下方分支为胸背动脉，营养背阔肌和前锯肌，胸背动脉对乳腺血液供应并不重要，但其行径上分布有腋窝淋巴结的中央群和肩胛群淋巴结。另外，胸廓内动脉和胸外侧动脉及相应的肋间动脉分支，在乳晕区分出丰富的血管分支相互吻合。

（3）肋间动脉穿支 起自胸主动脉，第3～5肋间动脉的前支，分别与胸廓内动脉和胸外侧动脉的分支相互吻合，供血给乳房下部。

2. 引流静脉 乳腺引流静脉分浅静脉组和深静脉组。

（1）浅静脉组 分布在乳房皮肤下方与浅筋膜浅层间，分为横向和纵向走行，横向走行向胸骨旁，汇集后回流到内乳静脉，纵向走行向锁骨上窝，汇集后回流到颈前静脉。

（2）深静脉组 包括内乳静脉肋间支、腋静脉分支及肋间静脉支。内乳静脉肋间支引流内侧乳腺血液，伴随动脉走行，回流到同侧头臂静脉（无名静脉），是乳腺血液引流的最大静脉；腋静脉分支引流乳房外侧血液，回流到锁骨下静脉和头臂静脉，此静脉粗细和变异大；肋间静脉支，与脊髓静脉相同，引流乳腺血液经肋间静脉回流到奇静脉。乳腺癌发生血行转移时，常通过引流静脉转移至肺部。

（二）乳腺血管的影像图像观察方法

乳腺动脉血流从近端向远端呈离心性流向，静脉血流从远端向近端呈向心性流向，观察乳腺IA-DSA图像时，首先确定乳腺供血动脉起源，然后在注入对比剂后，沿血流方向从近端向远端动态观察对比剂流向及动脉血管走行和分支，IV-DSA则从远端血管向近端沿血流方向动态观察静脉内对比剂流向及静脉血管的汇聚情况。CTA和MRA除需要沿血流方向从近端向远端依次观察动静脉血管的走行、分支外，尚需沿血流方向观察连续断面结构及血管。

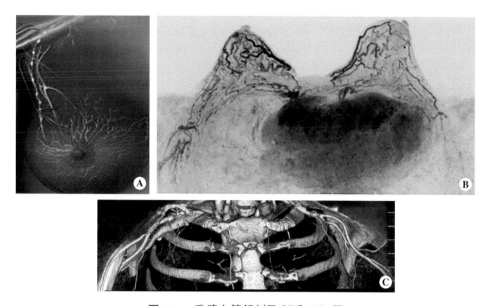

图 6-10 乳腺血管解剖及 CT 和 MRI 图

A. 乳腺血管解剖示意图；B. 乳腺血管减影 MRI-MIP 图；C. 乳腺动脉 CTA 图

（三）乳腺血管的影像解剖

1. 乳腺动脉系统的影像解剖 乳腺因解剖分区不同，供血动脉名称和起源亦不同，主要有起自锁骨下动脉的胸廓内动脉、起自腋动脉中段的胸外侧动脉和起自胸主动脉的肋间动脉穿支，在 IA-DSA、CTA 和 MRA 上，表现为从近端向远端逐级分支、逐渐变细、走行柔和、边缘光整的细条状影。

2. 乳腺静脉系统的影像解剖 乳腺静脉由毛细静脉丛汇聚形成，浅静脉汇集回流到内乳静脉和颈前静脉，深静脉分别汇集回流到内乳静脉肋间支、腋静脉分支及肋间静脉支。在 IV-DSA、CTV 和 MRV 上，表现为从远端向近端汇聚增粗、边缘光整的条带状影，乳腺静脉较同级动脉粗大。在乳腺血管的显示方法中，DSA 明显优于 CT 和 MRA 成像。

医者仁心

医教研并重、追求卓越的"中国放射学的创建者、奠基人"

1948 年，谢志光毅然离开工作多年条件优越的北京协和医院，回到阔别 30 多年的家乡广州，回乡后他立即投身到放射学实践、医学教育和科学研究中，并为此付出了后半生的全部精力，从此，我国的放射学事业才能在无论是条件还是人力都几乎空白的广州开展起来。谢志光医教研并重，医疗上，细致服务，精益求精，追求卓越；教学上，开展立足于专业的大协作，加紧编译教材，培养人才；科研上，设计显示髋关节后脱位的"谢氏位"，制作断层装置等。谢志光几十年如一日，为祖国医学事业发展留下了丰硕成果。

（李锡忠）

第 **7** 章

消化系统与腹腔

第 1 节　口腔与咽部

一、口　　腔

口腔是消化管的起始部。以上、下牙弓为界，可分为前外侧的口腔前庭和后内侧的固有口腔。牙是人体最坚硬的器官，镶嵌于上、下颌骨的牙槽内，分别构成上、下牙弓。

（一）牙的形态与构造

牙按其形态可分为牙冠、牙颈和牙根三部分。暴露在口腔内的部分称牙冠；嵌入上、下颌骨牙槽内的部分称牙根；两者移行处的部分稍细称牙颈。每颗牙的牙根末端均有根尖孔向内通牙根管，继而通向牙冠内的牙冠腔。牙根管和牙冠腔合称牙腔或髓腔。牙主要由牙釉质、牙质、牙骨质和牙髓构成。牙釉质被覆于牙冠的表面，是牙最坚硬的部分；牙质围绕在牙腔周围，构成牙的主体；牙骨质被覆于牙根和牙颈表面；牙髓位于牙腔内，由结缔组织、血管、淋巴管和神经等组成。

（二）牙的分类和排列

人的一生中有两套牙，即乳牙和恒牙。乳牙一般在出生后6个月开始萌出，3岁左右出齐，6岁后逐渐脱落。恒牙可分为切牙、尖牙、前磨牙和磨牙4类。

二、咽

（一）咽的位置、形态和交通

咽位于颈椎前方，上起自颅底，下至第6颈椎体下缘与食管相续，长约12cm。前壁自上而下经鼻后孔、咽峡和喉口通鼻腔、口腔和喉腔。咽以软腭和会厌上缘为界，分为鼻咽、口咽和喉咽3部分。

1. 鼻咽　向前经鼻后孔通鼻腔。在鼻咽侧壁正对下鼻甲后方约1cm处，有略呈三角形的咽鼓管咽口，由此经咽鼓管通中耳鼓室。

2. 口咽　向前经咽峡与口腔相通。口咽前壁主要为舌根后部，此部与会厌之间的横行沟状凹陷为会厌谷，异物可停留于此。

3. 喉咽　位于喉的后方，会厌上缘与第6颈椎下缘平面之间，向前经喉口与喉腔相通，向下与食管相续。在喉口两侧各有一深凹，称梨状隐窝，异物易滞留于此。

（二）咽的X线解剖

咽腔充满气体，与周围软组织形成对比。在咽的侧位片上（图7-1），可见致密的下颌支骨影内重叠着透明的咽腔阴影。咽腔呈柱状透亮影，上方抵达颅底，下端延续为食管，前方通鼻腔、口腔和喉腔。

咽腔前壁，上段与鼻腔相通。在翼突下方，硬腭向后延续为软腭，软腭显影灰白，呈长条状垂向后下，末端为腭垂。软腭与舌根之间的透明腔隙为咽峡。舌根与会厌之间可见U形凹陷，为会厌谷。在舌根下方可见舌骨的侧位像，呈横位的舌骨大角影与从前下斜向后上的三角形会厌阴影交叉重叠。喉咽经喉口与喉腔相通。梨状隐窝与喉软骨的后部重叠，一般不能看清。

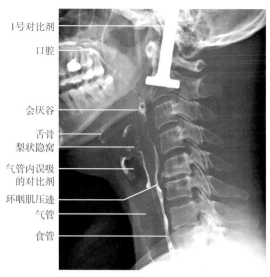

图7-1 咽部X线钡剂造影吞咽功能检查（侧位）

咽顶壁表面光滑，向后下弯曲呈弧形，向下移行为咽后壁。咽后壁平坦，与上位6个颈椎相邻，其与颈椎前缘之间夹有软组织，呈灰白色软组织影。咽顶壁和咽后壁移行部的软组织最厚，其内有咽扁桃体。咽后壁的软组织影系咽肌、脊柱颈段前方的若干小肌和结缔组织共同形成，它自寰椎前弓平面以下逐渐变薄，厚度较均匀，为上下连续的直线，不应有局部隆起。

第2节 食 管

一、食管的X线解剖

（一）食管钡餐正位X线解剖

食管为前后略扁的细长肌性管道，位于脊柱的前方，上端在第6颈椎体下缘平面续于咽，下行穿过膈的食管裂孔入腹腔，下端于第11胸椎体左侧连于胃，全长约25cm。按其行程可将食管分为颈部、胸部和腹部3部分（图7-2）。颈部是胸骨颈静脉切迹平面以上的部分，长约5cm。其前壁借疏松结缔组织与气管相连，后方与椎前筋膜、脊柱相隔，两侧近上端处与甲状腺侧叶相邻，近下端处与颈总动脉和颈内静脉相邻。胸部为胸骨颈静脉切迹平面至膈的食管裂孔之间的部分，长18～20cm。其前面自上而下与气管下段、主动脉弓、左主支气管和心包相邻。腹部为食管裂孔至胃的贲门之间的部分，长1～2cm。其前面邻接肝左叶后缘。

正位观察食管，X线胸片上因其前后结构重叠甚多，食管与周围软组织结构缺乏自然对比很难显示食管影像。吞钡后观察食管呈宽2～3cm的长柱形，外形光滑。正位观察，食管位于正中线偏左，胸上段尤甚。

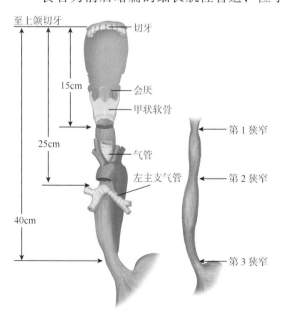

图7-2 食管的位置与生理狭窄

（二）食管钡餐侧斜位X线解剖

右前斜位是观察食管的常用位置。在此位上，含钡的食管腔轮廓清晰，呈纵向走行，位于心与脊柱之间（图7-3）。

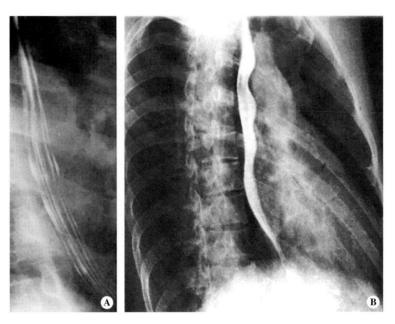

图7-3　食管的生理狭窄X线表现
A.食管钡餐舒张期图；B.食管钡餐收缩期图

（三）食管的蠕动波影像表现

食管正常蠕动有两种，第一种是原发性蠕动（第一蠕动波），由吞咽反射引起。每吞咽一次，引发一次蠕动，使食物迅速下行数秒钟达到胃内。第二种是继发性蠕动（第二蠕动波），是因胃食管前庭部的钡剂倒流入上段食管，扩张食管壁引发反射，从而出现继发性蠕动波，将钡剂再推入胃食管前庭。另外，尤其是老年人，食管中下段出现多发性环形收缩，无推进功能。其可表现为两种形式：一种为环形肌瞬间收缩，使食管中下段的边缘呈锯齿状；另一种为持久性收缩，食管表现为串珠状或瓶塞样变，这种蠕动又称为第三蠕动波。

深吸气时，随膈的下降，食管裂孔收缩，致使钡剂暂停顿于膈上方，可见食管的膈上部分出现一小段长4～5cm的暂时性壶腹状膨大影，称膈壶腹，呼气时膈壶腹消失。膈壶腹上界缩窄处称为A环，膈壶腹下端与胃食管前庭交界处（相当于膈食管裂孔处）形成长约1cm的狭窄称为B环，当食管前庭扩张时，由于贲门括约肌收缩所形成的狭窄称为C环。

食管充盈时，轮廓光滑整齐，密度均匀，管壁伸缩自如，宽度可达2～3cm。如食管周围有肿物，可使食管变位。

在钡剂排空，食管处于收缩状态时，可见食管黏膜皱襞呈透亮的纵行细条形影，沿食管的长轴排列，至膈的食管裂孔处相互靠拢，向下与胃小弯的黏膜皱襞影相延续。

（四）食管生理狭窄的影像表现

食管全长有3个生理性狭窄（图7-3）。第1狭窄位于食管的起始处，平第6颈椎下缘，也称颈狭窄，距中切牙约15cm；第2狭窄位于食管与左主支气管交叉处，相当于胸骨角或第4～5胸椎体之间的高度，也称主支狭窄，距中切牙约25cm；第3狭窄位于食管穿过膈的食管裂孔处，平第10胸椎体，也称膈狭窄，距中切牙约40cm。这些狭窄是异物易滞留、易损伤和食管癌的好发部位。

正常食管可见2个生理性狭窄，即第1狭窄和第3狭窄。此外，右前斜位在食管前缘可见3个压迹，自上而下依次为：①主动脉弓压迹，在第4胸椎平面，是主动脉弓在食管左前壁形成的弧形压迹，该压迹随年龄而加深；②左主支气管压迹，在主动脉弓压迹下方，由左主支气管向食管左前壁挤压而成；③左心房压迹，在气管杈向下，左心房后壁向后挤压食管而成，该压迹长而浅，随体位和心的舒缩而变化。主动脉弓压迹与左主支气管压迹之间，食管壁向前略显膨出，当钡剂通过后，此膨出处有时可有少量钡剂残留，不要误认为憩室。

二、食管的CT、MRI图像观察方法及解剖

（一）食管的CT、MRI图像观察方法

食管为肌性管道，绝大部分位于脊柱的前方，由于食管多含气，且周围有一层脂肪包绕，CT能清晰地显示食管的断面形态，故而CT图像不难分辨。自第6颈椎下缘向下至气管分叉之间的横断层上，自上而下观察，在脊柱与气管之间可分辨食管影像。气管消失心包形成后，脊柱与心包之间仍能清晰分辨食管影像。穿过膈肌后，食管则位于脊柱、腹主动脉和下腔静脉三者影像之间，之后终于胃的贲门。

食管走行扭曲，且受周围组织影响，不可能在MRI的一个层面上显示食管各段。由于MRI空间分辨率较低，虽也能在横断层上分辨食管影像，但难以发现食管的黏膜改变。正常食管壁厚度为3mm，MRI信号强度与胸壁肌肉相似。

（二）食管的CT、MRI解剖

颈段食管位于中线，紧贴气管后壁及椎体前缘；胸骨切迹水平，食管位于气管右后方，仍紧靠椎体前缘；主动脉弓下水平，食管位于气管左后方（图7-4）；气管隆嵴以下水平，食管紧靠左主支气管后壁，可见奇静脉断面位于食管后方；左心房水平以下，食管左移至降主动脉前方。食管穿过膈肌后，向左水平走行入胃底，因食管的水平走行，致使约1/3的人在食管贲门区显示类似胃底内壁增厚或软组织团块，应注意鉴别。CT横断面所见肝脏尾叶与左叶外侧段之间的裂隙直指向食管胃相交部。这个裂隙是识别食管胃连接部的标志，识别它可以避免把食管胃连接部的软组织影误认为病变。

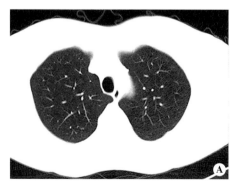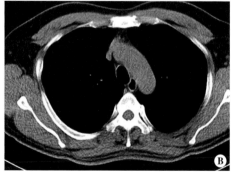

图7-4 食管的CT表现

A.肺窗；B.纵隔窗

食管因其管腔扩张程度不同，而食管壁所显示的厚薄也不一致，一般管壁厚度在3mm以下，正常时食管内气体居多（40%～60%）。食管颈段位于中线上，在气管后壁与椎体前缘之间。40%的人可见气管后壁出现压迹，胸骨切迹平面，食管位于气管右后方，紧靠椎体前缘食管与椎体间不应该有任何软组织。主动脉弓下平面，食管位居气管左后方，食管右后方有奇静脉走行，于气管右侧入上腔静脉。气管隆嵴水平以下，食管紧邻左主支气管后壁。在左主支气管水平以下食管紧贴左心房后壁，其后可

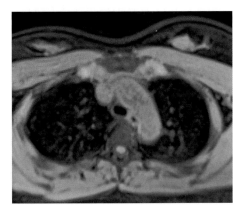

图7-5 食管的MRI影像

见奇静脉断面。左心房水平以下，食管位于降主动脉前方，食管与心包之间只有少量脂肪。

（三）食管通过的CT、MRI应用解剖

颈段食管起自第6颈椎水平的环咽肌（食管入口），止于第1胸椎水平的胸廓上口处，位于气管后方，长约5cm。因肌性食管壁与其周围脂肪组织在T_1WI上有良好对比度，故可显示正常食管解剖。但在气管与食管间、主动脉与食管间正常时也可无脂肪分布。正常食管为潜在的腔隙，无或仅有少量气体，在T_1WI和T_2WI上食管壁表现与肌肉相似，呈中等信号。食管入口与喉咽相连，平时关闭，吞咽时开放（图7-5）。

第3节 胃

一、胃的X线解剖

（一）胃的分型与特征

1. 胃的分部 胃是消化管中最膨大的部分，上接食管，下续十二指肠，具有容纳食物、分泌胃液和初步消化食物的功能。

胃分为贲门部、胃底、胃体和幽门部4部。位于贲门附近的部分称贲门部；高出贲门平面以上的部分称胃底；胃底与角切迹之间的部分称胃体；角切迹至幽门之间的部分称幽门部。在幽门部大弯侧有一浅沟，称中间沟，将幽门部分为左侧的幽门窦和右侧的幽门管。幽门窦近胃小弯处是胃溃疡和胃癌的好发部位。临床上所称的"胃窦"即为幽门窦或幽门部。

胃壁由内向外依次由黏膜、黏膜下层、肌层和外膜构成。胃黏膜柔软，呈淡红色，空虚时形成许多皱襞。胃小弯处有4～5条纵行的黏膜皱襞，较为恒定。胃壁的肌层较发达，在幽门处环形肌增厚，形成幽门括约肌，其表面的黏膜环行皱襞突向腔内，称幽门瓣，有延缓胃内容物排空和防止小肠内容物逆流至胃的作用。在婴儿，如幽门括约肌肥厚，可造成先天性幽门梗阻。胃的外膜为浆膜。

2. 胃的分型 胃的形态可因张力、体位、体型和充盈程度等因素的影响而有所不同，其中张力的影响尤为明显。张力是指平滑肌轻微而持续的收缩力，它能使空腔器官保持一定的形态和位置。立位时，中等充盈的胃，一般可分为4种类型（图7-6）。

（1）角型胃 肌张力高、位置高，几乎呈横位，胃腔左上宽，右下窄，形如牛角。角切迹不明显，胃下缘在脐以上。此型胃多见于矮胖体型的人。

（2）钩型胃 肌张力中等。胃体垂直，角切迹明显，形如鱼钩。胃下缘约在髂嵴水平。此型胃多见于适中体型的人，也是最常见的类型。

（3）无力型胃 肌张力低。胃体下垂，中部狭长，整个胃形上窄下宽，如水袋状。幽门部向右上倾斜。胃下缘低于髂嵴水平，整个胃的位置约在脊柱左侧，角切迹呈锐角。此型胃多见于瘦长体型的人。

（4）瀑布型胃 肌张力高，位置也高。胃底较大并弯向胃体的上后方，胃泡大而后倾，胃体细小，幽门部多斜向右下，胃下缘多在脐部以上或平脐。立位造影时，钡剂先进入后倾的胃底，充满后再呈瀑布样流入胃体，故在胃底和胃体内各出现一个液平面。此型胃较少见。

（二）胃钡餐的正位X线解剖

胃充盈钡剂后，可见胃腔的轮廓。立位时，钡剂充盈于幽门部和胃体下部，气体聚集于胃底和胃体上部，形成泡状透明影，称胃泡。胃泡上缘呈弧形薄层软组织影，由胃壁和左膈相贴共同形成。仰

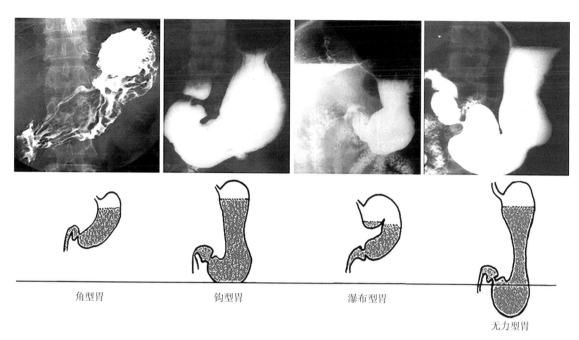

图7-6 胃的分型

卧位时，胃底和胃体上部被钡剂充填，气体移至幽门部，胃泡消失。由于胃体位于前凸的腰椎之上，有时钡剂可大部分沉积于胃体两侧，而胃体中部充盈不全。俯卧位时，钡剂沉积于幽门部和胃体，气体又移至胃底。

胃充盈像显示，胃小弯和胃大弯下部轮廓光滑、整齐，角切迹明显，左右对称。胃大弯中部边缘多呈锯齿状，系粗大的横、斜行黏膜皱襞所致。有时在此区域内，还可见到一个由脾或结肠左曲引起的浅压迹。幽门部的远侧为幽门。幽门管是一短管，长约0.5cm，平时关闭，开放时，其最大宽径可达1cm（图7-7）。

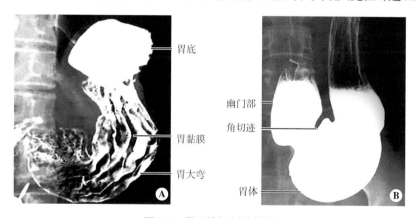

图7-7 胃X线钡剂造影像

A. 少量钡剂；B. 大量钡剂

服少量钡剂后观察，可见胃各部的黏膜皱襞像。皱襞间的沟内充以钡剂，呈条纹状致密影，皱襞则呈条状透明影。胃底的黏膜皱襞粗大、弯曲，呈不规则的网格状影像。贲门部的皱襞与胃底处相似。胃小弯侧皱襞整齐，与胃小弯平行，有4～5条，它们至角切迹处，部分呈扇形斜向胃大弯，部分继续随胃小弯至胃窦上缘。胃大弯附近的黏膜皱襞宽阔、弯曲，多为斜行或横行，故影像呈锯齿状。幽门部的黏膜皱襞较狭细，多数为纵行，少数为斜行或横行。

（三）胃钡餐的侧斜位X线解剖

双对比造影能清晰显示胃黏膜面胃小区和胃小沟的形态。胃小区是胃黏膜表面的微小皱褶，是由周围很浅的胃小沟围成的隆起部分。由于钡剂存留于胃小沟内，从而衬托出透明的胃小区影。胃小区一般呈圆形、椭圆形或多角形，大小为1～3mm。胃小沟粗细一致，宽度在1mm以下，密度淡而均匀。胃小区多在胃窦部显影，胃体、胃底部难以显示。

服用钡剂后，在透视下可观察到胃的蠕动。胃的蠕动是由胃壁环形肌节律性收缩引起的。蠕动自胃体上部开始，逐渐向幽门方向推进，在推进过程中，波幅逐渐加大。胃大弯侧的波幅较胃小弯侧更为显著。一般在胃影上可同时见到2～3个蠕动波。当蠕动波到达幽门管时，若幽门尚未开放，则钡剂壅积，可使幽门管膨大成球形。幽门的首次开放，多出现于服钡后的2分钟以内，钡剂一般于服钡后2～4小时排空。

二、胃的CT、MRI图像观察方法、特点及解剖

（一）胃的CT、MRI图像观察方法

食管与胃相接，在静脉韧带裂层面，该裂向左指向食管与胃的连接部，可作为贲门的识别标志。胃底常见液平面，可产生线状伪影。胃壁外有脂肪组织，与其他脏器分界清晰。在CT及MRI上，胃位于脾前方、肝脏右侧，自上而下呈自左向右走行。

（二）胃的CT、MRI图像特点及解剖

1. 胃的CT、MRI图像特点　CT及MRI检查时，是否使用适量对比剂对胃的管腔的改变较大，胃壁厚度也会随之变化，所以，在做检查前一般让患者服用适量的低浓度对比剂或清水，保持管腔处于充盈状态。

2. 胃的CT、MRI解剖

（1）胃的CT解剖　胃壁的厚度是CT上观察的主要内容。胃适度扩张后胃壁的厚度正常在2～5mm，虽然有个体差异但厚度均应小于10mm。胃底部常有液平面伪影。胃底左后方是脾，右前方是肝左叶，内侧是左膈脚。胃体垂直部断面呈圆形，前方与肝左叶、空肠、胰尾及脾关系密切。结肠脾曲可在其左侧显示，腹腔动脉及肠系膜上动脉可出现在同一层面。胃体水平断面自左向右与胃窦部相连，胰体在其背侧，十二指肠位于胰头的外侧（图7-8）。

（2）胃的MRI解剖　MRI的检查价值在于观察胃肠道肿瘤与周围脏器关系和淋巴结转移情况。MRI空间分辨率较低，难以发现胃肠道黏膜改变，因此MRI很少用于消化管道疾病检查，其在消化系统主要用于消化腺检查。

MRI对胃底、贲门部及胃体部后壁显示较好，胃壁信号强度近于肌肉信号强度，其外缘光滑，内面粗糙，厚薄较均匀（图7-9），故易显示胃及其邻近脏器的关系。

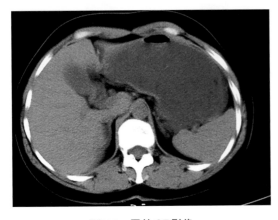

图7-8　胃的CT影像

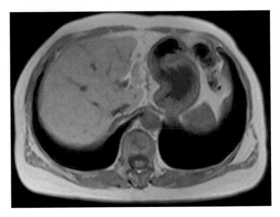

图7-9　胃的MRI影像

（三）胃蠕动的CT、MRI应用解剖

CT和MRI普通扫描为非动态下观察，检查中患者应尽量保持平静状态以免出现运动伪影。所以，胃肠道的蠕动在CT和MRI影像中显示不良，只能看到收缩波的位置和收缩程度。

三、胃血管的影像解剖

（一）胃血管的影像解剖特点

胃的血供丰富，血管数量多且走行复杂，部分患者还存在血管分布畸形或与其他上腹部器官形成侧支循环的情况。

（二）胃血管的影像图像观察方法

胃的血液供应主要来自腹腔干三大分支，少部分来自膈下动脉。腹腔干在CT增强扫描时表现为自腹主动脉发出向前走行的条状高密度影像，随着分支的增多及走行的改变，细小的分支在影像上较难辨认（图7-10）。胃壁的静脉汇成胃左、右静脉，胃网膜左、右静脉和胃短静脉，与同名动脉伴行。前二者直接汇入门静脉，后三者分别经肠系膜上静脉和脾静脉间接汇入门静脉。

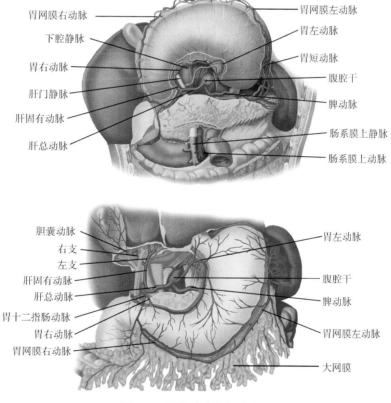

图7-10 胃的动脉血供示意图

（三）胃动脉的影像解剖

胃的血液供应主要分三个区域：胃小弯、胃大弯、胃底。

1. 胃小弯的血液供应 主要有来自腹腔干的胃左动脉，在CT增强扫描中表现为腹主动脉前方的条状分支（图7-11）；来自肝总动脉的延续——肝固有动脉的胃右动脉，在CT增强时表现为第一肝门

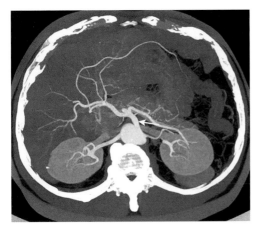

图7-11 腹腔干动脉的CT增强影像

（箭头指示腹腔干）

内侧的点状高密度影。二者相互吻合，分布于胃小弯侧的胃前后壁。

2. 胃大弯的血液供应 主要有来自脾动脉的胃网膜左动脉，来自肝总动脉的胃十二指肠动脉的分支即胃网膜右动脉，二者相互吻合，分布于胃大弯侧的胃前后壁。

3. 胃底的血液供应 主要是来自脾动脉的胃短动脉，还有一小部分来自腹主动脉的小分支即左膈下动脉，二者分布于胃底的前后壁。

4. 其他部位的血液供应 部分人的胃后壁血液供应还有来自脾动脉的胃后动脉。胃前壁、胃后壁的血管相互吻合、交通。

（四）胃静脉系统的影像解剖

胃的静脉和各动脉重名伴行，均汇入门静脉系统。因分支迂曲平扫显影不良，当出现门静脉高压时CT增强可表现为串珠状或蚯蚓状的高密度影像。

1. 胃左静脉 即胃冠状静脉，汇入门静脉。

2. 胃右静脉 途中收纳幽门前静脉，位于幽门与十二指肠交界处前面上行进入门静脉，幽门前静脉是辨认幽门的标志。

3. 胃网膜左静脉 注入脾静脉。

4. 胃网膜右静脉 注入肠系膜上静脉，也是有用的解剖标志。

5. 胃短静脉 经胃脾韧带入脾静脉。

6. 胃后静脉 经胃膈韧带，注入脾静脉。

第4节 小 肠

一、小肠的X线解剖

（一）小肠造影的X线解剖

1. 小肠的位置、形态及分部 小肠是消化管最长的一段，上端起于幽门，下端止于盲肠，是消化食物、吸收营养物质的主要部位。成人小肠全长5～7m，可分为十二指肠、空肠和回肠3部分。十二指肠是小肠的起始部，呈C形包绕胰头，全长约25cm，可分为上部、降部、水平部和升部4部。空肠起于十二指肠空肠曲，回肠末端接盲肠，两者在腹腔内迂回盘绕形成小肠襻，均由肠系膜连于腹后壁。空肠、回肠间无明显分界，一般将其全长的近侧2/5段称空肠，远侧3/5段称回肠。

2. 十二指肠造影 充盈钡剂后（图7-12），十二指肠球呈锥形或三角形，三缘整齐，其底的中部与幽门相接，顶部多指向右上方。十二指肠球的左上缘称小弯缘，右下缘称大弯

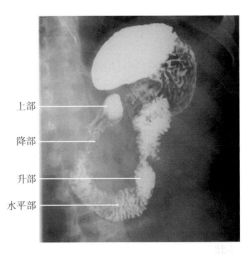

上部

降部

升部

水平部

图7-12 十二指肠X线钡剂造影像

缘。两缘与底的夹角大致对称，分别称左穹隆和右穹隆。侧位投照时，可显示十二指肠球的前、后壁。十二指肠球的形状与体型有关，矮胖体型者，多呈宽而短的三角形，顶部朝向右后方；瘦长体型者，常呈长而窄的三角形，顶部向上；适中体型者，十二指肠球的长径略大于宽径，顶部多朝向右上方。

十二指肠球的轮廓光滑整齐，黏膜皱襞为纵行的条纹状影，自球的基底部向顶部集中。当十二指肠球处于松弛状态时，钡剂可暂时存留于左、右穹隆或球的基底部。

十二指肠充盈时，降部至升部肠管边缘呈锯齿状。钡剂排泄后，当肠管舒张时，黏膜皱襞常呈羽毛状。当肠管收缩时，黏膜皱襞常显纵行。

低张力十二指肠造影时，十二指肠平滑肌松弛，管径明显增宽，边缘清晰光滑。黏膜皱襞呈横行排列的环状或呈龟甲纹状。降部内侧缘中部常可见一肩状突起，称岬部，岬部以下肠管变宽，内缘平直，平直段内可见一条纵行皱襞。岬部下方可见一圆形或椭圆形透亮区，直径一般不超过1.5cm，为十二指肠大乳头。

（二）小肠通过的X线应用解剖

十二指肠的蠕动，在十二指肠球表现为整体缩小，其他各部为波浪式推进。

空肠的蠕动较强，钡剂通过较快，黏膜皱襞高而密集，当钡剂充盈时（图7-13），常显羽毛状影像，但其形状可随机能状态的不同而改变。当收缩时，黏膜皱襞呈与长轴平行的细条状，舒张时呈弹簧状，当钡剂通过后，呈雪花状。

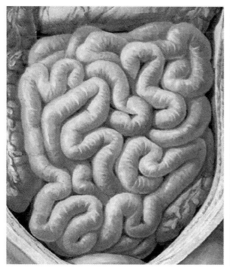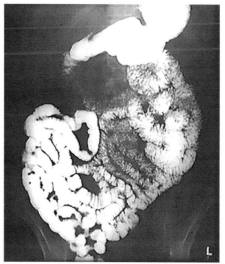

图7-13　小肠位置与X线钡剂造影像对照

回肠的蠕动较弱，钡剂通过缓慢。造影时，其上段的影像与空肠相似，下段因黏膜皱襞低而稀少，常被钡剂展平，故皱襞影像不明显，常形成边缘光滑的腊肠样影像。回肠末端肠腔较细，斜向右上方，有时可见2～3条纵行的黏膜皱襞影。

空肠、回肠的蠕动，使钡剂向远端推进。钡剂通过小肠所需的时间变化较大，一般在服钡后2～6小时，钡剂即可到达回盲部，7～9小时小肠钡剂全部排空。

二、小肠的CT、MRI图像观察方法、特点及解剖

（一）小肠的CT、MRI图像观察方法

小肠影像检查如要获得高质量的图像，肠道准备非常重要。检查前服用低浓度对比剂或清水，只要患者能够耐受，服用的量越多，小肠充盈扩张的情况就越满意，越利于病变的发现和避免假象。患

者取仰卧位，在扫描前10～20分钟时注射低张药物，CT 扫描时间应减少，以减少肠道的蠕动伪影。病变部位明确者可只做局部扫描；如病变部位不明确，应做全腹扫描。

（二）小肠的CT、MRI图像特点及解剖

1. 小肠的CT、MRI图像特点　十二指肠呈"C"形分布，空肠、回肠也迂曲走行，所以在CT或MRI切面上，当肠管走行与切面平行时，小肠呈条状影像，肠内容物呈稍低密度，肠壁密度稍高，邻近脂肪密度低；当肠管走行与切面垂直时，充盈的肠管呈类圆形影像，处于空虚状态下的肠管显影效果差（图7-14）。

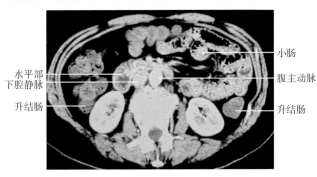

图7-14　小肠的CT影像

2. 小肠的CT、MRI解剖　十二指肠上接胃窦，向下绕过胰头钩突，横断面上位于肝与胰头之间。水平段横过中线，走行于腹主动脉、下腔静脉和肠系膜上动静脉之间。十二指肠空肠曲后移行为空肠，一般空肠位于左上腹部，回肠位于右下腹部。肠的具体位置在CT图像上往往难以准确判断。充盈良好的正常小肠壁厚约3mm，回肠末端肠壁厚度可达5mm。

第5节　结　直　肠

一、结直肠的X线解剖

（一）结直肠造影的X线解剖

1. 结肠的特征和分部　结肠在形态上具有三个特征性结构：①结肠带，是肠壁的纵行平滑肌局部增厚形成的带状结构，共有3条，沿肠的纵轴平行排列，汇聚于阑尾根部。②结肠袋，是肠壁向外膨出形成的囊袋状结构，因结肠带短于肠管所致。③肠脂垂，是分布于结肠带两侧的大小不等的脂肪突起。这3个特征可作为手术时区别结肠和小肠的重要标志。在结肠袋之间的横沟处，环形肌增厚，肠黏膜皱褶呈结肠半月襞。结肠可分为升结肠、横结肠、降结肠和乙状结肠4部分。升结肠在右髂窝起于盲肠，沿右腹外侧区上升至肝右叶下方，向左前转折移行为横结肠，转折处的弯曲称结肠右曲或肝曲。横结肠自结肠右曲向左横行，至脾的下方，以锐角转折向下，移行为降结肠，转折处的弯曲称结肠左曲或脾曲。横结肠中部常呈弓形下垂至脐或低于脐平面，活动度较大。结肠左曲接近脾和胰尾，与结肠右曲相比，其位置较高较深。降结肠起于结肠左曲，沿左腹外侧区下行至左腹股沟区，在髂嵴平面移行为乙状结肠。乙状结肠于左腹股沟区接降结肠，沿左髂窝降入盆腔，全长呈"乙"字形弯曲，向下至第3骶椎平面移行为直肠。乙状结肠借乙状结肠系膜连于骨盆侧壁，活动度较大，是肠扭曲的好发部位。

2. 直肠和肛管　直肠位于盆腔内，长10～14cm，上端在第3骶椎前面续接乙状结肠，沿骶、尾骨前面下行，穿过盆膈移行为肛管。直肠并非笔直，在矢状面上有两个弯曲，即骶曲和会阴曲。骶曲是直肠上段在骶、尾骨前面凸向后的弯曲，与骶骨弯曲一致；会阴曲是直肠下段绕过尾骨尖时凸向前的弯曲。临床上进行直肠镜或乙状结肠镜检查时，必须注意这些弯曲，以免损伤肠壁。直肠下段膨大，称直肠壶腹。其内面有3个半月形皱襞，称直肠横襞，由环形肌被覆黏膜而成。其中最大且位置最恒定的一个横襞位于直肠右前壁，距肛门约7cm，是直肠镜检查的定位标志。肛管位于盆膈以下，上续直肠，下端终于肛门，长约4cm。

3. 结直肠钡剂造影 观察结直肠的形态结构，多采用钡剂灌肠（图7-15）。钡剂灌肠是用压力将钡剂由肛门灌入大肠，使大肠各部在短时间内很快充盈、扩张和伸长。此时，结肠袋暂时消失，钡柱影表面光滑，外形粗大。随着肠内钡剂的扩散，钡柱影边缘出现结肠袋的影像，使钡柱影的轮廓呈边缘整齐的串珠状。结肠袋是结肠的特征性结构，其数目、深浅和位置，可随结肠功能状态的不同而改变。一般盲肠的结肠袋最深最大，升结肠的结肠袋较多而深，横结肠的结肠袋最为整齐和典型，降结肠以下逐渐减少和变浅，至乙状结肠接近消失；纵行肌收缩时，结肠袋明显，松弛时不典型。直肠的边缘光滑，没有结肠袋，但在直肠壶腹的两侧缘可见与直肠横襞位置一致的1～2个凹陷影。

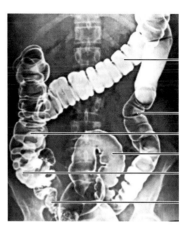

图7-15 大肠X线造影像

（二）结直肠的X线应用解剖

结直肠钡剂造影时，常可见到大肠的某些部位经常处于收缩狭窄状态，称功能性收缩环。收缩环处较狭窄，狭窄区的长度可为数毫米至数厘米不等。它们分别位于盲肠和升结肠交界处、升结肠中段、横结肠中段、结肠左曲、降结肠与乙状结肠交界处、乙状结肠中段、乙状结肠与直肠交界处，其中以横结肠中段者最为常见。所以，有狭窄区出现时，应注意与病变相区别。

钡剂排空后，黏膜上残留钡剂，形成黏膜纹。结肠的黏膜纹有纵行、横行和斜行3种，大多相互交错排列。黏膜纹的位置和形态，可随结肠的部位和舒缩状态的不同而变化。一般结肠近侧部的黏膜纹较密，以横行和斜行为主，远侧部的黏膜纹渐稀，以纵行居多；收缩部以纵行为主，结肠袋处横行的较多。

结肠气钡双重对比造影时，钡剂排空后的肠腔充以气体，黏膜纹消失，黏膜面残留的钡剂显示为一条白色线状影，称边缘线。边缘线宽约1mm，粗细均匀，光滑连续，它勾画出结肠的轮廓。边缘线在相邻两结肠袋之间凹入，与结肠半月襞表面的钡线影相连。

口服钡剂或钡剂灌肠时，多数人可见阑尾充盈。充盈的阑尾呈长条状影，一般粗细均匀，外形光滑，移动性大。因阑尾在压力加大后方能充盈，因而阑尾不显影或因腔内有粪石而造成的充盈缺损，不一定为病理性改变。

钡剂到达结肠各部的时间常因人而异。一般在服用钡剂后3～4小时，钡剂已达盲肠，6～9小时到达结肠左曲，24小时后开始排出，2～3天内排空。

二、结直肠的CT、MRI图像观察方法、特点及解剖

（一）结直肠的CT、MRI图像观察方法

直肠位置恒定，易于确认，可沿直肠逆行连续观察，观察顺序为直肠、乙状结肠、降结肠、横结肠、升结肠与盲肠，观察肠腔、肠壁、肠周结构等。直肠肠管直径较大，CT、MRI能很好地显示肠壁、结肠周围的软组织和邻近结构，可准确评价炎症性疾病和腹部肿瘤分期。CT的三维重建图像可识别结肠梗阻。对气腹和穿孔时对比剂外渗部位的检测非常敏感。也可以指导可疑病灶的活检和脓肿及腔内积液的穿刺引流。

（二）结直肠的CT、MRI图像特点及解剖

1. 结直肠的CT、MRI图像特点 在影像学上，结肠位于腹部的外周，在周围脂肪衬托下边界清

楚。从外观、管径和位置上可以与小肠区分。直肠占据骶窝，终止于尾骨尖前下方2～3cm处，继而向后成角，穿过肛提肌与肛管连接。直肠与盆腔脏器的毗邻关系男女不同。在男性，直肠的前面有直肠膀胱陷凹、精囊、前列腺；女性则有直肠子宫陷凹、子宫、阴道后穹隆、阴道。

2. 结直肠的CT、MRI解剖 由于结肠外脂肪层较厚，故在CT图像上显示轮廓光滑，边缘锐利。正常肠壁厚度为3～5mm，升降结肠在腹膜后、肾前筋膜前方，其内常有气体显示。结肠肝曲和脾曲位置一般较固定，横结肠及乙状结肠的位置、弯曲度、长度变异较大。横结肠位置多数靠前腹壁。结肠内常有气体，外形显示为结肠袋。

直肠壶腹部位于盆腔出口正中水平，肠壁周围脂肪层较厚，肠内常有气体及粪便。脂肪层外为肛提肌及尾骨肌，盆腔两侧壁的肌肉和筋膜对称（图7-16）。

在胃肠MRI中，直肠显示最为清楚。冠状位可显示构成盆腔底部的肛提肌、会阴肌、闭孔内肌、括约肌、坐骨肛门窝、直肠下段及膀胱。矢状位对于显示直肠前部与膀胱、前列腺及子宫的关系十分重要。

在不压脂的T_2WI和T_1WI图像上，直肠壁黏膜层表现为规则的线状低信号（厚度约为1mm）；黏膜下层呈厚度不均匀的较高信号，当直肠扩张时，黏膜下层有可能不能显示；固有肌层由内侧的环肌层和外侧的纵肌层组成，两者均为线状低信号，环肌层与纵肌层之间可有高信号的脂肪层隔开（图7-17）。

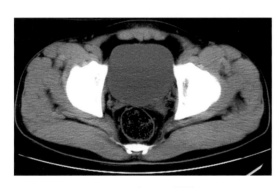

图7-16　直肠CT影像

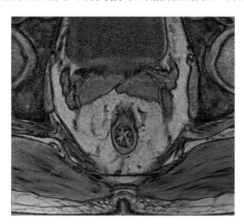

图7-17　直肠MRI影像

> 吴孟超，著名肝胆外科专家，中国科学院院士。他对党无限忠诚，信仰始终如磐。1949年吴孟超毕业后在第二军医大学参加工作，从医70多年，他始终把为党分忧、为国解难作为己任。在肝胆外科领域，从零起步，十年坚持不懈，攻坚克难，使小肝癌手术成功率接近100%，居世界领先水平。2003年抗击严重急性呼吸综合征（非典）疫情期间，他日夜坐镇发热门诊，忘我工作。2008年汶川地震，他通过远程会诊为前线服务。2011年，吴孟超获"全国优秀共产党员"称号和"感动中国"十大年度人物。2019年4月14日《新闻联播：爱国情奋斗者》专题报道了吴孟超院士"披肝沥胆，报国为民铸忠诚"的先进事迹，感动了全国观众。

（医者仁心）

第6节　肝脏、胆囊、胰腺和脾

一、肝脏、胆囊、胰腺和脾的X线解剖

由于肝脏、胆囊、胰腺、脾与周围脏器缺乏自然对比，检查价值有限，本节内X线解剖主要介绍相关胆道造影检查的X线解剖内容。

造影下肝内胆管呈树枝状分布，逐渐汇合成左右肝管，出肝后汇合成肝总管。肝总管下行与胆囊管锐角汇合成胆总管，胆总管下行于十二指肠降部，与胰管汇合。肝总管长3～4cm，内径0.4～0.6cm，向下延续为胆总管。胆总管长4～8cm，内径0.6～0.8cm。胆囊位于胆囊窝内，造影显示的胆囊为卵圆形或梨形，长7～10cm，宽3～5cm，分为胆囊底、体、颈和管。胆囊轮廓光滑、锐利。

（一）胆道造影的X线解剖

胆道造影是将对比剂从静脉注入体内，肝脏能将这种对比剂经胆汁排入胆道，而排入胆道的对比剂并不需经过胆囊的浓缩，就能使胆管显影。因此这是一种用来诊断胆管疾病的检查方法。

（二）ERCP造影的X线解剖

内镜逆行胰胆管造影术（endoscopic retrograde cholangiopancreatography，ERCP）是一种结合使用内镜检查和荧光检查技术来诊断和治疗胆道或胰管系统的某些问题的技术。通过内镜，医生可以看到胃和十二指肠的内部，并将对比剂注入胆道和胰腺的导管中，以便在X线片上可以看到它们。造影片上可以看到左右肝管、肝总管、胆总管、胆囊及胆囊管。

（三）经T形管胆道造影的X线解剖

T形管胆道造影是手术后检查胆道的一种常用的X线检查方法。这种检查方法操作简便、安全，造影效果优良，凡有T形管引流的患者均可采用这种检查方法。检查时患者应平卧，将对比剂通过T形管慢慢注入胆道。在X线荧光屏下可以看到胆道的充盈情况，有无病变，以及对比剂是否进入十二指肠等，如造影满意即可拍片（图7-18）。

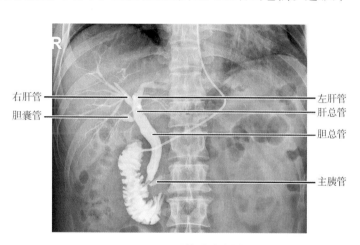

图7-18　T形管胆道造影

二、肝脏、胆囊、胰腺和脾的CT、MRI图像观察方法、特点及解剖

（一）肝脏、胆囊、胰腺和脾的CT、MRI图像观察方法

在进行肝脏、胆囊、胰腺和脾脏的CT、MRI图像观察时需要注意以下几点内容。

1. 观察肝脏、胆囊时需注意　①肝脏外形与各叶比例有无失调。②肝门结构、肝内胆管与胆总管情况。③肝内动静脉（包括门脉）主干与分支情况。④肝脏增强前后密度或信号变化情况，特别注意增强后各期扫描包括延时扫描其密度或信号变化情况。⑤胆囊大小、形态、胆囊壁、囊内有无占位情况。⑥腹腔内及周围脏器情况。

2. 观察胰腺时需注意　①胰腺包括钩突、头、体、尾部大小、形态情况。②胆总管下端与胰管情况。③胰腺增强前、后密度或信号变化情况。④胰周有无异常情况。⑤扫描区域内动脉、静脉、淋巴结情况。⑥周围脏器情况。

3. 观察脾时需注意　①脾脏大小、形态、密度或信号均匀度如何等情况。②增强前、后密度或信号变化情况。③脾门与脾周围结构情况。

（二）肝脏、胆囊、胰腺和脾的CT、MRI图像特点及解剖

1. 肝脏、胆囊、胰腺和脾的CT、MRI图像特点

（1）正常肝脏　轮廓光滑，CT平扫时肝实质呈均匀的软组织密度，CT值为50～70Hu，密度略高于脾、胰腺，其断面形态和结构依断面的位置而不同，易于区分肝的各叶。肝内门静脉和肝静脉显示为低密度的管道状或圆形影，下腔静脉较粗大。肝内动脉细小，通常不能见到。CT增强时，在动脉期，肝内动脉明显强化，肝实质尚无明显强化；肝门静脉期，门静脉强化明显，肝实质和肝静脉开始强化（图7-19）；肝门静脉晚期或肝实质期，肝门静脉和肝静脉内对比剂浓度迅速下降，肝实质达到强化的峰值。

肝轴位各种组织在MRI上反映的信号有各自本身的特点。正常肝实质在T_1WI上呈均匀的中等信号，较脾信号稍高，与胰信号相似，而T_2WI上肝实质信号强度明显低于脾，呈灰黑信号（图7-20）。肝内血管在T_1WI及T_2WI均为黑色流空信号，与正常肝实质对比明显。肝内外胆管因含胆汁，则表现为长T_1、长T_2的圆点状或长条状信号。肝门区及肝裂内含有较多脂肪，在T_1WI呈不规则高信号，T_2WI上其信号稍降低。增强后，肝实质呈均匀强化，信号强度明显升高，同时肝内血管出现对比增强。

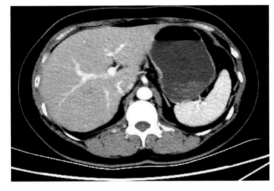

图7-19　肝脏增强CT

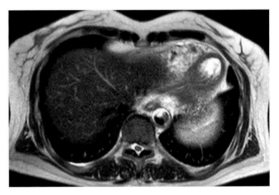

图7-20　肝脏MRI

（2）胆道系统　胆囊的位置、大小和形态变化很大。正常胆囊位于胆囊窝内，在CT上表现为卵圆形，密度均匀，CT值略高于水。胆囊壁菲薄，厚度为1～2mm，光滑锐利。正常肝内胆管和左、右肝管不易显示，左、右肝管汇合而成的肝总管在肝门部轴位上呈圆形低密度影，直径3～5mm，位于门脉主干的前外侧，与胆囊管汇合形成胆总管。胆总管下段位于胰头内及十二指肠降部内侧，它在横断面上呈水样低密度的小圆形影，正常直径为3～6mm。增强扫描时，胆囊和胆管壁强化，而胆汁不强化，使胆道系统影像显示得更加清楚（图7-21）。

常规MRI的T_1WI图像中胆道系统呈低信号，T_2WI则表现为高信号，但依据胆汁化学成分不同，信号强弱不一。胆囊在T_1WI上胆汁一般呈均匀低信号，但由于胆汁内成分的变化，胆汁可出现"分层"现象，即在仰卧位时胆汁上层呈低信号，下层呈稍高或高信号；在T_2WI上胆汁表现为均匀高信号（图7-22）。增强扫描有助于判断胆囊壁的厚度。磁共振胰胆管成像具有无创和能多方位观察等优点。

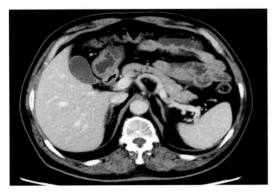

图7-21　胆囊增强CT

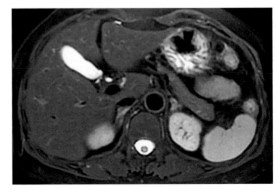

图7-22　胆囊脂肪抑制T_2WI

（3）胰腺 胰腺是腹膜后位器官，位于后腹膜腔中的肾旁前间隙内。

正常胰腺在CT图像上一般头低尾高，胰头至胰尾逐渐变细，位于脾动脉的下方，脾静脉的前方。胰头部的前方为胃窦，右侧为十二指肠降部，后方为左肾静脉汇入下腔静脉水平，胰头部向下延伸是胰的钩突部，呈钩形反折至肠系膜上静脉的后方。胰体呈向前突出的弓形，位于肠系膜上动脉的起始部的前方。胰尾在胃体、胃底的后方，伸至脾门区，近脾门部时可稍屈曲、膨隆。钩突是胰头部最低的部分，表现为胰头部向肠系膜上静脉后方的楔形突出。胰管位于胰的前半部，常不显示或显示为宽约2mm的低密度线影。胰形态、大小和位置均可有很大变异。胰腺前后径在胰头约3cm、颈和体部2.5cm、胰尾2cm。增强扫描时胰密度均匀增高（图7-23）。

胰腺在T₁WI和T₂WI上表现为均匀的较低信号结构，与肝的信号相似，其背侧的脾静脉由于"流空效应"呈无信号血管影，勾画出胰腺的后缘，可作为识别胰腺的标志，脂肪抑制T₂WI胰腺呈稍高信号（图7-24）。

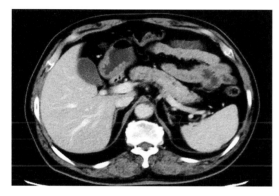 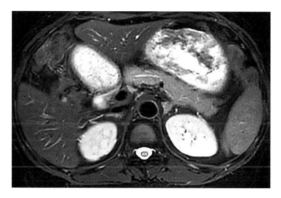

图7-23 胰腺增强CT　　　　　　图7-24 胰腺脂肪抑制T₂WI

（4）脾 在CT横断面图像上呈近似于新月形或内缘凹陷的半圆形，表现为外侧缘光滑，而其脏侧面形态不规则，可呈波浪状或分叶状。脾大小因个体不同差异较大，判断脾大时应特别慎重。在CT横断面图像上以肋单位法来简单观察脾大小，即以一个与脾相邻的肋骨或肋间隙为一个肋单位，在一个层面上脾的长度不超过5个肋单位。这个指数用于反映脾前后径的情况。脾上下径同样十分重要。脾的下缘消失应该早于肝下缘。

CT平扫脾密度均匀，CT值约50Hu，稍低于肝密度。增强扫描动脉期脾强化密度不均匀，且周边皮质强化程度低于中间的髓质（图7-25），在肝门静脉期和实质期，脾皮质、髓质密度逐渐均匀一致。副脾是常见的先天性变异，10%～30%的人有副脾，为直径几毫米至数厘米大小的类似脾组织结节。常见于脾门、脾下极内侧处，可完全与脾分开独立存在，也可有一细蒂与主脾相连。

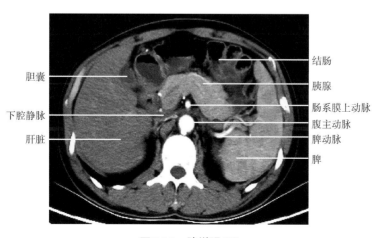

图7-25 脾增强CT

脾含有大量血液，T₁WI上脾信号强度低于肝，T₂WI上脾信号强度高于肝，脾门血管呈黑色流空信号（图7-26）。正常脾的信号均匀，其大小的判断同CT检查。

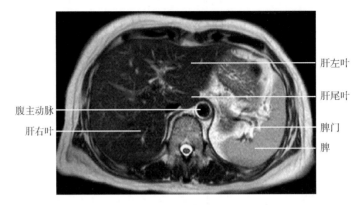

图7-26 脾MRI

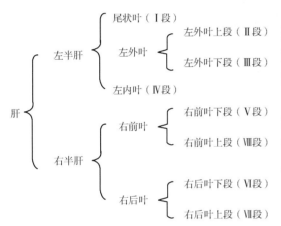

图7-27 Couinaud分段

2. 肝脏分叶、分段的CT、MRI解剖 依据肝的外形可简单将肝分为右叶、左叶、方叶和尾状叶，此法不能满足肝内占位病变的定位诊断需要，也不完全符合肝内管道的配布情况。

依据格利森（Glisson）系统的分支及分布和肝静脉的走行，并结合肝的某些外形特征，如沟、切迹和裂等将肝分为左右半肝、5叶和8段，即库伊诺（Couinaud）肝段划分法，此法在国际上较为常用（图7-27）。

3. 肝门的CT、MRI解剖

（1）经第二肝门的轴位 该层面上可见实质密度肝脏及低密度胸腔，下腔静脉位于肝后缘，形态近似椭圆形，密度低于肝实质。肝右静脉、肝中静脉及肝左静脉分别从右、前、左方进入下腔静脉。肝静脉汇入下腔静脉处为第二肝门，以肝静脉作为划分肝叶段的标志，在肝圆韧带裂上方，肝左静脉走行于左叶和方叶之间。肝中静脉走行于肝右切迹上方的方叶和右叶之间。肝右静脉走行于右前叶和右后叶之间。第二肝门左侧可见内部含气腔隙为食管影，食管左后方脊柱左前方可见降主动脉。在磁共振图像中可见肝脏信号稍低，降主动脉、下腔静脉及肝静脉因流空效应呈无信号影像（图7-28）。

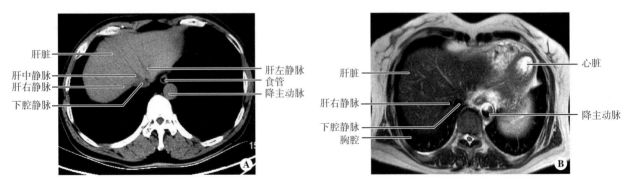

图7-28 经第二肝门水平轴位

A. CT；B. MRI

（2）经第一肝门水平轴位 该层面正好通过第一肝门。肝门静脉在此处分为左支和右支。左支进入肝圆韧带裂（纵裂）内，右支进入肝右叶。该层面肝门静脉横行于肝右叶内。下腔静脉前可见尾状叶。肝圆韧带裂（纵裂）将肝左叶分为肝左内叶（又称方叶）和肝左外叶。肝左外叶左侧可见充盈的胃。脾呈新月形，外侧面是圆滑的凸面，内侧面多表现为分叶状，CT增强后呈花斑样改变。脊柱前可见腹主动脉，并即将出现腹腔干分支，腹主动脉两侧长现状软组织密度影像为膈肌底端膈脚结构。磁共振图像中可见肝脏信号略低于脾脏信号，血管内为无信号影像（图7-29）。

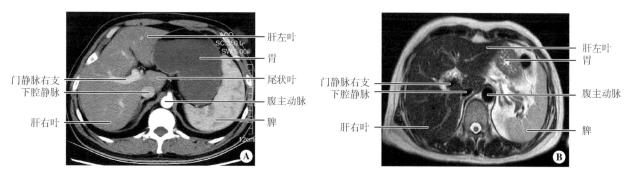

图7-29　经第一肝门水平轴位

A. CT；B. MRI

（3）经第二肝门冠状位　该层面为CT后处理后冠状位图像，可见膈下右侧为肝右叶，肝脏左侧依次可见胃及脾，脾内侧凹陷处为脾门结构。肝右叶旁下腔静脉显示清晰，可见肝右静脉汇入下腔静脉，肝脏下方下腔静脉旁可见腹主动脉走行。腹主动脉左侧可见部分左肾影像（图7-30）。

（4）经第一肝门冠状位　该层面中可见膈下右上部为肝脏，肝下方可见升结肠，肝的中央近下缘密度增高的长管状结构为肝门静脉，第一肝门门静脉入肝前可见脾静脉及肠系膜上静脉汇入门静脉，入肝后可见其分支。膈下左侧为胃，胃左侧为脾，脾的下方可见降结肠（图7-31）。

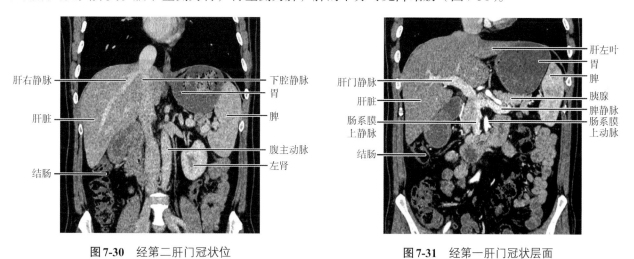

图7-30　经第二肝门冠状位　　　　　**图7-31　经第一肝门冠状层面**

（5）经第一肝门矢状层面　该层面中可见膈下前侧为肝脏，肝脏下方第一肝门处可见肝门静脉及其分支，肝脏前下方可见充盈的胃。膈后方为密度稍高的部分右肾影像（图7-32）。

（6）经肝左叶矢状层面　膈下前部为肝左叶的矢状断面，面积较大。肝断面下方可见充盈的胃断面，肝脏后上方有食管腹段的断面，胃后下方有胰体的断面，略呈圆形。胃下方可见结肠及小肠断面，胰体断面的后部有脾静脉的断面。椎体前方可见纵行腹主动脉，并可见腹主动脉向前的分支腹腔干及肠系膜上动脉（图7-33）。

4. 胆囊的CT、MRI解剖

（1）经胆囊水平轴位　该层面可见长椭圆形低密度影，为胆囊，位于肝圆韧带裂右后方胆囊窝内，

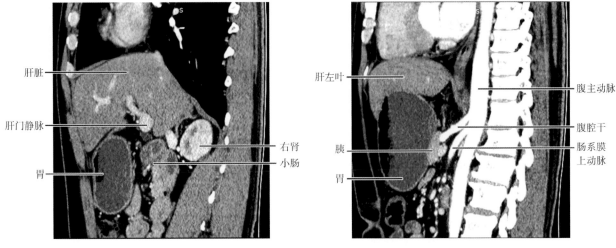

图7-32 经第一肝门矢状层面   图7-33 经肝左叶矢状层面

肝右叶的左前方,胆囊左前方可见部分胃的结构。肝剖面后份的内侧有下腔静脉,其前方有肝门静脉,门静脉与下腔静脉之间可见部分肝脏尾状叶结构。该层面中间位置可见部分胰体、胰尾,由外向内横行。胰体前方为小肠影像。脾位于胰尾后外侧,CT增强后呈花斑样新月形(图7-34)。磁共振图像中可见胆囊呈高信号表现,位于胆囊窝内,肝脏、胰腺信号低于肾脏及脾。

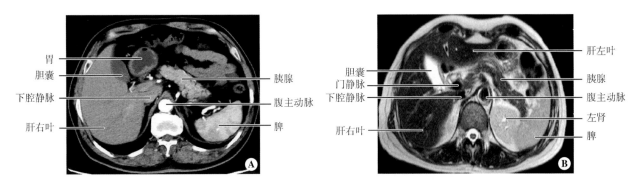

图7-34 经胆囊水平断面

A. CT;B. MRI

(2)经胆囊冠状层面 该层面在膈下右侧为肝脏,左侧为胃及脾,胆囊位于肝脏下方,胆囊左侧可见胰腺及肠管等结构,图像中心可见肠系膜上动、静脉相伴行(图7-35)。

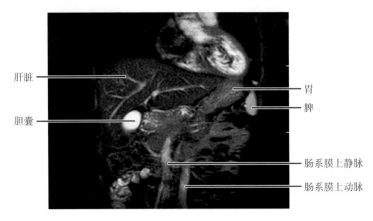

图7-35 经胆囊冠状层面

（3）经胆囊矢状层面 该层面在膈下方为肝脏，肝脏下方可见低密度胆囊，其下方为充盈的胃。膈下靠近背侧呈轮辐样高密度的椭圆形结构为右肾（图 7-36）。

5. 胰腺的 CT、MRI 解剖

（1）经胰头水平断面 该层面可见肝右叶，外缘隆凸，内缘凹陷。胆囊窝内见液体密度胆囊。腹腔前方空腔脏器为结肠影像。胰头钩突的前方有肠系膜上动、静脉，胰头左后方可见明显强化呈高密度的腹主动脉影。脊柱两侧类圆形结构分别为右肾及左肾。左侧可见新月形脾影。磁共振图像中可见稍低信号胰头及左侧肠系膜上动、静脉的结构（图 7-37）。

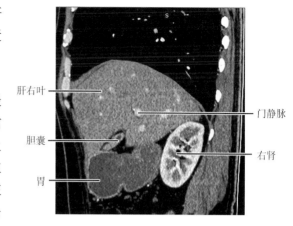

图 7-36 经胆囊矢状层面

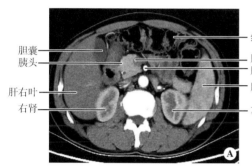

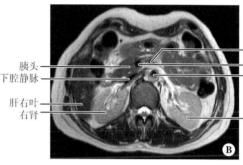

图 7-37 经胰头水平断面

A. CT；B. MRI

（2）经胰腺冠状位 该层面在膈下右侧为肝脏，左侧为胃及脾。肝脏下方凹陷处可见第一肝门，肝门处可见门静脉进入。门静脉左上方可见尾状叶。图像中间处为自下而上走行的胰腺，位置较低的部分为胰头，位置较高的部分为胰体（图 7-38）。

6. 脾的 CT、MRI 解剖

（1）经脾水平轴位 该层面可见左侧新月形脾结构，外缘突出，内缘凹陷，凹陷处为脾门，脾门处可见血管走行（图 7-39）。

（2）经脾冠状位 此层面膈下右上部为肝右后叶，其右下方为右肾。左侧膈下可见胃，并可见脾位于最外

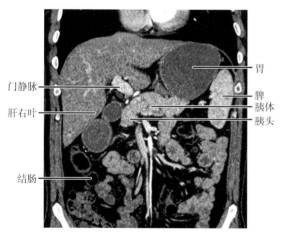

图 7-38 经胰腺冠状位

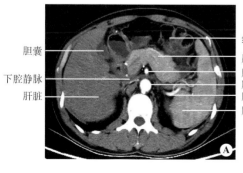

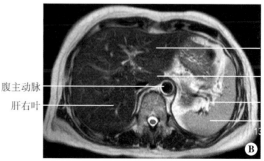

图 7-39 经脾水平轴位

A. CT；B. MRI

侧，脾右下方为左肾。左肾可见肾门结构。中间椎体两侧为腰大肌（图7-40）。

（3）经脾矢状位　该层面经脾门，上方为膈，膈下前部为胃，后部为脾，脾前方凹陷处为脾门，可见血管走行。脾断面下方有空肠和降结肠剖面（图7-41）。

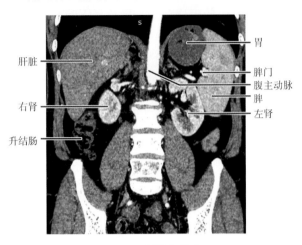

图7-40　经脾冠状位

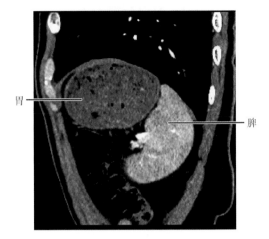

图7-41　经脾矢状位

（三）MRCP的应用解剖

MRCP是利用磁共振水成像技术对肝内胆管、胆总管、胆囊和胰管的静态液体进行胰胆管成像，不需要使用对比剂。人体胆道及胰腺导管内含有流动缓慢的胆汁和胰液，MRCP利用长TE突出其含水结构的高信号，周围组织完全弛豫呈低信号，再通过后处理获得3D立体胰、胆管造影图像，又称胰胆管水成像。

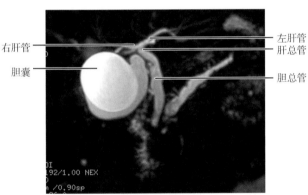

图7-42　MRCP

胆囊为储存和浓缩胆汁的囊状器官，位于肝下面的胆囊窝内，分为胆囊底、体、颈、管四部分。胆汁经肝左、右管出肝，在肝下面合成肝总管，走行于肝十二指肠韧带内，与胆囊管以锐角汇合成胆总管，继续下行于十二指肠降部与胰头之间，最后斜穿十二指肠降部后内侧壁与胰管汇合，形成略膨大的肝胰壶腹，开口于十二指肠大乳头。部分人在胰头上部副胰管，开口于十二指肠小乳头（图7-42）。

三、肝脏血管的影像解剖

（一）肝脏血管的影像解剖特点

肝内有肝门静脉、肝固有动脉和肝静脉三套血管，其中肝门静脉、肝固有动脉的各级分支均伴行，并被结缔组织鞘包裹。另外一套管道为肝静脉，构成肝静脉系统。

1. 肝门静脉　在肝门偏右处分为左、右两支；肝门静脉左支较为细长，与静脉主干约成90°分出，后向左行于横沟内，至左纵沟转向前方，与肝圆韧带相连。肝门静脉右支较为短粗，长约10mm，与肝门静脉主干约成120°发出，向右走行于横沟内，沿肝门右切迹进入肝实质。

2. 肝固有动脉 来源于肝总动脉，在肝门处分为肝左动脉和肝右动脉，分别分布于左半肝和右半肝，增强后密度增高较平扫易分辨。肝左动脉常于肝门偏左处分为左内叶动脉和左外叶动脉。肝右动脉分为右前叶动脉和右后叶动脉。

3. 肝静脉 主要包括肝左静脉、肝中静脉及肝右静脉，于第二肝门处出肝注入下腔静脉。肝左静脉引流左外叶和部分左内叶的静脉血，主干位于左段间裂内。肝中间静脉引流大部分左内叶和右前叶左半部的静脉血。肝中间静脉主干开口于下腔静脉左前壁或前壁。肝右静脉引流右前叶右半部和大部分右后叶的静脉血。右后上缘静脉是肝右静脉的最大属支，开口于肝右静脉注入下腔静脉处。

（二）肝脏血管的影像图像观察方法

观察肝脏血管时可以将门静脉、肝静脉及肝动脉分开观察，分别按照血流方向进行观察。观察门静脉时找到第一肝门处门静脉主干并沿主干找到门静脉左、右分支在肝内情况；观察肝静脉时，找到肝左静脉、肝中静脉及肝右静脉，并沿血管走行找到第二肝门汇入下腔静脉处，观察其在肝内情况；观察肝动脉时可从腹腔干开始，沿分支找到肝总动脉、肝固有动脉，并在第一肝门处观察其分支肝左动脉及肝右动脉。

（三）肝脏动脉的影像解剖

1. 肝动脉及分支 肝总动脉分为肝固有动脉和胃十二指肠动脉。肝固有动脉于幽门上缘发出胃右动脉，沿胃小弯左行后，行至肝门分为左、右支，右支入肝门前发出胆囊动脉至胆囊，胆囊动脉因细小在CT上较难显示（图7-43）。

2. 肝动脉变异 肝固有动脉多数分为肝左、右动脉，罕见分为肝左、中及右动脉，少数可见肝固有动脉缺如，此时肝左、右动脉直接起自肝总动脉。起自肝固有动脉以外的肝动脉为迷走肝动脉，有两种情

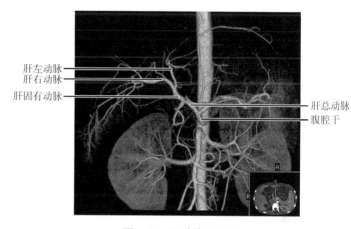

图7-43 肝动脉CTA图

况：①迷走替代性肝动脉，分布到某肝区的唯一动脉，不是正常起源的动脉，而是由另一支动脉代替；②迷走副肝动脉，分布到某肝区的动脉，除了有正常的动脉外，又有一支或多支附加的动脉供应。其中，迷走替代性肝左动脉和迷走副肝左动脉均以胃左动脉起源的为最多，其他起源动脉包括胃右动脉、肝右动脉、胃十二指肠动脉及腹腔干等；迷走替代性肝右动脉较迷走副肝右动脉常见，迷走替代性肝右动脉半数以上由肠系膜上动脉发出，其余的可自胃十二指肠动脉、腹腔干、胰十二指肠上动脉、腹主动脉或胆囊动脉发出。迷走副肝右动脉的起源多为肝左动脉和胃十二指肠动脉。

（四）肝脏静脉系统的影像解剖

1. 肝静脉系统影像解剖 肝静脉有肝左静脉、肝中静脉、肝右静脉3条于肝的脏面腔静脉沟的后上方（第二肝门）分别注入下腔静脉（图7-44）。

2. 门静脉系统影像解剖 门静脉由肠系膜上静脉和脾静脉在胰颈的后方汇合而成，右上斜行至肝门，分为左、右支进入肝左、右叶。门静脉的属支主要有肠系膜上静脉、脾静脉、肠系膜下静脉、胃左静脉、胃右静脉、胆囊静脉及附脐静脉，其中附脐静脉沿肝圆韧带至肝，多注入门静脉左支（图7-45）。

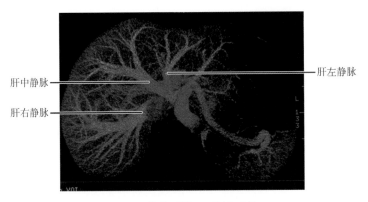

肝中静脉

肝右静脉

肝左静脉

图7-44 肝静脉系统CT静脉成像

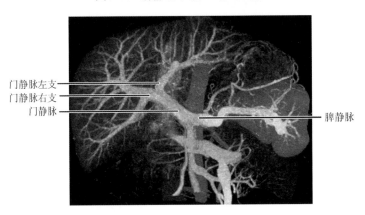

门静脉左支
门静脉右支
门静脉

脾静脉

图7-45 肝门静脉系统CT静脉成像

第7节 腹 膜

一、腹膜的解剖学概述

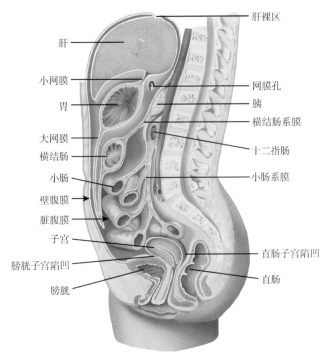

肝裸区
肝
小网膜
胃
大网膜
横结肠
小肠
壁腹膜
脏腹膜
子宫
膀胱子宫陷凹
膀胱

网膜孔
胰
横结肠系膜
十二指肠
小肠系膜
直肠子宫陷凹
直肠

图7-46 腹膜腔矢状面模式图

腹膜是衬于腹腔、盆腔壁内面、膈下面和腹腔、盆腔脏器表面的一层浆膜，薄而光滑，由间皮和少量结缔组织构成。衬于腹腔、盆腔壁内面和膈下面的腹膜称壁腹膜，覆盖于腹腔、盆腔脏器表面的腹膜称为脏腹膜。

（一）腹膜腔

脏腹膜与壁腹膜相互延续，共同围成的不规则潜在腔隙称为腹膜腔。男性腹膜腔为一封闭的腔隙；女性腹膜腔则借输卵管腹腔口，经输卵管、子宫、阴道与外界相通（图7-46）。

（二）腹膜形成的结构

壁腹膜与脏腹膜之间，或脏腹膜之间互相反折移行形成一些网膜、系膜、韧带和陷凹，它们对脏器起着悬吊和固定的作用，分布于脏器的血管、神经等也常经行其中。

网膜是指胃小弯和胃大弯、小肠、大肠相连的双层腹膜皱襞。

1. 小网膜 是由肝门向下移行于胃小弯和十二指肠上部的双层腹膜结构。从肝门连于胃小弯的部分称肝胃韧带，从肝门连于十二指肠上部的部分称肝十二指肠韧带，其内含胆总管、肝固有动脉和肝门静脉（图7-47）。小网膜的右缘游离，其后方为网膜孔，经此孔可进入网膜囊（图7-48）。

网膜囊是小网膜和胃后壁与腹后壁的腹膜之间的一个扁窄间隙，又称小腹膜腔，为腹膜腔的一部分。网膜囊的前壁为小网膜、胃后壁的腹膜和胃结肠韧带；后壁为横结肠及其系膜以及覆盖在胰、左肾、左肾上腺等处的腹膜；上壁为肝尾状叶和膈下方的腹膜；下壁为大网膜前、后层的愈合处。网膜囊的左侧为脾、胃脾韧带和脾肾韧带；右侧借网膜孔通腹膜腔的其余部分。网膜孔在成人可容1～2指通过，手术时遇有外伤性肝破裂或肝门附近动脉出血，可将示指伸入孔内，拇指在小网膜游离缘前方加压，进行暂时止血。

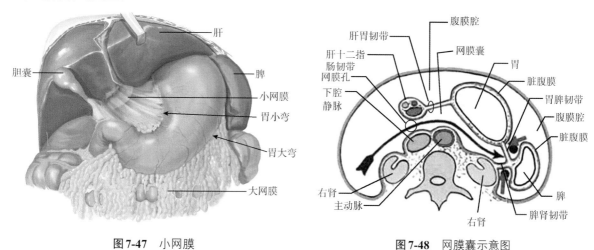

图7-47　小网膜　　　　　　　　图7-48　网膜囊示意图

2. 大网膜 连于胃大弯与横结肠之间，形似围裙覆盖于空肠、回肠和横结肠的前方，其左缘与胃脾韧带相连续。大网膜由四层腹膜构成，前两层起于胃大弯，是胃前、后面脏腹膜的延续，当下垂至腹下部后返折向上，形成大网膜的后两层，再向后上包裹横结肠并与横结肠系膜相延续。大网膜前两层与后两层之间的潜在性腔隙是网膜囊的下部，随着年龄的增长，大网膜前两层和后两层常粘连愈合，致使其间的网膜囊下部消失，而连于胃大弯和横结肠之间的大网膜前两层则形成胃结肠韧带。

🔗 **链接　大网膜的功过是非**

当腹膜腔内有炎症时，大网膜会发生炎性趋向聚集，在病灶周围形成粘连包裹，以防止炎症扩散蔓延。当腹腔病变器官或组织手术切除后，留下较大的组织缺损，医生也常将大网膜充填其中，消灭创腔，促进愈合。大网膜还可以覆盖在受损的脏器上，减少脏器与腹壁的直接粘连。但是大网膜还会因为过长发生急性扭转而导致缺血坏死，发生急腹症。

3. 系膜 是壁、脏腹膜相互延续移行，形成将许多肠管连于腹、盆壁的双层腹膜结构，其内含有出入该器官的血管、神经及淋巴管和淋巴结等。主要的系膜有肠系膜、阑尾系膜、横结肠系膜和乙状结肠系膜等。

4. 陷凹 腹膜陷凹位于盆腔内，为腹膜在盆腔脏器之间移行返折形成。男性的膀胱与直肠之间有直肠膀胱陷凹，凹底距肛门约7.5cm。女性膀胱上面的腹膜向后折转到子宫前面，形成膀胱子宫陷凹，转折处约在子宫峡的水平。子宫后面的腹膜从子宫体向下覆盖子宫颈，再转至阴道后穹的上面，然后返折至直肠的前面，形成一个较深的直肠子宫陷凹，凹底距肛门约3.5cm，与阴道后穹隆之间仅隔以阴道后壁和腹膜。站立或坐位时，男性的直肠膀胱陷凹和女性的直肠子宫陷凹是腹膜腔的最低部位，故腹膜腔内的积液多聚积于此。临床上可进行直肠穿刺和阴道后穹穿刺以进行诊断和治疗。

（三）腹膜腔的分区与间隙

腹膜腔以横结肠及其系膜为界，可分为结肠上区和结肠下区。

1. 结肠上区　为膈与横结肠及其系膜之间的区域，又称膈下间隙。结肠上区以肝为界分为肝上间隙和肝下间隙（图7-49）。

（1）肝上间隙　位于膈与肝上面之间，此间隙借镰状韧带分为左肝上间隙和右肝上间隙。左肝上间隙以冠状韧带为界分为其前方的左肝上前间隙和后方的左肝上后间隙。右肝上间隙以冠状韧带划分为三个间隙：冠状韧带前方的右肝上前间隙，冠状韧带后方的右肝上后间隙及冠状韧带前、后层之间无腹膜覆盖的肝裸区（腹膜外间隙）。少数肝裸区延伸达肝后缘，此时右肝上后间隙可不存在。

（2）肝下间隙　位于肝下面与横结肠及其系膜之间，借肝圆韧带分为左肝下间隙和右肝下间隙，后者即肝肾隐窝。左肝下间隙以小网膜和胃分为前方的左肝下前间隙和后方的左肝下后间隙，后者即网膜囊。

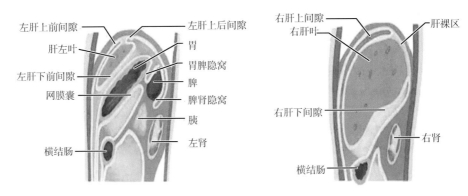

图7-49　结肠上区示意图

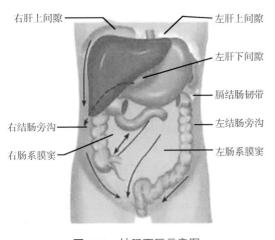

图7-50　结肠下区示意图

2. 结肠下区　为横结肠及其系膜与盆底上面之间的区域。结肠下区常以肠系膜根和升、降结肠为标志分为4个间隙（图7-50）。

（1）结肠旁沟　位于升结肠、降结肠的外侧。右结肠旁沟为升结肠与右腹侧壁之间的裂隙，向上直通肝肾隐窝，向下经右髂窝通盆腔。因此，胃后壁穿孔时，胃内容物可经网膜囊→网膜孔→肝肾隐窝→右结肠旁沟到达右髂窝，甚至盆腔；反之，阑尾的穿孔和脓肿，脓液可经右结肠旁沟到达肝肾隐窝，甚至形成膈下脓肿。左结肠旁沟为降结肠与左腹侧壁之间的裂隙，由于膈结肠韧带的限制，不与结肠上区相通，但向下可通盆腔。

（2）肠系膜窦　位于肠系膜根与升、降结肠之间。右肠系膜窦为肠系膜根与升结肠之间的三角形间隙，下方有回肠末端相隔，故间隙内的炎性渗出物常积存于局部。左肠系膜窦为肠系膜根与降结肠之间的斜方形间隙，向下可通盆腔，因此如有积液可顺乙状结肠向下流入盆腔。

二、腹膜的CT、MRI解剖

由于腹膜腔是一个潜在的腔隙，只有腹腔积气、积液时才可显示其边界及范围。正常情况下，利用腹膜外脂肪层与腹腔内脂肪衬托出腹膜的轮廓。采用高分辨率的CT或较宽的窗宽，腹膜较易显示。肠系膜、韧带由于其内有脂肪结构显示为低密度影。腹膜MRI表现为在腹膜外脂肪、肠壁脂肪短T_1长T_2高信号的衬托下，腹膜呈相对低信号，正常腹膜厚度不超过2mm。

（一）腹膜的CT、MRI轴位解剖

1. 经肝门横断层面 此层面横沟处的肝门结构基本可辨认清楚。CT增强扫描显示肝门的左前方有肝圆韧带裂，左后方有静脉韧带裂。肝门的前方为肝方叶，后方为尾状叶（图7-51A）。网膜囊在胃的背侧包绕肝尾状叶，并深入到肝门。MRI可显示腹膜外脂肪高信号（图7-51B）。

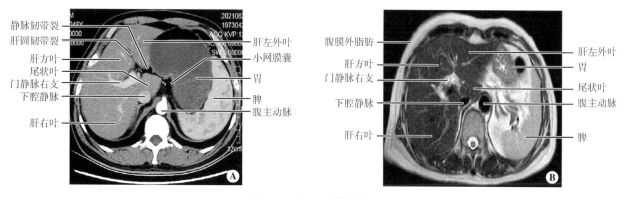

图7-51 经肝门横断层面

A. CT增强；B. T₂WI

2. 经胆囊轴位 CT增强显示肾、胰等器官。腹膜腔伸入肝和右肾之间形成右肝下间隙，即肝肾隐窝，仰卧位时，此处为腹膜腔的最低处（图7-52）。

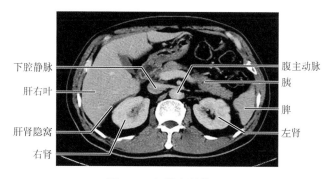

图7-52 经胆囊轴位CT

3. 经右肾静脉轴位 此层面显示肾及腹膜后间隙，肾前方有肾前筋膜，肾前筋膜前方有肾前间隙；肾后方有肾后筋膜及肾后间隙，外侧可见侧椎筋膜、肾周脂肪囊；右肾外侧可见右肾周间隙（图7-53）。

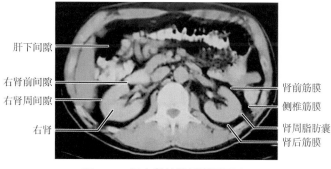

图7-53 经右肾静脉横断层面CT

（二）腹膜的CT、MRI冠状位解剖

经胰冠状位CT增强可以观察到肝的断面，肝下缘右侧有胆囊，肝下缘左侧有肝门静脉和十二指肠上部断面；肝中间可见肝中间静脉；肝左侧为胃的断面，胃的右下方有胰的断面。此层面还可显示升结肠、降结肠、肠系膜、腹主动脉及左、右结肠旁沟等（图7-54）。

（三）腹膜的CT、MRI矢状位解剖

经右肝胆囊矢状位CT增强可以观察到肝的左右切面，对前腹壁、肠系膜、右肾、肝上间隙、肝下间隙显示也较清晰（图7-55）。

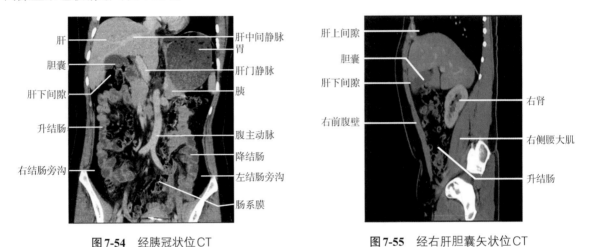

图7-54　经胰冠状位CT　　　　　　　图7-55　经右肝胆囊矢状位CT

三、网膜的CT、MRI解剖

大网膜和小网膜是解剖结构复杂的区域，高分辨率CT多平面重组有助于网膜结构的显示和网膜病理改变的发现。MRI显示网膜上可见规则条状低信号血管影。大网膜主要由脂肪组织和一些细小迂曲的胃网膜血管构成，CT上表现为位于前腹壁下，横结肠、小肠前方不同宽度的索条状脂肪组织。在大网膜和邻近软组织结构间的腹水衬托下，大网膜显示为一单纯的脂肪层，一旦网膜出现异常的软组织病变，CT上网膜内的软组织沉积物则显示为模糊束状、条索状、结节状或团块状（图7-56）。当肿瘤转移至大网膜时，大网膜呈饼样增厚、形态僵硬，并可见多发结节样强化，这种大网膜的增厚就称为"网膜饼"（图7-57）。

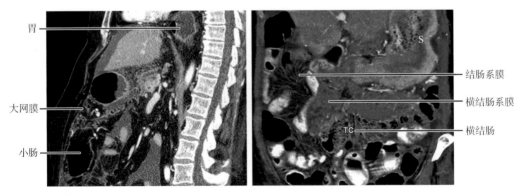

图7-56　大网膜、横结肠系膜（CT）

案例 7-1

　　患者，女，64岁，因腹胀、腰痛就诊，近期体重下降3kg。既往5年前因子宫肌瘤行子宫切除术。盆腔超声显示约5cm复杂的左侧卵巢肿块，胸部/腹部/骨盆CT显示复杂的盆腔肿块，腹部腹水。

问题： 1. 患者可能的诊断结果是什么？

　　　　2. 如果患者病变浸润到大网膜，腹部CT会出现什么影像特征？

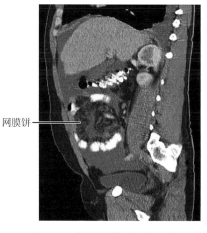

图7-57 "网膜饼"征（CT）

（一）经肝门静脉左支角部横断层面

在此横断层面上，肝左外叶和肝尾状叶之间是静脉韧带裂。在胃底、脾的左侧和膈之间可见大网膜，其左侧连于胃脾韧带。

（二）经腹腔干横断层面

在此横断层面上，小网膜显示比较完整，其左份为肝胃韧带，连于胃小弯；右份为肝十二指肠韧带。在小网膜和胃的后方，以及胰体、腹后壁腹膜的前方可见网膜囊，在肝门静脉与下腔静脉之间为网膜孔。

（三）经肠系膜上动脉横断层面

在此横断层面上，小网膜显示完整，其左份较薄为肝胃韧带，连于胃小弯；右份较厚为肝十二指肠韧带，内可见胆总管下行于肝门静脉右侧。小网膜、胃后壁与大网膜前两层构成了网膜囊前壁，胰体和胰尾参与构成了网膜囊后壁。

（刘荣志　鞠筱洁　左晓利）

第8章
泌尿生殖系统与腹膜后间隙

🎯 学习目标

1. 掌握　肾、输尿管、膀胱、子宫、卵巢的X线、CT、MRI解剖，肾上腺、前列腺、腹膜后间隙的CT、MRI解剖。

2. 熟悉　输卵管造影X线解剖；泌尿系统、生殖系统的CT、MRI图像观察方法；熟悉腹膜后间隙概念；腹膜后间隙CT、MRI图像特点。

3. 了解　泌尿、生殖系统血管影像解剖及变异。

4. 育人　通过学习，领悟"在平凡岗位上也能干出不平凡的业绩"的辩证关系。

第1节　泌尿系统

1. 肾　肾（kidney）是实质器官，正常人通常有两个肾脏，肾长12～13cm，宽5～6cm，双肾位于腹膜后脊柱两侧，右肾较左肾低1～2cm，右肾常位于第12胸椎椎体上缘至第3腰椎椎体上缘之间，左肾常位于第11胸椎椎体下缘至第2～3腰椎椎间盘之间。肾纵轴上端向内，下端向外，略呈"八"字形排列，双肾纵轴线与脊柱形成15°～20°的夹角。肾内缘中部凹陷，称为肾门（renal hilum），约平第1腰椎椎体高度，肾动脉、肾静脉、淋巴、神经均由此进入肾，肾盂（renal pelvis）则由此处走向肾外。肾门结构从前向后依次为肾静脉、肾动脉和肾盂，由上向下依次为肾动脉、肾静脉、肾盂。

（1）肾的结构　肾实质分为表层的肾皮质和深层的肾髓质，双侧肾皮质的厚度常对称，由肾小体和肾小管组成；肾髓质约占肾实质厚度的2/3，肾髓质由肾锥体组成，肾锥体基底部朝向皮质，尖端圆钝伸入肾窦，称为肾乳头，尿液通过肾乳头孔流入肾小盏内（图8-1）。肾小盏呈漏斗形，通常每侧有6～14个，肾小盏分为体部和穹隆部：①穹隆部，体部的远端，其顶端因肾乳头的突入而形成杯口状凹陷；②体部，又称漏斗部，是与肾大盏相连的短管。在肾窦内，2～3个肾小盏汇合成肾大盏，肾大盏边缘光整，呈长管状，分为三部分：①顶端或尖部，与肾小盏相连；②峡部或颈部，为长管状部分；

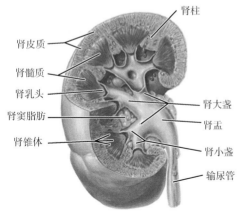

③基底部，与肾盂连接。2～4个肾大盏汇合成肾盂，肾盂呈喇叭状，基底部位于肾窦内，尖端向下约在第2腰椎上缘高度与输尿管相接。

（2）肾血管与肾段　肾动脉起自主动脉，自肠系膜上动脉水平下发出，少数迷走起自髂动脉，以单一动脉常见，走行于肾脏的前内侧，主肾动脉常在肾门分为前支和后支，随后分出肾段动脉。每支肾动脉分布到一定区域的肾实质，称为肾段（renal segment）；每个肾分5段（上段、上前段、下前段、下段、后段），各肾段间有乏血管带分隔。

肾静脉无节段性，肾静脉的数量和位置可以有很大的不同，右肾静脉直接引流至下腔静脉；左肾静脉通常较长，从

图8-1　肾实质解剖示意图

肾柱

肾皮质

肾髓质

肾乳头

肾窦脂肪

肾锥体

肾大盏

肾盂

肾小盏

输尿管

主动脉前方、肠系膜上动脉下汇入下腔静脉。

2. 输尿管 是肾盂向下的延续，全长25～30cm，管径为0.3～0.4cm；沿着腰大肌的外缘，逐渐向内偏移，接近腰椎横突外缘下行至骶髂关节内侧，在髂总动脉分叉处跨过骨盆边缘进入骨盆腔。再向外后斜行，在坐骨棘附近上方转向内，向前呈弧形，于膀胱中线两侧各约1.5cm处进入膀胱。

3. 膀胱 位于骨盆下部前方。膀胱分底部、顶部及体部，体部包括前后壁和左右壁。底部有两侧输尿管开口及膀胱颈组成的三角部分，称膀胱三角区。女性膀胱底部与阴道及子宫颈部紧邻，男性则与前列腺、直肠、精囊及输精管相邻。

一、泌尿系统的X线解剖

（一）腹部X线平片的X线解剖

肾脏为较致密的实性组织，与周围的大量脂肪组织形成良好的天然对比，腹部X线平片上显示双肾外形清晰，呈蚕豆形，均匀致密，肾脏内侧缘邻近同侧腰大肌外侧缘（图8-2）。

输尿管、膀胱及尿道缺乏天然对比不能显示，腹部X线平片上还可见到脊椎、骨盆骨质及胃肠道内的气粪影。

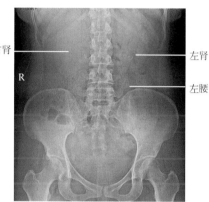

图8-2 腹部X线平片

（二）静脉肾盂造影的X线解剖

1. 肾脏 经静脉注入对比剂2～3分钟后，肾盏开始显影，15～30分钟显影最浓。2～3个肾小盏汇合成肾大盏，2～4个肾大盏汇合成肾盂；正常肾大盏、肾小盏的形态有很大变异，可短粗或细长，数目亦常不相同，两侧多不对称。

肾盂最佳的显影时间是注入对比剂15～30分钟。静脉肾盂造影（intravenous pyelogram，IVP）可表现为三种基本形态：①壶腹型肾盂，肾盂较大，肾盂与肾小盏直接相连，往往看不到肾大盏；②分支型肾盂，肾盂往往较小，肾大盏狭长；③中间型肾盂，即所谓常见的典型肾盂，介于壶腹型与分支型之间（图8-3）。依肾盂与肾窦的关系，肾盂又可分为：①肾内型肾盂，肾盂位于肾窦内，肾盏短小；②肾外型肾盂，肾盂位于肾窦外，肾盏则往往狭长。

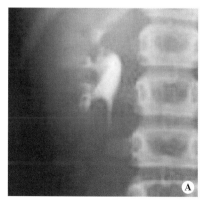
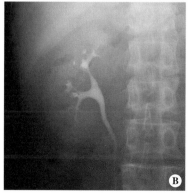
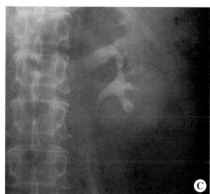

图8-3 肾盂X线分型

A. 壶腹型肾盂；B. 分支型肾盂；C. 中间型肾盂

2. 输尿管 静脉注入对比剂后30分钟左右，当肾盂、肾盏显影满意后，去除腹部压迫带，双侧输尿管腔充盈对比剂。表现为外形光滑的细条状影，分为三段（腹段、盆段、壁内段）。腹段输尿管是第

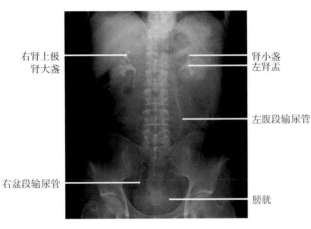

右肾上极
肾大盏

肾小盏
左肾盂

左腹段输尿管

右盆段输尿管

膀胱

图8-4 静脉肾盂造影

2腰椎水平至骨盆缘段，盆段为骨盆缘至膀胱缘。壁内段是输尿管斜行穿越膀胱壁段，壁内段长约1.5cm。输尿管有3个生理性狭窄，即输尿管与肾盂交界处、髂嵴平面处、输尿管与膀胱交界处。

3. 膀胱 位于耻骨联合上方，呈椭圆形、圆形等，密度均匀，边缘光滑整齐；其形态、大小因充盈对比剂量的多少及邻近结构的推压而改变。正位观察，充盈的顶部因子宫或乙状结肠压迫可略凹陷。若输尿管下端有强烈蠕动，含对比剂的尿液形成一条高密度的流注喷入膀胱内称为输尿管"喷射征"（图8-4）。

二、泌尿系统的CT、MRI图像观察方法、特点及解剖

（一）泌尿系统的CT、MRI图像观察方法

首先观察肾的位置、大小、密度/信号、形态、肾门的朝向；再由外而内观察肾皮质、肾髓质、肾门及输尿管膀胱。肾皮质位于肾实质的浅层，血管丰富，伸入髓质肾锥体之间的部分为肾柱，皮质期及MRI的T$_2$WI可区分。肾髓质位于肾实质深部，由圆锥形的肾锥体构成；肾锥体底朝向皮质，尖朝向肾窦称肾乳头。尿液（对比剂）由肾单位产生，集合小管将其输送至肾乳头，经乳头孔流入肾小盏内，相邻若干个肾小盏合成一个肾大盏，再由若干个肾大盏汇合形成一个肾盂，肾盂出肾门后向下弯行，逐渐变细移行为输尿管，注意观察有无狭窄与扩展，对比剂排泄情况（有无对比剂，对比剂有无排泄延迟、有无充盈缺损等）。

（二）泌尿系统的CT、MRI图像特点及解剖

1. 肾脏的CT、MRI图像特点 肾脏CT平扫皮质与髓质密度接近，CT值为30～50Hu，接近上下极水平，呈圆形或椭圆形软组织密度影，边缘光整，肾门区凹陷（图8-5）。MRI成像时，T$_1$WI上皮质为中等信号，髓质含自由水较丰富，信号低于皮质（图8-6）；T$_2$WI上，肾皮质、髓质均呈较高信号，信号较均匀。肾窦脂肪CT上呈极低密度，T$_1$WI、T$_2$WI上呈高信号，脂肪抑制序列呈低信号（图8-7）。

2. 肾脏分段的CT、MRI解剖 肾动脉前干在肾盂的前方，发出上段动脉、上前段动脉、下前段动脉和下段动脉；后干在肾盂的后方，入肾后延续为后段动脉；每支肾动脉分布到的区域为相应的肾段（图8-8）。

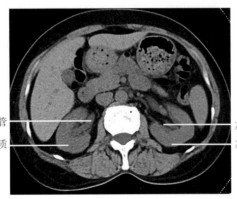

右肾门血管

右肾实质

左肾窦脂肪

左肾实质

图8-5 右肾门层面CT平扫图

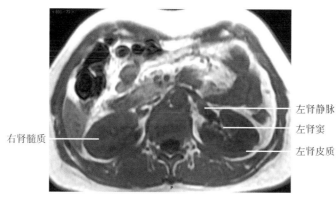

图8-6 肾门层面T₁WI图

图 8-6 肾门层面T_1WI图

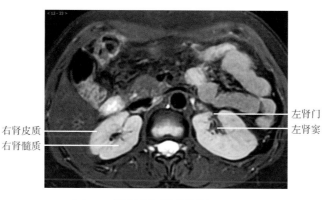

图 8-7 肾门层面脂肪抑制T_2WI图

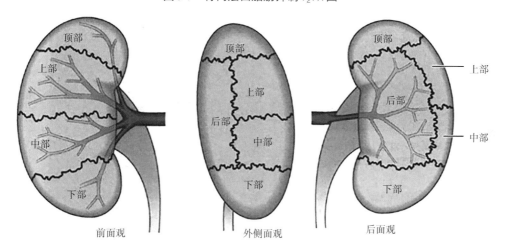

图 8-8 肾动脉与肾段示意图

3. 肾脏CT、MRI皮质期、实质期、排泄期解剖 肾脏多期增强时，肾实质的强化表现随时间变化：①皮质期（注入对比剂后30～80秒），肾血管、外周肾皮质及伸入锥体之间的肾柱明显强化，而髓质强化不明显，皮质、髓质分界明显，肾盏、肾盂呈低密度信号（图8-9、图8-10）。②实质期（注入对比剂后80～120秒），皮质、髓质强化达到平衡，与中央无强化的肾窦脂肪间有清楚的边界，肾盏、肾盂呈低密度信号（图8-11、图8-12）。③排泄期（注药后2～15分钟），肾实质强化程度下降，肾锥体密度增高，肾盏、肾盂对比剂聚集呈高密度信号（图8-13、图8-14）。

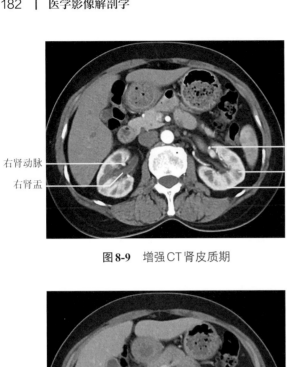

右肾动脉
右肾盂
左肾动脉
左肾髓质
左肾皮质

图8-9　增强CT肾皮质期　　　　　　　　　图8-10　MRI增强肾皮质期

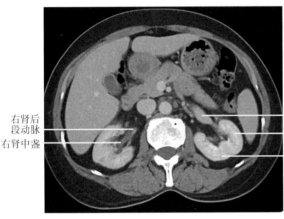
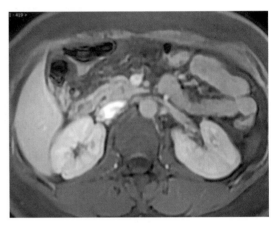

右肾后
段动脉
右肾中盏
左肾静脉
左肾髓质
左肾皮质

图8-11　增强CT肾实质期　　　　　　　　　图8-12　MRI增强肾实质期

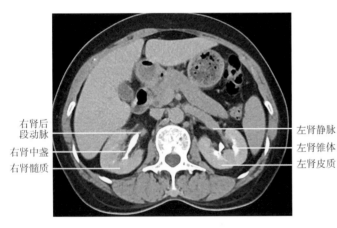
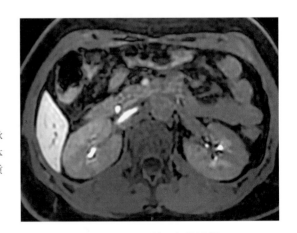

右肾后
段动脉
右肾中盏
右肾髓质
左肾静脉
左肾锥体
左肾皮质

图8-13　增强CT肾排泄期　　　　　　　　　图8-14　MRI增强肾排泄期

4. 肾周结构的CT、MRI解剖　在肾脏的中部平面可见肾窦及肾门，肾门自前至后可见肾静脉、肾动脉及肾盂，由上而下则为肾动脉、肾静脉及肾盂，左侧肾静脉较右侧者稍粗。肾盂呈三角形，尖端向下移行为输尿管（图8-15）。

5. CT尿路成像（CTU）与磁共振尿路成像（MRU）的解剖　输尿管在常规CT轴位图像上，呈小圆形软组织密度影，中心可呈低密度，连续层面追踪可识别腹段输尿管的横断面，位于腰大肌前缘，盆段输尿管难以识别。注入对比剂后10分钟后延迟扫描，可显示输尿管的整体形态（图8-16）。

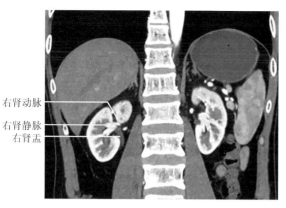

图8-15 增强肾皮质期冠状面肾门侧面

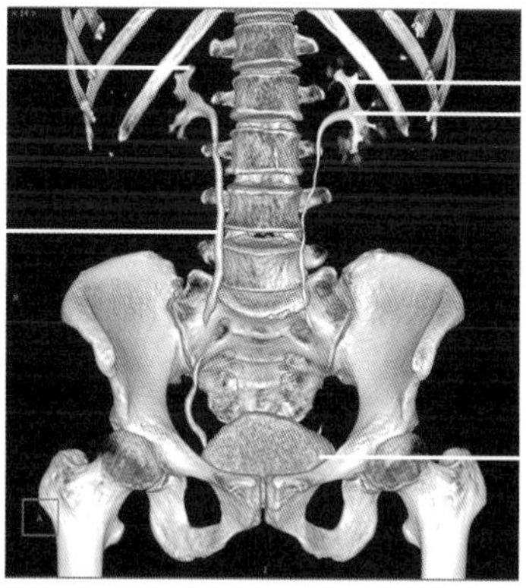

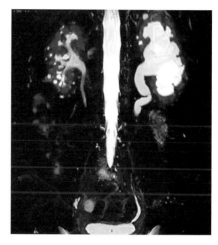

图8-16 CT尿路造影VR重建

MRU在正常人中呈细线状或部分显影，能较好显示梗阻的肾盂、输尿管（图8-17）。

6. 膀胱的CT、MRI解剖 膀胱一般为圆形或椭圆形，膀胱壁厚度一般为2～3mm，均匀一致，内外缘均较光整。增强扫描，膀胱壁均匀强化；排泄期可见对比剂进入膀胱。MRI成像时，膀胱壁表现为厚度均匀一致的中等信号薄环，膀胱内尿液呈长T_1、长T_2信号。

（1）女性膀胱CT、MRI解剖 膀胱位于耻骨联合后方，后方与子宫颈和阴道相邻，下部与尿生殖膈相邻（图8-18、图8-19）。

（2）男性膀胱CT、MRI解剖 膀胱位于耻骨联合后方，后方与精囊、输精管末段和直肠相邻，下部与前列腺相接触（图8-20～图8-22）。

图8-17 MRU

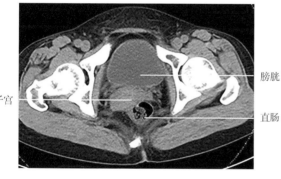

图8-18 女性膀胱CT横断面

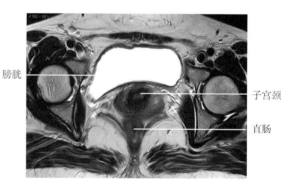

图8-19 膀胱T_2WI横断面

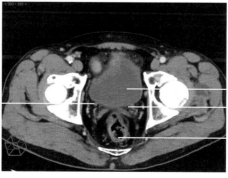

图8-20 膀胱CT图

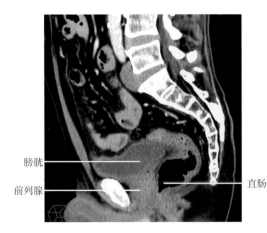

图 8-21 膀胱CT矢状位图

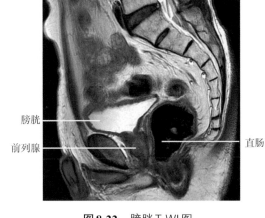

图 8-22 膀胱T$_2$WI图

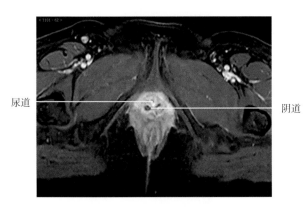

图 8-23 女性尿道MR增强图

7. 尿道的CT、MRI解剖

（1）女性尿道影像解剖 女尿道较短，位于耻骨联合后方、阴道前方，全长3～5cm，尿道始于尿道内口，走向前下方，穿过尿生殖膈，开口于阴道前庭；尿道上部宽，直径可达1cm，出口处最窄（图8-23）。

（2）男性尿道CT、MRI解剖 成年男性尿道全长16～20cm，尿道造影分前尿道和后尿道，前尿道包括尿道球部和海绵体部，后尿道包括尿道前列腺部和膜部。尿道全程有耻骨下弯和耻骨前弯两个弯曲。尿道还有3个狭窄处，为尿道外口、尿道膜部及尿道内口。前列腺部尿道与膀胱底部相接处常呈垂直状。正位在耻骨联合正中部，略呈梭形，中间较宽，侧位略呈向前凹的弧形。膜部一般管腔最窄，向前下斜行。海绵体部尿道管腔逐渐膨大，球部的最宽处可达1.5cm，同时尿道转向前方呈略大于90°的角。球部后又略细，宽度大约1cm；舟状窝近出口处又略宽，出口处最窄（图8-24）。

三、肾脏血管的影像解剖

（一）肾脏血管的影像解剖特点

肾脏由发自腹主动脉的单一肾动脉支配，肾动脉在肠系膜上动脉开口部下方起源于腹主动脉，稍向尾侧倾斜，左肾动脉起始部高于右肾动脉；近肾窦肾动脉主干发出肾上腺下动脉后，分成前支和后支；随后分出肾段动脉。小叶间静脉汇合逐级形成弓状静脉、叶间静脉、叶静脉和段静脉，分别与相应的动脉伴行。三至五支段静脉最终汇合形成肾静脉。右肾静脉和左肾静脉分别位于右肾动脉和左肾动脉的前方，最后汇入下腔静脉。右肾静脉长2～4cm，左肾静脉长6～10cm。左肾静脉于肠系膜上动脉后方和主动脉前方之间穿过（图8-25～图8-27）。

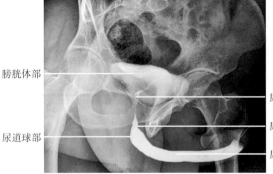

图 8-24 男性尿道造影图

（二）肾脏血管的影像图像观察方法

肾脏血管影像上可以观察到肾的小叶间的动脉和静脉；肾动脉由腹主动脉分出，由肾动脉干、段动脉、叶间动脉、弓状动脉和小叶间动脉，以二分支形式逐级分支、变细，动脉间缺乏侧支交通；肾静脉由小叶间静脉、弓形静脉、叶间静脉、肾静脉而流出肾脏。观察重点是肾动脉的分支，沿血流方向观察逐级分支，注意有无副肾动脉、管腔有无狭窄及扩张，有无推移、缺损。

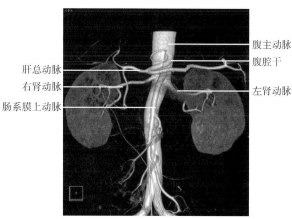

图8-25 肾动脉CTA（VR图）

（三）肾动脉的影像解剖（图8-26）

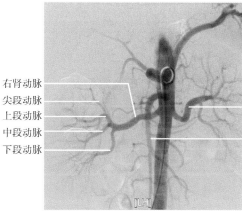

图8-26 肾动脉DSA

（四）肾静脉的影像解剖（图8-27）

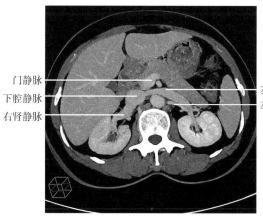

图8-27 肾静脉MIP图

第2节 肾 上 腺

一、肾上腺的CT、MRI图像观察方法、特点及解剖

（一）肾上腺的CT、MRI图像观察方法

肾上腺的CT、MRI图像观察过程中，注意肾上腺位置、形态、厚度及边缘情况，有无结节，密度

或信号情况。

（二）肾上腺的CT、MRI图像特点及解剖

1. 肾上腺CT、MRI图像特点 正常肾上腺在CT平扫上呈软组织密度，低于肝实质，类似肾脏密度，增强时均匀强化。肾上腺的边缘通常平直或轻度内凹，表面光滑。MRI T_1WI 上肾上腺呈中等信号，明显低于周围脂肪信号，在 T_2WI 上，肾上腺信号强度高于膈脚，类似或高于肝脏信号，仍低于周围脂肪，T_1WI 或 T_2WI 脂肪抑制序列上，肾上腺信号明显高于周围抑制的脂肪组织。

2. 肾上腺的CT、MRI解剖 肾上腺位于第11～12胸椎水平，左肾上腺较右肾上腺更接近肾上极，轴位上，右肾上腺位于右肾上极前内上方，在右膈脚外侧与肝右叶内缘之间，前方毗邻下腔静脉；左肾上腺位于左肾上极前内侧，胰腺、脾动脉的后方，左膈脚内侧。

肾上腺由体部和内侧支、外侧支组成，在轴位图像上肾上腺可以呈现各种外形，如斜线形、倒"Y"形、倒"V"形或倒"T"形。正常肾上腺内外肢的宽度为4～9mm（图8-28、图8-29）。

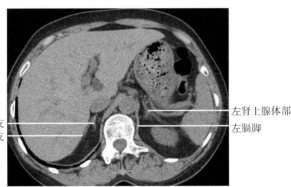

右肾上腺内侧支
右肾上腺外侧支
左肾上腺体部
左膈脚

图8-28 肾上腺CT图

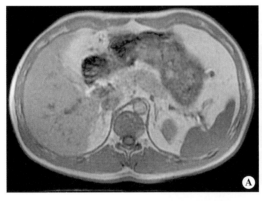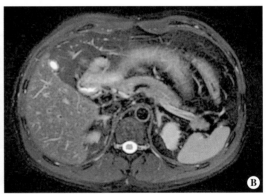

图8-29 肾上腺MRI图

A. T_1WI；B. 脂肪抑制 T_2WI

二、肾上腺血管的影像解剖

（一）肾上腺血管的影像解剖特点

每侧肾上腺通常有3条供血动脉：肾上腺上、中、下动脉。一般情况下，分别来自膈下动脉、腹主动脉及肾动脉。

每侧只有一条肾上腺静脉从肾门引出，右肾上腺静脉小而短，回流至下腔静脉的外侧后部，左肾上腺静脉大且长，从肾上腺后部下降至胰体水平，开口于左肾静脉，可与左膈下静脉连接。

（二）肾上腺动脉的影像解剖

1. 肾上腺动脉的DSA解剖（图8-30）

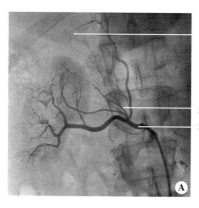

肾上腺上动脉

右肾上腺下动脉
右肾动脉

左肾上腺动脉
左肾动脉

图8-30 肾上腺血管DSA图
A. 右肾上腺动脉DSA图；B. 左肾上腺动脉DSA图

2. 肾上腺动脉的解剖变异　肾上腺上、中、下动脉大多数各有1个来源，但也可以分别有2个或3个来源（图8-31、图8-32）。

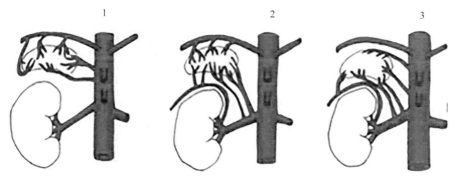

图8-31　肾上腺动脉的变异（2个不同的起始部）示意图
1.起自膈下动脉和腹主动脉；2.起自膈下动脉和肾动脉；3.起自腹主动脉和肾动脉

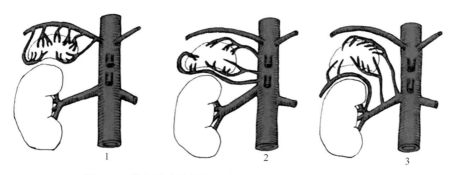

图8-32　肾上腺动脉的变异（1个不同的起始部）示意图
1.起自膈下动脉；2.起自腹主动脉；3.起自肾动脉

（三）肾上腺静脉的影像解剖

1. 肾上腺静脉的CTV解剖　右肾上腺静脉小而短，直接或平行开口于下腔静脉（图8-33）；左肾上腺静脉大且长，与膈下静脉汇合后排入左肾静脉（图8-34）。

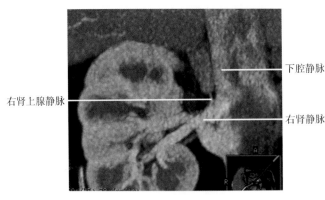

图8-33 右肾上腺静脉CTV表现

右肾上腺静脉
下腔静脉
右肾静脉

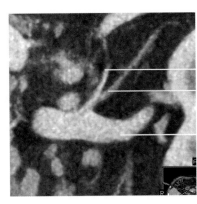

图8-34 左肾上腺静脉CTV表现

膈下静脉
左肾上腺静脉
左肾静脉

2. 肾上腺静脉解剖变异 左肾上腺静脉变异主要有与膈静脉不共干，与膈静脉/左肾包膜静脉同一点汇入左肾静脉，膈-肾上腺静脉与肾包膜静脉共干；右肾上腺静脉变异较多，主要有2支右肾上腺静脉，右肾上腺静脉汇入右膈下静脉、右肾静脉、副肝静脉及肝右静脉等。

第3节 女性生殖系统

一、输卵管造影的X线解剖

输卵管造影是在X线透视引导下，通过导管向子宫腔和输卵管注入对比剂，并根据对比剂在输卵管和盆腔内的显影情况分析判断输卵管的通畅程度、阻塞的部位，检查对象经常是怀孕困难或不孕者。

在子宫输卵管正位片片上，子宫腔显影呈一倒置的三角形，其尖端朝下，接子宫颈管，底边朝上，为子宫底的内壁，两侧缘为子宫体腔的侧壁，子宫腔影在底边的两侧缩细成角，为子宫角。正常输卵管自子宫角向外下走行，呈迂曲柔软的线状影，由内向外依次为间质部、狭部、壶腹部和伞部。输卵管狭部呈光滑细线影，向外移行为宽大扭曲的壶腹部，输卵管伞因无完整的管壁多不显影（图8-35）。检查时若输卵管通畅，造影片显示一侧或双侧输卵管伞端有对比剂溢出，进入盆腔的对比剂呈不均匀的涂抹状影像，称为腹膜涂抹征（图8-36），输卵管伞部残留呈香肠状影。若输卵管梗阻，造影片显示一侧或双侧输卵管不显影或部分显影，盆腔无涂抹状影像（图8-37）。如果盆腔有对比剂涂抹，说明至少有一侧输卵管是通的。

通常输卵管造影需要四张图像，第一张造影图子宫显示完全，对比剂刚进入双侧输卵管；第二张图输卵管完全显示；第三张图对比剂刚进入盆腔；第四张图对比剂弥散至盆腔。

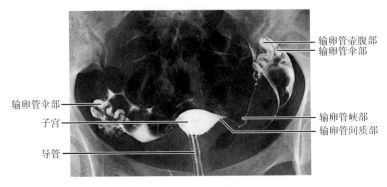

图8-35 正常输卵管造影

输卵管壶腹部
输卵管伞部
输卵管伞部
子宫
输卵管峡部
输卵管间质部
导管

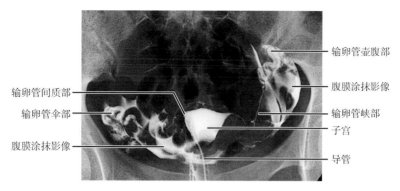

图8-36 子宫输卵管造影腹膜涂抹征

输卵管壶腹部
腹膜涂抹影像
输卵管峡部
子宫
导管

输卵管间质部
输卵管伞部
腹膜涂抹影像

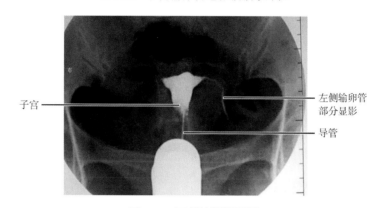

图8-37 双侧输卵管不通

子宫

左侧输卵管部分显影
导管

 案例 8-1

患者，女，27岁，结婚2年不孕，婚前人流3次，常规检查正常连续监测排卵半年未孕，男方精子合格。患者月经干净后第4天，白带清洁度2度，支原体和衣原体阴性。妇科检查：外阴发育正常，阴道分泌物正常，宫颈光滑，大小正常，子宫前后位，大小正常。

问题：1. 患者需要进一步做何检查？

2. 患者诊断结果可能是什么？

二、女性生殖系统的CT、MRI图像观察方法、特点及解剖

（一）女性生殖系统的CT、MRI图像观察方法

女性生殖系统的CT、MRI图像观察，通常采用以子宫为中心的解剖观察方法。首先观察子宫位置、大小、形态，宫腔大小、宫体三层是否有异常，之后观察宫颈、阴道，然后观察子宫周围邻近组织器官，先观察一侧，再对称观察另一侧，顺序为卵巢、膀胱、淋巴结、盆腹膜、肠管。

（二）卵巢的CT、MRI图像特点及解剖

1. 卵巢的CT、MRI图像特点　CT上表现为软组织密度影，与无对比剂的肠管断面不易区分。育龄期妇女，CT扫描在部分个体可识别正常卵巢，在排卵期最明显（图8-38A）。MRI上，绝经前女性卵巢多可显示，在冠状位显示较佳，绝经后难以识别。T_1WI上卵巢呈卵圆形低信号影，与邻近肠曲有时难以鉴别；T_2WI上卵巢呈高信号影，其内可见卵泡呈高信号，中心部分的间质呈低信号（图8-38B）。

2. 卵巢的CT、MRI解剖　卵巢位于子宫底的后外侧，与盆腔侧壁相接，呈扁平的椭圆形，随子宫位置变化而有很大变化。卵巢内侧面朝向盆腔，多与回肠紧邻，外侧面与盆腔侧壁相接触。当子宫左倾时，左卵巢稍向下移位，子宫端稍转向内；右倾时，则相反。

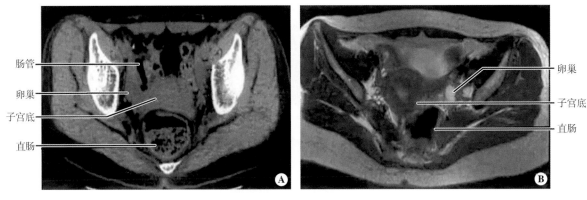

图8-38 卵巢轴位图像

A. CT；B. MRI（T_2WI）

（三）子宫的CT、MRI图像特点及解剖

1. 子宫的CT、MRI图像特点 经子宫体轴位，CT平扫子宫体为横置的梭形或椭圆形软组织密度影，边缘光滑，CT值为40～80Hu，其内可见类圆形低密度宫腔，增强扫描子宫肌呈明显均匀强化（图8-39A）；经子宫颈轴位，子宫颈呈圆形或椭圆形软组织密度影，外缘光滑，其中央为子宫颈管（图8-39B）。

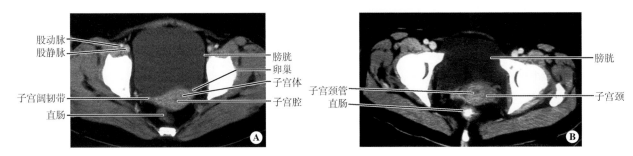

图8-39 经子宫的轴位CT图

A. 经子宫体轴位；B. 经子宫颈轴位

MRI T_1WI上，子宫体、子宫颈呈均匀的低信号，周围脂肪组织为高信号；经盆腔正中矢状位 T_2WI上，子宫体和子宫颈呈分层表现，宫体分三层信号：子宫内膜和子宫腔内黏液呈高信号，子宫肌内层呈低信号，子宫肌外层呈中等信号；宫颈自内向外分四层信号：子宫颈管内黏液呈高信号，子宫颈黏膜皱襞呈中等至稍高信号，子宫颈的纤维化基质呈低信号，子宫颈肌层呈中等信号（图8-40、图8-41）。

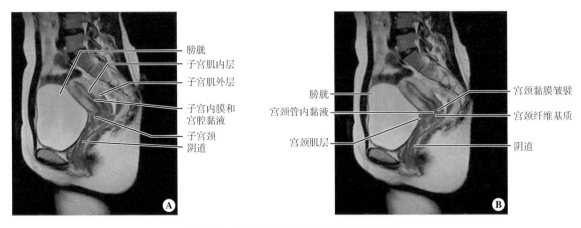

图8-40 经盆腔正中矢状位MRI（T_2WI）

🔗 **链 接**　子宫肌瘤的CT、MRI影像学表现 ————————————————

　　子宫肌瘤按部位可以分为浆膜下肌瘤、黏膜下肌瘤、肌壁间肌瘤。浆膜下肌瘤CT表现为宫外肿块，边缘清晰，平扫时多呈混杂密度，坏死部分呈低密度；黏膜下肌瘤CT表现为宫腔变小，子宫增大，宫腔可见不规则且与子宫密度接近的肿块，增强扫描肿块显著均匀强化；肌壁间肌瘤CT表现为子宫不规则增大及轮廓改变，宫腔变小，增强扫描后肌瘤明显不均匀强化或均匀强化，可见漩涡状、小斑片状低密度肿块，形似"假包膜"。子宫肌瘤的MRI可表现为子宫增大，内有表面光滑、边界清楚的肿块，可位于子宫壁内，黏膜下或者向外突出，呈单发或者多发，多发比较常见。T_1WI为低信号，T_2WI为低或者混杂信号，低信号有时呈典型的漩涡状条纹改变。

2. 子宫和宫旁结构的CT、MRI解剖

（1）子宫的CT、MRI解剖

1）经子宫体轴位：子宫位于盆腔内，子宫体前方为充盈的膀胱，膀胱位于盆腔中央，子宫体后方为直肠，子宫体外侧偏上可见卵巢（图8-38A）。子宫与膀胱之间有子宫膀胱陷凹，子宫与直肠之间有子宫直肠陷凹（图8-38B）。

2）经子宫颈轴位：宫颈前方为膀胱，后方为直肠（图8-39B）。在子宫体和子宫颈两侧为宫旁组织。经盆部正中冠状层面观察，子宫上方为回肠和乙状结肠，子宫下方为膀胱，子宫的外上方有卵巢，膀胱正下方为阴道前庭（图8-40）。

3）经盆部正中矢状位：子宫位于盆腔中央，呈前屈前倾位，子宫前下方为膀胱，膀胱前方为耻骨联合，在子宫和膀胱之间有膀胱子宫陷凹。子宫后方为直肠，子宫和直肠之间有直肠子宫陷凹，子宫颈下方为阴道，阴道后方可见直肠会阴曲（图8-40）。

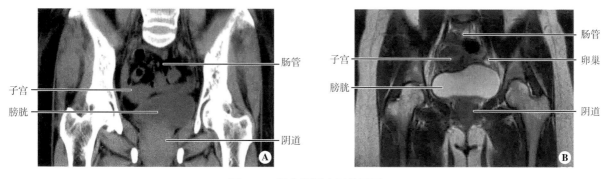

图8-41　经盆部正中冠状层面

A. CT；B. T_2WI

（2）宫旁结构的CT、MRI解剖　宫旁组织是指子宫旁的周围组织，主要包括输卵管、卵巢，还有盆腔附近的血管、韧带等软组织。CT扫描宫旁组织位于子宫体、子宫颈和阴道上部的两侧，为脂肪性低密度影，内部的血管、神经和纤维组织呈细小点状或条状软组织密度影，可见条带状自宫底向前外侧走行的子宫阔韧带（图8-39A）。

（四）阴道的CT、MRI解剖

　　经阴道轴位CT平扫，阴道为类圆形软组织密度影，其内可见低密度影，阴道前部为尿道，尿道前方为耻骨联合，阴道后部为直肠（图8-42A）。CT冠状位和矢状位重建可以较清晰显示阴道，以矢状位较好（图8-42B）。MRI T_1WI上不能区分阴道壁与中心区，但阴道周围脂肪组织呈高信号影，因此可以与周围组织区分，增强扫描后阴道强化均匀，强化程度弱于子宫体。T_2WI矢状位显示阴道与周围组织关系较佳，阴道上端包绕宫颈，下端止于阴道口。前与膀胱相邻，后与直肠相邻。阴道壁为低信号，阴道上皮组织及黏液为高信号，阴道周围脂肪为高信号（图8-42B）。

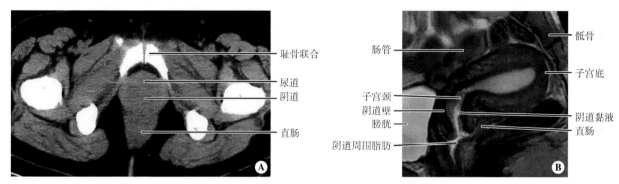

图8-42 阴道

A. 经阴道轴位CT；B. 盆腔矢状位T₂WI

图中标注：耻骨联合、尿道、阴道、直肠；骶骨、子宫底、子宫颈、阴道壁、膀胱、阴道周围脂肪、阴道黏液、直肠、肠管

三、子宫与卵巢血管的影像解剖

（一）子宫与卵巢血管的影像解剖特点

目前对盆部血管的检查方法主要是CT血管造影（CTA），通过三维重建图像观察细小侧支动脉的起源、走行、开口显像类型及其毗邻结构。许多研究表明，对正常成年女性行CTA检查，子宫动脉的影像解剖特点如下所述。

1. 子宫动脉起源变异比较大，一部分起源于髂内动脉主干，其次起源的动脉还有脐动脉、阴部内动脉、臀下动脉，其中有一部分女性左、右子宫动脉起源不对称，粗细也不对称。

2. 子宫动脉与起源动脉之间的夹角为锐角。

3. 子宫动脉开口显像类型大部分为锐角，其次还有直角、旋转状、螺旋状。

4. 对子宫动脉主干显示率高，对终末分支显示率低。

卵巢动脉显示率明显低于子宫动脉；卵巢静脉显示率高。

（二）子宫与卵巢血管的影像图像观察方法

盆部血管因其位置较深，首选的检查方法是血管造影。CTA检查属于无创检查，主要是通过向血管内注射对比剂后行CT断层扫描，再经过图像后处理形成三维立体图像，主要用于血管病变的显示。

1. 子宫动脉 观察子宫动脉的起源，两侧子宫动脉是否对称发出，再观察子宫动脉的走行，是否有狭窄、阻塞、增粗等病变情况，子宫动脉近段、中段及终末分支显影情况，子宫动脉终末支供血情况有无异常。

2. 卵巢动、静脉 观察卵巢动脉血管的起源、走行，是否有狭窄、阻塞、增粗等病变情况，卵巢动脉及其分支显影情况。观察卵巢静脉是否有血液逆流情况。

（三）子宫与卵巢动脉的影像解剖

子宫动脉由髂内动脉发出，两侧子宫动脉对称性发出者比较多见，沿盆侧壁向内下行，至子宫峡部水平分出上、下两支，下行支较细，分出细小宫颈、阴道支供应宫颈和阴道，上行支较粗大，沿子宫侧缘迂曲上行，至子宫角部分出宫底支、卵巢支和输卵管支，其在上行中不断发出螺旋状小分支即肌壁动脉进入子宫肌层和内膜。卵巢动脉起于腹主动脉前壁，呈螺旋状迂曲向下，进入盆腔之前发出1～2支腹膜后分支，之后跨过输卵管和髂总动脉下行，经卵巢悬韧带向内横行，发出细小分支分布于同侧卵巢和输卵管，供应卵巢和输卵管，在子宫角附近与子宫动脉卵巢支相吻合（图8-43）。

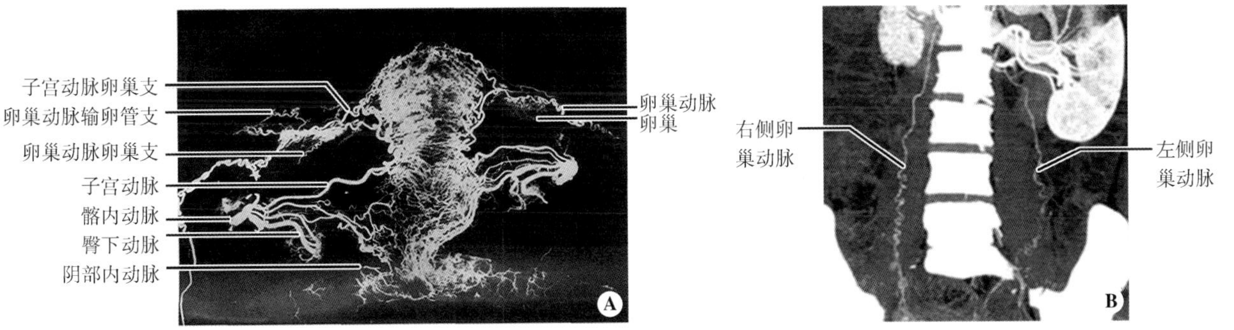

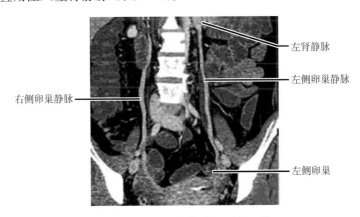

图8-43 子宫卵巢动脉

A.子宫和卵巢动脉VR图像；B.卵巢动脉MIP图像

（四）子宫与卵巢静脉的影像解剖

子宫静脉在子宫下部两侧组成子宫静脉丛，与阴道静脉丛相连，在平子宫颈外口高度汇合成1～2支子宫静脉，与子宫动脉相伴行，注入两侧的髂内静脉或其属支。卵巢静脉起自卵巢，组成蔓状静脉丛，经卵巢悬韧带向上逐渐合并成卵巢静脉，伴随卵巢动脉上行，右侧卵巢静脉多以锐角注入下腔静脉，左侧卵巢静脉以直角注入左肾静脉（图8-44）。

图8-44 卵巢静脉期曲面重组图像

林巧稚——人民的好医生

医者仁心

她一生未曾婚育，却亲手迎接了5万多个新生命，被尊称为"万婴之母"。她称自己是"一辈子的值班医生"，并将一生都献给了祖国的医学事业。她就是中国现代妇产科学的主要开拓者和奠基人，首届中国科学院唯一的女学部委员（院士）——林巧稚。1901年，林巧稚出生于福建厦门鼓浪屿，1929年，立志做医生的林巧稚，成为北京协和医院第一位毕业留院的中国女医生，从此开始了54年的从医生涯，她用自己的行动和成就完美地阐释了她一生的理想信念——做人民的好医生。1965年，年过花甲的她，仍然活跃在农村巡回医疗的第一线。冰心老人在《悼念林巧稚大夫》一文中这样写道："她是一团火焰、一块磁石，她的为人民服务的一生，是极其丰满充实地度过的。"

第4节 男性生殖系统

一、男性生殖系统的CT、MRI图像观察方法

睾丸大约栗子大小，成对；由精曲小管和间质细胞组成。精曲小管内生成精子，精子流入睾丸网

（精直小管），并通过睾丸输出小管进入附睾，在附睾精子继续成熟。输精管将精子输送到精囊，输精管末端与精囊管连接形成射精管，射精管开口于尿道前列腺部。

二、睾丸的CT、MRI图像特点及解剖

1. 睾丸的CT、MRI图像特点　睾丸长3～6cm，宽2～4cm，厚2～3cm；呈卵圆形，CT上呈软组织密度影，增强扫描无明显强化；T₁WI呈中等信号，T₂WI呈高信号，精索呈扭曲管状向腹股沟方向延伸。

2. 睾丸的CT、MRI解剖　睾丸位于外阴部下垂的阴囊里，左右各一，一般右侧略高于左侧（图8-45、图8-46）。

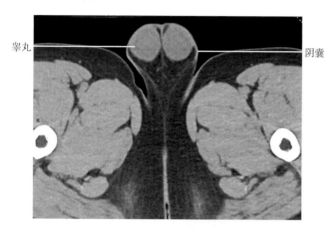

图8-45　睾丸CT图

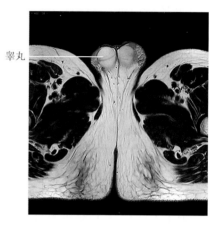

图8-46　睾丸MRI T₂WI图

三、前列腺与精囊腺的CT、MRI图像特点及解剖

（一）前列腺与精囊腺的CT、MRI图像特点

前列腺由腺体与非腺体两部分组成。腺体部分可以分为三个主要区域，即周围带（70%）、中央带（25%）和移行带（5%），非腺体部分包括尿道和前纤维肌肉基质带。CT扫描前列腺呈均匀软组织密度影，CT值为35～65Hu，增强扫描呈中度强化。膀胱精囊三角充填脂肪。在T₁WI上前列腺为均匀中等信号结构，增强呈轻-中度强化。T₂WI上能对前列腺的上述区域进行区分；中央带、移行带呈低信号，周围带呈高信号，前纤维肌肉基质带呈低信号。前列腺包膜T₁WI、T₂WI上呈环形低信号。精囊腺T₁WI上呈低信号，T₂WI呈高信号。

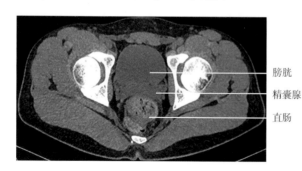

图8-47　CT平扫膀胱精囊腺层面

膀胱
精囊腺
直肠

（二）前列腺与精囊腺的CT、MRI解剖

1. 精囊腺的CT、MRI解剖　精囊腺位于前列腺后上方，呈八字形，精囊周围静脉丛显示为点条状的软组织影（图8-47、图8-48）。

2. 前列腺的CT、MRI解剖　前列腺为倒锥形结构，底贴着膀胱下壁，下部为尖部（图8-49）。外周带位于前列腺后部，从精阜基底部延伸至前列腺尖部，中央带位于射精管周围，移行带位于尿道前

列腺周围，前纤维肌肉基质带构成前列腺的前表面（图8-50、图8-51）。

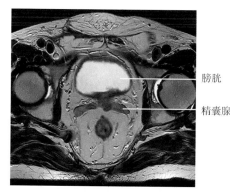

图8-48 MRI膀胱T₂WI图

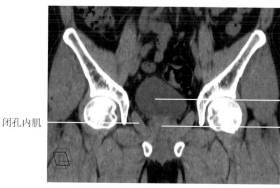

图8-49 前列腺中部层面CT

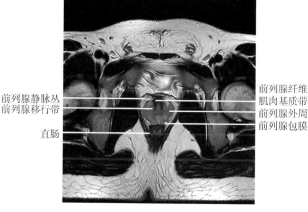

图8-50 前列腺中部层面T₂WI

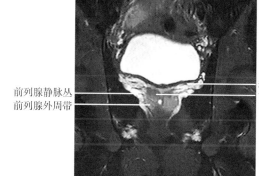

图8-51 前列腺冠状位后部层面脂肪抑制T₂WI

第5节 腹膜后间隙

一、腹膜后间隙的CT、MRI应用解剖

腹膜后间隙位于后腹部，又称后腹膜腔，是腹后壁腹膜和腹横筋膜之间的间隙及其解剖结构的总称。腹膜后间隙前界为腹后壁腹膜，后界为腹横筋膜，两侧为侧椎筋膜，侧椎筋膜是由肾前筋膜和肾后筋膜融合而成。向上至膈，向下一直延伸至盆腔入口，在盆腔入口水平，后面的壁腹膜向前移行覆盖膀胱顶部直达前腹壁。腹膜后间隙内有胰、肾、肾上腺、输尿管腹部、部分十二指肠、腹主动脉、下腔静脉及其属支、神经干、淋巴结、淋巴管及大量疏松结缔组织等。腹膜后间隙可分为肾旁前间隙、肾周间隙和肾旁后间隙（图8-52）。

（一）肾旁前间隙

肾旁前间隙位于腹后壁腹膜和肾前筋膜之间，外侧止于侧椎筋膜。肾旁前间隙内有十二指肠降部、水平部和升部、胰、升结肠、降结肠、肠系膜血管、淋巴结和脂肪组织等。肾旁前间隙内的任何结构病变都可引起肾前筋膜和侧椎筋膜的增厚，最常见的病变来源于胰、结肠、十二指肠或阑尾。

（二）肾旁后间隙

肾旁后间隙位于肾后筋膜和腹横筋膜之间，该间隙内仅有脂肪组织，病变很少来源于此间隙。

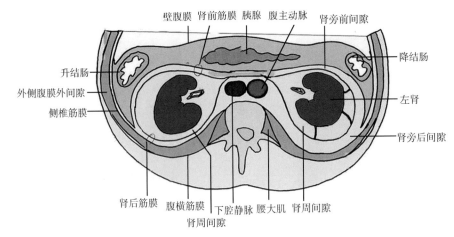

图8-52 腹膜后间隙横断面示意图

（三）肾周间隙

肾周间隙位于肾前筋膜、侧椎筋膜和肾后筋膜之间，其内含肾、肾上腺、肾脏血管及肾周脂肪囊、输尿管，肾周间隙内器官病变可导致肾筋膜增厚，并侵犯肾周脂肪囊。

（四）腹膜后间隙之间的交通

1. 外侧延伸 分为四型：第1型肾旁前、后间隙互不相通；第2型肾旁前间隙可绕肾外侧至肾旁后间隙，两者相通；第3型肾周间隙向外与结肠旁沟相通；第4型肾旁前、后间隙在肾外侧直接相通。

2. 内侧延伸 两侧肾周间隙是否相通，存在两种类型，两侧肾周间隙在肾门平面相通（69.4%）；两侧肾周间隙不相通（30.6%）。

3. 上方延伸 右侧肾周间隙上达右膈下腹膜外间隙，左侧肾周间隙上达左膈下腹膜外间隙。

4. 下方延伸 肾周间隙向下开放，一是向下可沿输尿管和卵巢血管至盆腹膜外间隙；二是向外下沿生殖血管至腹股沟深面；三是向外侧可达腹前外侧壁。

二、腹膜后间隙的CT、MRI图像观察方法

腹膜后间隙的CT、MRI图像观察，一般以胰腺炎扩散方向进行逐层观察，当出现急性胰腺炎时，由于胰腺分泌液的高侵袭性，液体可穿破后腹膜进入网膜囊，造成网膜囊积液；胰腺周围的渗出液可沿横结肠及小肠系膜向腹腔内扩散，情况严重时，可引起广泛性腹腔积液，积液积聚于腹腔各间隙，并可通过各优势引流途径相互扩散；胰酶外渗破坏肾前筋膜，从而使渗出液进入肾周间隙或肾旁后间隙或通过肾筋膜附着处向其他间隙扩散；腹膜后间隙与盆腔腹膜外间隙存在交通，急性腹膜炎时，渗出液还可向下扩散到盆腔甚至腹股沟区域；急性胰腺炎时，炎症可沿腹膜后间隙，通过淋巴引流从膈下到膈上而到达胸腔，通过食管、主动脉裂孔进入纵隔、心包腔和胸腔。

三、腹膜后间隙的CT、MRI图像特点及解剖

（一）腹膜后间隙的CT、MRI图像特点

CT是腹膜后间隙首选和主要的检查方法。CT平扫时，肾呈圆形或椭圆形，边缘光滑，肾实质密度均匀，肾窦内主要是脂肪，呈低密度，其他结构显示不清。增强扫描皮质期肾皮质增强，髓质无增强，可见双侧肾脏后方线状肾后筋膜影（图8-53）。临床上常见腹膜后间隙病变有肿瘤、纤维化和

炎症，急性胰腺炎时，常会出现肾周筋膜增厚现象（图8-54）。正常情况下腹膜后间隙，脂肪组织在T_1WI和T_2WI上均呈高信号；腹部大血管因流空效应呈低信号，腰大肌呈低信号。在T_1WI上，肾皮质呈中等信号，比肌肉高，比脂肪低；在T_2WI上，肾髓质呈高信号（图8-55）。

链接　急性胰腺炎

急性胰腺炎是多种病因导致胰酶在胰腺内被激活后引起胰腺组织自身消化、水肿、出血甚至坏死的炎症反应。病变程度轻重不同，轻者多以胰腺水肿为主，临床上常见病情呈自限性，预后良好。少数重症患者的胰腺出血坏死，并且常常出现继发感染、腹膜炎和休克等，病死率高。所以临床上急性胰腺炎通常表现为腹痛、恶心、呕吐、腹胀、黄疸、发热和休克等症状。

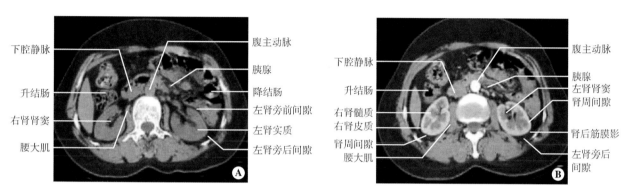

图8-53　腹膜后间隙CT图像

A. CT平扫；B. CT增强扫描

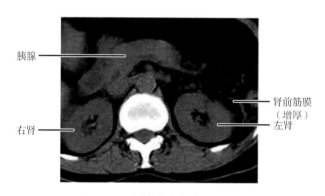

图8-54　急性胰腺炎（CT平扫）

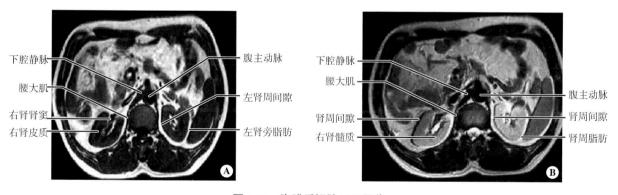

图8-55　腹膜后间隙MRI图像

A. T_1WI；B. T_2WI

（二）腹膜后间隙的CT、MRI解剖

在肾脏水平，两侧肾脏位于椎体两侧，可见肾旁前间隙、肾周间隙和肾旁后间隙。左肾右前方为胰体和胰尾，前外侧为降结肠；右肾前方是升结肠，椎间盘前可见腹主动脉和下腔静脉影。

仁心守护谭晓琴

谭晓琴，1983年出生在炉霍县斯木镇若海村一个普通农民家中，2001年以优异的成绩考上中国人民解放军第三军医大学临床医学专业，2004年6月大学毕业后毅然回到家乡，被分配到斯木镇卫生院工作，多年的从医生涯让她掌握了高原病治疗方法。谭晓琴经常到村里给老人和孩子看病，她工作仔细认真，为减少村民的医药负担，经常按粒开药，成为方圆百里老百姓最喜爱、最信任的好医生，2019年被评为"最美医生"。

（邬　山　左晓利）

第9章
骨骼与肌肉系统

> **学习目标**
>
> 1. 掌握　四肢长管状骨与脊柱各部位椎骨及椎管X线解剖结构；肌肉的CT、MRI图像特点。
> 2. 熟悉　四肢六大关节CT、MRI图像，脊柱韧带、椎间盘的CT、MRI解剖；肌肉的CT、MRI图像观察方法。
> 3. 了解　骨关节CT密度特点和骨皮质、骨髓腔、关节韧带、肌腱等MRI信号差异，脊髓节段、脊柱周围主要肌群位置和形态；躯干肌及四肢肌的CT、MRI解剖。
> 4. 育人　通过学习，深刻理解"坚定理想信念，补足精神之钙"的重要意义。

第1节　儿童骨骼

一、儿童骨骼X线解剖

（一）儿童骨骼X线特点

儿童因处于生长发育阶段，骨骼数目、大小、外形、结构方面与成人不同。小儿长骨骨干细而短，骨密质薄。小儿长骨的骨骺多为软骨而不显影，随发育渐次骨化，表现为一个或多个，由小而不规则的致密骨点逐渐变得大而整齐。年龄越小，骺软骨的透亮带越宽，随年龄增大逐渐变窄，最后成为骺线。

（二）儿童长骨的X线解剖

儿童长骨可分为骨干、干骺端、骺线（板）和骨骺四部分（图9-1）。

1. 骨骺　也称继发骨化中心。位于长骨两端或突出部。在胎儿及儿童时期多为软骨，随年龄增长逐渐增大并具有特定的形状，其内为松质骨，表面为薄层骨皮质，边缘由不规则逐渐变为光整，最后与骨干愈合。若为多个骨化中心则先彼此相互融合，然后再与骨干愈合。

2. 骺板与骺线　为干骺端与骨骺之间的软骨。X线表现为透明的带状或线状影。儿童期显示为较宽的带状影称为骺板，随年龄增大逐渐变窄，显示为线状影，称为骺线。

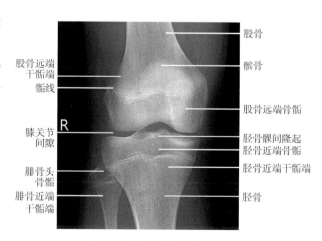

图9-1　儿童长骨的X线解剖图

（图中标注：股骨、髌骨、股骨远端干骺端、骺线、股骨远端骨骺、膝关节间隙、胫骨髁间隆起、胫骨近端骨骺、胫骨近端干骺端、腓骨头、腓骨近端干骺端、胫骨）

3. 干骺端　骨干增宽的端部称干骺端，主要由骨松质构成，是骨骼生长最活跃的部位。X线表现为网状骨纹理，密度低于骨皮质。干骺端骺侧可见不规则致密影，即先期钙化带，由钙化的软骨基质和初级骨小梁构成。

4. 骨干　主要由致密的骨皮质构成，X线表现为高密度中空的长管状影。儿童骨皮质较成人薄，骨干细而短。骨皮质随年龄增长而逐渐变厚，骨干也随之增粗增长，直至成年人厚度。

5. 骨龄　继发骨化中心出现和完全与干骺端愈合的年龄称骨龄。根据正常男女各骨化中心出现和完全与干骺端愈合的时间范围可制定正常骨龄标准，从X线上推测被检者的骨龄，与实际年龄作比较可用于判断被检者骨的发育是否正常或过快、过慢。一般男性骨龄较女性晚1～2岁。同年龄的健康儿童的骨化速度并非完全相同，同一儿童两侧肢体骨化中心的出现也不完全对称，但骨骺闭合的时间绝大多数是两侧对称的。

（三）儿童关节的X线解剖

关节为两块骨或数块骨的连接部分。根据其活动程度分为活动关节、少动关节和不动关节三种，其中以活动关节的X线解剖尤具临床意义。活动关节包括关节腔、关节面、滑膜、滑膜囊和韧带。

1. 关节腔　X线片上所见的"关节腔"实际上是由关节软骨、关节间纤维软骨和真正的关节腔组成，一般称为关节间隙。除骨质以外，关节由水样密度构成，关节内不同结构的密度是相似的。关节间隙的宽度主要取决于关节软骨的厚度，随着年龄的增长，骨化中心的变大，关节软骨的变薄，关节间隙逐渐变窄。各部位关节间隙的宽度有各自的正常范围，一般以下肢的大关节较宽，尤以膝最宽。同部位的关节间隙左、右对称，可因姿势等因素形成微小差异，但一般不超过2mm。

2. 关节面　由关节软骨下的骨皮质构成。皮质致密而锐利光滑，有较强的抵抗能力，在关节发生破坏性病变时，关节面皮质可较长时期不受破坏。关节相对应的两骨的关节面相互平行，且平整光滑。有的关节面之间有关节内韧带连接，形成局部凸起或凹陷。

3. 滑膜　为关节囊的内层结构，呈软组织密度，正常时不显影。当发生滑膜增生、肿胀或关节积液时，可显示关节囊内、外软组织肿胀。滑膜在某些部位可向腔内形成较大突起，在其下有脂肪垫，如肘部的鹰嘴窝、喙突窝和桡骨窝上方的脂肪垫，以及膝部的髌下脂肪垫。

4. 滑膜囊　位于关节周围肌腱与骨面之间，衬有细胞性膜，分泌滑液以减少摩擦。滑膜囊有的不与关节相通，有的与关节相通并组成关节的一部分，如膝关节。关节病变可累及相通的滑膜囊。

5. 韧带　为关节囊纤维层呈局部纵向增厚而形成，用以加固关节。关节内的韧带一般不能显示。但膝关节、髋关节、踝关节等大关节的韧带可因周围脂肪组织的比衬而显示。

（四）儿童脊柱的X线解剖

脊柱呈纵行柱状，由椎骨连结而成。脊柱有4个生理性弯曲，即颈椎前突、胸椎后突、腰椎前突、骶尾椎后突。除第1、第2颈椎外，其他椎骨包括椎体和椎弓两部分，后者由椎弓根、椎弓板、棘突、横突和关节突组成。X线正侧位片示椎体呈长方形，主要由骨松质及表层骨密质构成，正位两侧有横突，椎弓根重叠投影呈圆形，侧位椎弓位于椎体后方，上下关节突构成小关节，椎体之间为低密度的椎间隙，椎弓根之间构成椎间孔。CT轴位扫描，椎体层面显示椎体、椎弓根、横突、棘突及骨性椎管，椎间盘层面显示椎间盘、小关节、神经根及韧带等。MRI有利于脊髓、黄韧带及椎体骨质成分的显示。

二、儿童骨骼的CT、MRI图像观察方法及解剖

（一）儿童骨骼的CT、MRI图像观察方法

应使用沿承重方向的解剖观察方法。CT和MRI沿水平面所作的扫描，称横断层扫描，一般观察其下表面；沿矢状面所作的扫描，称矢状断层扫描，一般观察其左侧表面；沿冠状面所作的扫描，称冠状断层扫描，一般观察其前表面。

在观察关节区时，横断层面为关节区的基本观察方位，但有时需要选用最佳观察方位的层面来观

察关节的全貌或重点结构。

（二）儿童骨与关节的CT、MRI影像解剖特点及解剖

1. 儿童CT、MRI影像解剖特点

（1）CT影像解剖特点　骨与软组织CT值相差很大，其解剖需分别在骨窗和软组织窗下观察。

1）软组织：肌肉为软组织密度，CT值在40Hu左右。肌肉间、血管周围及皮下脂肪为极低密度组织，CT值在–50Hu以下，筋膜为稍低密度。血管平扫时为软组织密度，增强后呈显著强化的圆点或条状高密度影。

2）骨骼：骨的形态各异，大致可分为长骨、短骨、扁骨和异形骨，但骨的结构大致相同。骨皮质呈极高密度影，CT值达数百至1000Hu，其厚度因人、因部位而异，骨皮质内缘可略不整齐而外缘光整；骨髓腔内为骨小梁，呈纵横交错的网格状高密度；骨髓的脂肪含量较高，位于骨小梁间，呈均匀低密度影。正常情况下CT图像不能显示骨膜。

3）关节：关节的CT检查需采用薄层扫描技术，一般采用5mm厚层轴位扫描，1mm薄层重建；关节腔在重建图像上显示为低密度间隙，关节面为高密度骨密质结构，关节软骨在CT上不能显影。关节周围韧带与肌肉密度相仿。

（2）MRI影像解剖特点　MRI可以轴位、冠状位和矢状位成像，较好地显示骨骼全貌及关节细微结构。MRI可多种信号成像，又有良好的软组织对比度，骨骼肌肉正常组织结构的信号变化如下。

T_1加权像上，脂肪、骨髓呈高信号；透明软骨、骺板、肌肉、神经呈中等信号；骨皮质、骨小梁、骨膜、液体、韧带、纤维软骨、关节腔、半月板与关节盘、血管呈低信号。T_2加权像上，液体、脂肪、骨髓呈高信号；透明软骨、骺板、肌肉呈中等信号；骨皮质、骨小梁、骨膜、韧带、纤维软骨、关节腔、半月板与关节盘、血管、神经呈低信号。

2. 儿童骨与关节的CT、MRI解剖

（1）骨与关节的CT表现　除骨膜不能在CT上显示外，骨皮质、骨松质和骨髓腔均可在CT上清晰显示。在轴位CT上，骨皮质厚薄不一，包绕骨干和干骺端，分别呈高密度环形影和薄层线状影，CT值最高可达1000Hu；其外缘光整，内缘可少许不平整。长骨干骺端由骨松质组成，而骨松质是由骨小梁和骨髓间隙形成，在CT上表现为高密度的网状影和低密度骨髓腔。骺软骨在CT上表现为软组织密度影。骨髓腔由于含有较多脂肪而在CT上表现为均匀低密度影，如果骨髓腔密度增高则意味有病变存在（图9-2）。

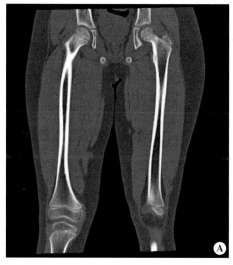
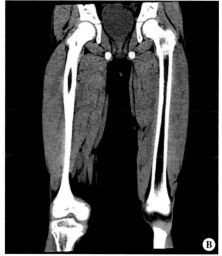

图9-2　儿童正常股骨CT图像

A. 骨窗；B. 软组织窗

在CT图像上，关节结构中的关节腔因为内含少许液体，呈线条状低密度影，关节面为高密度影，关节软骨和韧带均表现为软组织密度影；滑膜因为较薄而难以显示，但在炎症等疾病情况下因为增厚而得以显影。肌肉为软组织密度，CT值约为40Hu；皮下脂肪为均匀一致的较低密度影，其CT值为负值；皮肤为连续线条状软组织密度；神经和血管也为软组织密度影，增强后血管可显著强化，依其走行方向而呈圆形或条状高密度影。

（2）骨与关节的MRI表现　骨皮质含钙质成分最高，含氢原子极少，在T₁WI和T₂WI均无信号而

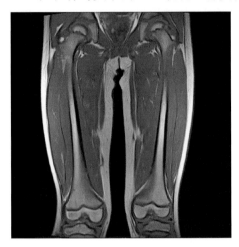

呈黑色。骨松质在MRI图像上为高、低混合信号，与组成其结构的骨小梁和骨髓相对应；由于儿童骨髓一般是逐渐从有造血功能的红骨髓变为富含脂肪的黄骨髓（6岁时，手足骨、胫腓骨、尺桡骨的骨髓均主要由黄骨髓组成，只有股骨和中轴骨还保留具有造血功能的红骨髓），所以儿童骨髓腔信号为灰色中等信号转变为白色高信号和灰白色略高信号（图9-3）；已经骨化的骨骺由于主要有黄骨髓（脂肪含量较多），所以在T₁WI和T₂WI均为高信号，压脂呈低信号（图9-4），而尚未骨化的骨骺即骺软骨多表现为中等信号；临时钙化带一般为低信号，关节软骨在T₁WI和T₂WI上分别为中等和略高信号；韧带和纤维囊为低信号。软组织中肌肉、神经为中等信号；血管由于流空效应而为低信号或无信号；皮下脂肪T₁WI和T₂WI上均为高信号。

图9-3　儿童正常股骨MRI图像（T₁WI-COR）

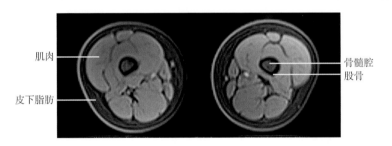

肌肉

皮下脂肪

骨髓腔
股骨

图9-4　儿童正常股骨MRI图像（轴位T₁WI压脂）

（三）儿童脊柱的CT、MRI解剖

脊柱按部位可将其分为颈段、胸段、腰段和骶尾段。

1. 脊柱不同分段的CT解剖

（1）颈段脊椎CT解剖　颈段脊椎CT扫描一般需骨窗观察椎体、椎弓及小关节等骨性部分，软组织窗观察椎间盘、硬膜囊、神经根、韧带等软组织部分。

1）骨性部分：除第1、2颈椎椎骨比较特殊外，第3～7颈椎骨均由椎体、椎弓、椎板、棘突、横突及上、下关节突所组成。寰椎由两个侧块和前后弓组成。侧块有上下关节凹分别与枕骨髁和枢椎上关节突形成关节，前后弓中线部有前结节及后结节。横突短小，有横突孔，左右各一。枢椎齿状突前与寰椎前弓，后与寰椎横韧带形成寰枢关节，枢椎横突小，内有横突孔。第3～7颈椎体自上而下体积逐渐增大，横断面上呈卵圆形，其后缘略平直或凹陷，钩突构成椎间孔前壁的一部分。由上关节突、下关节突构成的关节突关节，关节面近于水平，在CT横断面上不易显示其间隙。在椎弓根层面，由椎体、椎弓根、椎板、棘突基部构成完整的椎管骨环；在椎间孔或椎间盘层面上，椎体、椎间盘与后方的椎弓部断开，断开的部位呈裂隙状低密度影，构成不完整的椎管骨环。

2）软组织部分：椎间盘从第2颈椎到第7颈椎每个椎体之间均有椎间盘，其形状宛如椎体横断面的圆形，CT值在（70±5）Hu，椎间盘厚度不一。正常硬膜囊内含蛛网膜、脑脊液、软脑膜和脊

髓，表现为边缘光整、规则的椭圆形影，CT值在30～50Hu。脊神经根呈条索状或圆点状软组织影，位于椎间孔部位并可向前外方延伸10～20mm。前纵韧带和后纵韧带一般在CT上无法与椎体及椎间盘结构相区分。在关节突关节和椎板内侧缘见到黄韧带影，为尖端向后的V形软组织密度影，宽度在2～3mm，向下逐渐增厚，后缘紧贴骨性椎管内缘，前方与硬膜囊之间隔以低密度的脂肪组织。

（2）胸段脊椎CT解剖

1）骨性部分：胸椎椎体呈心形，横径和前后径大致相等，后缘前凹，胸椎横突短粗。椎弓部分的椎弓根长且更近于矢状位，上关节突、下关节突的关节面近似冠状位，在CT轴位上表现为横行的透亮间隙，椎板、横突、棘突均较长，椎体、横突均有关节面与肋骨相关节。胸段椎管呈圆形，前后径为14～15mm。椎间孔前壁为椎体及椎间盘后外缘，后壁为关节突关节，前外侧有下位椎骨的肋骨颈和肋椎关节毗邻。

2）软组织部分：胸椎椎间盘厚度较薄，后缘凹陷，大小与椎体一致，CT值在（70±5）Hu。硬膜囊表现为边缘光整、规则的类圆形影，CT值在30～50Hu。脊神经根呈条索状或圆点状软组织影，位于椎间孔部位并可向前外方延伸。在关节突关节和椎板内侧缘见到V形黄韧带影，正常厚度为2～4mm。

（3）腰段脊椎CT解剖　腰段具有代表性的图像层面为椎弓层面、椎间孔层面和椎间盘层面。

1）骨性部分：轴位腰椎椎体呈肾形，其后缘略凹陷，椎体中部前面和后面都有椎体静脉通过的小孔，CT表现为椎体骨皮质连续性中断，并向松质内延伸呈Y形的低密度影。椎弓部分的上段腰椎关节突关节与矢状面约成45°角，向下角度逐渐增大，呈矢状位。前外方是下位椎骨的上关节突，后内方是上位椎骨的下关节突，其关节间隙清楚，表现为近于纵行的透亮影，宽2～4mm。椎管形态不一，第1、2腰椎横断面多呈圆形或卵圆形，越往下越呈三角形，第3、4腰椎断面多呈三角形。CT测量椎管矢状径为15～25mm，横径下限为20mm。在完整骨环的椎弓根层面，位于椎管侧区的侧隐窝是椎管内腰神经根通向椎间孔的通道，主要存在于三叶形椎管，即下位两个腰椎处，其前壁是椎体后外侧部，外侧壁为椎弓根内面，后壁是上关节突前内缘和黄韧带。侧隐窝宽度是椎体后缘到上关节突前内点的距离，其下限为5mm。在不完整骨环的层面，显示裂隙状的椎间孔，是腰神经离开硬膜囊穿出的一条狭窄的骨性纤维性管道，统称为腰神经通道。

2）软组织部分：椎间盘的形态近似肾形，后缘浅凹，但第5腰椎、第1骶椎水平椎间盘后缘平直或稍凸，腰段椎间盘最厚，可达15mm，CT值在（70±5）Hu。硬膜囊由脊神经、被膜及其膜间隙组成。在CT轴位上表现为边缘光滑、规则的类圆形软组织密度影，CT值在30～50Hu。腰段椎管内脂肪组织较多，常见于：①硬膜囊前方；②硬膜囊与两侧椎板黄韧带之间；③两侧隐窝内，由于脂肪衬托，能清楚显示硬膜囊与椎间盘的关系。神经根呈直径2～3mm的圆点状软组织影，第1～4腰神经根自椎间盘下缘或下位椎体上缘离开硬膜囊，第5腰椎、第1骶椎神经根在椎间盘上缘离开。前、后纵韧带分别从前面和后面连接各椎体，在椎间隙处与椎间盘和椎体边缘紧密相连，但在静脉丛部位与椎体表面的连接较松，特别是后纵韧带，该韧带中间厚，向两侧逐渐变薄。椎管后壁上下椎板间为黄韧带，下腰部可达2～4mm。

（4）骶尾椎CT解剖

1）骨性部分：骶髂两骨的耳状关节面构成骶髂关节，关节间隙2～3mm。第1骶椎水平骶管为三角形，位于中线后部，与骶前、后孔相连。骶前孔位于骶管前外，两侧对称，较大，其内可见圆形软组织密度神经根鞘影；骶后孔位于骶管后外，较小。骶骨后面可见5个突起，正中1个为骶正中嵴，外侧2个为骶外侧嵴，中间1对是骶中间嵴。自第2骶椎水平向下，骶管变小，变扁，其内可见多支骶神经鞘影。第2骶椎前、后孔与第1骶椎相仿，第3骶椎、第4骶椎水平骶孔不易显示。

2）软组织部分：骶椎椎间盘呈横带形低密度影。骶神经位于骶管及相应骶孔内，呈圆点状软组织密度影。骶骨后为成对的竖脊肌。髂骨后外为臀大、中、小肌。髂骨前内为髂肌及腰大肌。骶髂关节前方为髂内动、静脉。自第2骶椎椎体以下骶骨两侧前为梨状肌，坐骨神经位于其前缘。

2. 脊柱不同分段的MRI解剖

（1）颈段脊椎MRI解剖

1）颈椎矢状面：可显示颈段脊柱的连续解剖结构。颈椎生理曲度前凸，椎体呈方形，寰椎前后弓为小的纵条状影，枢椎齿状突为三角形影，位于枢椎椎体之上，齿状突与基底部结合处以条状低信号的软骨连接，齿状突上方有高信号脂肪托。椎弓各个部分在正中矢状面和旁矢状位可以分别显示。下位椎体的上关节突与上位椎体下关节突形成关节突关节，关节面软骨在T_1加权像和T_2加权像上均呈中等信号。椎间盘厚度介于胸椎间盘和腰椎间盘之间，T_1WI纤维环及髓核均呈中等信号，T_2WI上纤维环信号降低，髓核呈高信号。椎体及椎间盘前、后缘可见前、后纵韧带均呈条带状低信号，难与骨皮质、椎间盘的外纤维环分开。硬膜外间隙为硬膜外与椎管壁之间较窄的腔隙，主要包含血管组织、少量的脂肪与结缔组织。硬脊膜与蛛网膜难于分辨，统称鞘膜，鞘膜将硬膜外间隙与蛛网膜下腔分开，蛛网膜下腔脑脊液呈条管状分布，在T_1WI呈低信号，在T_2WI呈高信号。颈髓位于椎管内蛛网膜下腔的中央，为一圆柱状结构，在颈膨大稍粗些，在T_1WI及T_2WI上均为中等信号（图9-5）。

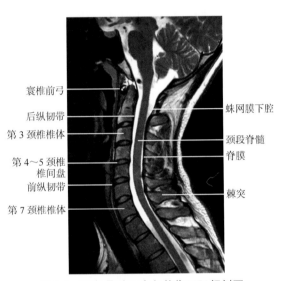

寰椎前弓
后纵韧带
第3颈椎椎体
第4～5颈椎椎间盘
前纵韧带
第7颈椎椎体
蛛网膜下腔
颈段脊髓
脊膜
棘突

图9-5 颈段骨髓正中矢状位MRI解剖图

2）颈椎轴位：椎体与椎间盘呈卵圆形，自上而下逐渐增大，在T_1WI上，两者均为中等信号，低信号的钩突位于椎间盘侧方；在T_2WI上，椎间盘的髓核表现为椭圆形高信号，周围是低信号的纤维环。在椎体与椎间盘侧方对称显示椎动脉，由于血管的流空效应，在T_1WI及T_2WI上均呈低信号。椎管中央为扁圆形的颈髓，周围环以相对宽大的蛛网膜下腔，内充脑脊液。椎间孔走行的神经根鞘及神经根在T_1WI上与周围脂肪组织对比较好。黄韧带不同于其他韧带，由于含有大量的弹性纤维，在T_1WI及T_2WI上均为中等信号。关节突关节间隙、关节软骨及关节内液体均可显示，关节软骨厚2～4mm，在T_1WI及T_2WI上均为中等信号；关节液在T_1WI上呈低信号，在T_2WI上表现为高信号。

3）颈椎冠状位：前面层面显示椎体、椎间盘，后面层面显示颈椎侧块、脊髓、蛛网膜下腔等结构，在颈椎横突层面可见两侧方对称的椎动脉流空效应，在T_1WI及T_2WI上均呈管状低信号。

（2）胸段脊椎MRI解剖

1）胸椎矢状位：可显示胸段脊柱的连续解剖结构。胸段脊柱生理曲度后凸，椎体呈方形，自上而下逐渐增大，骨松质由薄的骨皮质包绕。椎体侧后方有一对肋凹和肋骨头形成肋椎关节。椎弓各个部分在正中矢状位和旁矢状位可以分别显示。旁矢状位可以显示关节突小关节面，关节面透明软骨在T_1WI和T_2WI上呈中等信号。每个椎间盘前后厚度均匀一致，椎体后方中部可见水平走行条状凹陷，为正常椎基静脉，在T_1WI上呈低信号，在T_2WI上呈高信号。椎体前后缘的前、后纵韧带坚实地固定着椎间盘的位置，故胸段较少发生髓核突出。脊髓位于蛛网膜下腔的中央，由于在T_1WI和T_2WI中脊髓和其周围的脑脊液呈现为不同的信号强度。脊髓位于蛛网膜下腔内，在T_1WI上与脑脊液相比，呈较高信号，在T_2WI上，脑脊液的信号强度高于脊髓。在第12胸椎处形成腰骶膨大，然后迅速缩小为脊髓圆锥，其末端位于第1、2腰椎水平，偏于后方。椎间孔在旁矢状面可以很好地显示，呈卵圆形，在T_1加权像上组织对比显示清楚，其内高信号脂肪中可清楚显示较低信号的神经根及血管（图9-6）。

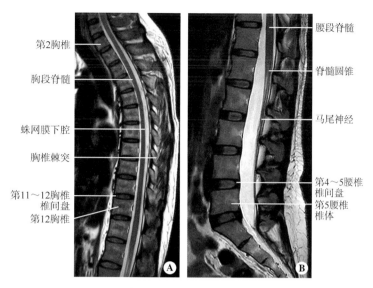

图9-6 胸、腰椎正中矢状位MRI解剖图
A. 胸断脊髓；B. 腰段脊髓

2）胸椎横断面：椎体与椎间盘呈心形，在T_1WI上，两者均为中等信号；在T_1WI上，椎间盘的髓核表现为椭圆形高信号，周围是低信号的纤维环。椎体两侧有关节面与肋骨形成肋椎关节，横突上每侧有一个横突肋凹与肋骨构成肋横突关节。关节突层面可显示关节突关节间隙、关节软骨及关节液。关节软骨厚2～4mm。椎管中央为圆形的脊髓，在第11、12胸椎水平形态变异较大，为卵圆形或圆形的脊髓圆锥。椎间孔走行的神经根鞘及神经根较长。黄韧带位于椎管内面的后部，平行于两侧椎板的内缘，在T_1WI及T_2WI上均为中等信号。

3）胸椎冠状面：前面层面显示椎体、椎间盘及椎旁软组织解剖结构，后面层面显示椎管、脊髓、蛛网膜下腔及椎板、棘突等解剖结构。

（3）腰段脊椎MRI解剖

1）腰椎矢状位：可显示腰段脊柱的连续解剖结构。腰段脊柱呈生理曲度前凸，椎体大致呈矩形，正常椎体内的信号较均匀，其内的骨小梁显示不明显。椎体边缘的骨皮质在T_1WI和T_2WI上均呈低信号。椎体后方中部可见水平走向条状凹陷，为正常椎基静脉所致，在T_1WI上呈低信号，在T_2WI上呈高信号。椎弓各个部分的骨皮质在T_1WI和T_2WI上均呈低信号，松质骨因其内含有骨髓，在T_1WI呈略高信号，在T_2WI呈中等信号。在MRI图像上还可以清楚地显示关节突关节的间隙，关节软骨和关节内的液体在T_1WI上呈低至中等信号，在T_2WI上软骨表现为低至中等信号，液体表现为高信号。椎间盘在T_1WI呈较低信号，分不清髓核和纤维环，T_2WI上穿通纤维[又称沙比纤维（Sharpey's fiber）]呈低信号，髓核呈高信号。椎体前、后缘分别可见条状的前、后纵韧带，在T_1WI和T_2WI均呈低信号，一般不能与骨皮质及其他纤维组织完全加以区别。脊髓圆锥末端在第1腰椎椎体水平，腰、骶、尾部脊神经根围绕着脊髓圆锥和终丝，称为马尾，马尾神经与脊髓圆锥相比呈低信号。卵圆形的椎间孔在旁矢状面T_1加权像上对比显示清楚，其内高信号脂肪中可清楚显示较低信号的神经根及血管，神经根位于椎间孔上部，血管位于其下部（图9-7）。

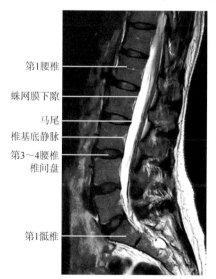

图9-7 腰椎旁正中矢状位MRI解剖图

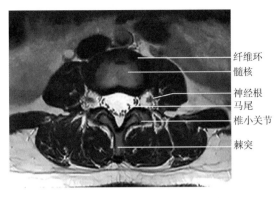

纤维环
髓核
神经根
马尾
椎小关节
棘突

图9-8 腰椎间盘横断面MRI解剖图

2）腰椎轴位：椎体与椎间盘呈肾形，在T_2WI上，椎间盘的髓核表现为椭圆形高信号，周围是低信号的纤维环（腰椎间盘横断面MRI见图9-8）。脊髓圆锥末端位于椎管中线偏后方，周围可见神经根围绕，这些神经根在蛛网膜下腔内围绕圆锥和终丝，前部的腹侧神经根常呈V形，后部的背侧神经根多为W形，越到下腰椎层面，神经根越少且越分散。在下位腰椎椎弓根层面，位于椎管侧区的侧隐窝是椎管内腰神经根通向椎间孔的通道，其前壁是椎体后外侧部，外侧壁为椎弓根内面，后壁是上关节突前内缘和黄韧带。侧隐窝宽度是椎体后缘到上关节突前内点的距离，其下限为5mm。椎间孔走行的神经根鞘及神经根在T_1WI上与周围脂肪组织对比较好。

3）腰椎冠状位：前面层面显示椎体、椎间盘及椎旁软组织结构，后面层面显示椎管、脊髓、马尾、椎板、棘突等结构。

（4）骶尾椎MRI解剖

1）骶尾椎矢状位：可显示骶尾椎连续解剖结构，呈钩状，中部矢状面可见骶椎间线状低信号分节线，骶骨后面正中线上可见棘突痕迹，称骶中嵴。

2）骶尾椎轴位：第1骶椎水平骶管为三角形，位于中线后部，与骶前、后孔相连。骶前孔位于骶管前外，两侧对称，较大，其内可见圆形软组织信号神经根鞘影；骶后孔位于骶管后外，较小。自第2骶椎水平向下，骶管变小，变扁。第2骶椎前、后孔与第1骶椎相仿，第3骶椎至第4骶椎水平骶孔不易显示。第4骶椎水平可见骶裂并仅见骶骨前外侧壁。骶髂关节间隙正常宽度为2～3mm。

3）骶尾椎冠状位：骶骨体层面示骶骨上大下小，呈一倒三角形，上面为底，下端为尖，中央部为5个椎体连成的骶骨体，前面层面有椎体融合遗留的4条低信号横线，横线两端有4对骶前孔，两侧为骶骨翼，其两侧耳状关节面与髂骨构成骶髂关节。后面层面可见椎板融合围成中空的骶管。

第2节 成人骨骼

一、成人骨骼X线解剖

（一）成人骨骼影像特点

骨质按其结构分为骨密质和骨松质。长骨的骨皮质及内外板均为骨密质，X线片显影密度高而均匀。骨松质由骨小梁组成，X线片显影密度低于骨密质，可见骨小梁交叉排列。成年骨骼的外形与小儿骨骼相似，但骨已发育完全。骨骺与干骺端结合线消失只有骨干和松质骨构成的骨端。此外，关节附近还常有光滑的籽骨附于骨骼附近的肌腱中，位置与数目常有差异，以手足部多见。

（二）成人四肢骨的X线解剖

1. 上肢骨 由上肢带骨和自由上肢骨组成，每侧32块。上肢带骨包括锁骨和肩胛骨，自由上肢骨则由肱骨、尺骨、桡骨和多块手骨构成。其影像解剖的显示取决于摄片的位置和方法。

骨组织在X线片上有着良好的密度对比，平片上解剖结构明确清晰。四肢长骨一般都有两个摄影位置。某些部位还要用斜位、切线位和轴位等特殊位置来显示三维的骨结构。

X线检查适用于观察骨的整体解剖、对应关系及微细结构变化，但其密度分辨力有限，不适于周边软组织病变的诊断分析。CR与DR对骨结构关节软骨及软组织的显示优于传统的X线成像并可对矿物盐含量做定量分析。

（1）上肢带骨

1）锁骨：呈S形弯曲，位于胸廓前上方。内侧2/3凸向前，外侧1/3凸向后，其移行部最易发生骨折。上缘平滑，下缘粗糙。近外1/3下缘常见一突起为锥状结节。内侧端与胸骨柄形成胸锁关节，外侧端与肩胛骨的肩峰相关节。锁骨重叠在肺尖部，把胸骨和肩胛骨连接起来（图9-9）。

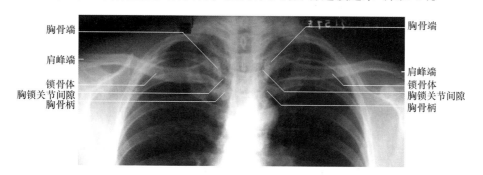

图9-9 锁骨X线正位

2）肩胛骨：临床常规摄前后位片。前后位片上肩胛骨呈倒置三角形位于第2～7肋之间，透过锁骨、肋骨和肺野，可见其内侧缘垂直下行。肩胛骨下角圆钝致密，外侧缘由下角向外上方延伸，呈宽厚致密影，终于肩胛颈。肩胛颈短，外方为关节盂，盂前后缘呈浅弧形致密线，连成长椭圆形关节面。肩胛骨位置改变时，关节盂影的形状随之变化。肩胛颈的内上方呈钩状突起致密影为喙突，喙突附近横行向内走行的致密影是肩胛冈骨皮质影像，由肩胛冈向外上投影于肱骨头的突起是肩峰，肩峰内上缘与锁骨相关联为肩锁关节面（图9-10）。

（2）自由上肢骨

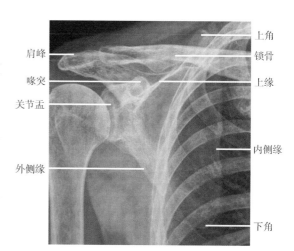

图9-10 肩胛骨X线正位

1）肱骨：正位片上端为肱骨头，呈半球形，周围稍窄称解剖颈。颈的外侧和前方各有一隆起，分别为肱骨大结节和小结节，两结节之间有一条纵行的结节间沟，两结节下方与肱骨干交界处稍缩窄为外科颈，是骨折的易发部位。骨干中上部外缘骨皮质增厚隆起为三角肌粗隆。骨干中段的前内侧缘有时可见由近侧向肘部方向走行的滋养血管影。肱骨下端向两侧膨大，分别称内上髁和外上髁。远端有两个关节面，内侧的称肱骨滑车，表面光滑，中部微凹，外侧呈半球形的称肱骨小头。肱骨下端中央密度减低呈卵圆形的透亮区为冠突窝和鹰嘴窝。骨下端侧位片，内外上重叠，骨干下端与滑车相连部分致密影为冠突窝和鹰嘴窝之间的薄层骨板（图9-11）。

2）尺骨和桡骨：前后位片上两骨并行，尺骨在内，桡骨在外。尺骨上粗下细，桡骨正好相反。尺骨上端后上方突起为鹰嘴，前下方突起为冠突，两突起之间的关节面为滑车切迹，与肱骨滑车构成肱尺关节，后前位重叠显示欠清，侧位显示清楚。冠突外下方有桡切迹与桡骨小头构成桡尺近侧关节。尺骨远端膨大为尺骨头，其内后方向下的突起称尺骨茎突。

桡骨上端的桡骨头呈圆盘状，其上方关节面与肱骨小头构成关节。其下方缩窄为桡骨颈，好发生骨折。颈下方内后侧隆起为桡骨粗隆。桡骨干凹面向尺骨轻度弯曲，内侧可见类似骨膜增生的骨间嵴影。桡骨远端膨大，内侧有尺切迹与尺骨头构成桡尺远侧关节，外侧向下突出称桡骨茎突，易发生

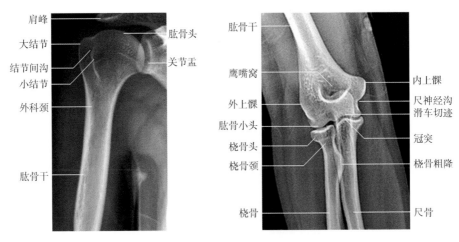

图9-11 肱骨X线正位

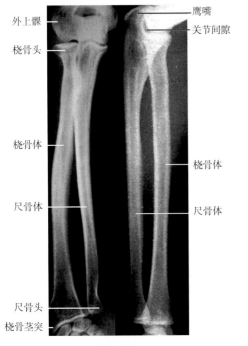

图9-12 桡骨和尺骨X线正位、侧位

骨折。桡骨下端有腕关节面参与构成桡腕关节。侧位片上，尺桡骨上下两端部分重叠，骨干分开（图9-12）。

3）手骨：包括腕骨、掌骨和指骨。腕骨共8块两排，从桡侧向尺侧，近排依次为手舟骨、月骨、三角骨和豌豆骨，远排依次为大多角骨、小多角骨、头状骨和钩骨。8块腕骨相互连接形成腕骨间关节。每块腕骨有6个面，至少包含2~4个关节面，豌豆骨例外，只有1个关节面和三角骨单独构成关节。

腕骨常规X线片包括腕部后前位及侧位片。后前位片上，桡骨下端远侧的致密边缘是腕关节面，与它相对的腕骨是手舟骨和月骨，其间相隔的透亮带是桡腕关节间隙的外侧半。尺骨头的远侧与三角骨相对，两者之间有较宽的透亮区，是桡腕关节间隙的内侧半和桡尺远侧关节的关节间隙。因分隔这两个关节的关节盘不显影，所以关节间隙显得较宽阔。手舟骨、月骨和三角骨形成一凸向近侧的弧形带状影，与桡尺骨的远侧面相对。豌豆骨呈圆形，与三角骨重叠。大、小多角骨的近侧缘与手舟骨相对远侧缘分别与第1、2掌骨底相对。头状骨与第3掌骨底相对，钩骨与第4、5掌骨底相对。钩骨钩呈致密的圆形影重叠于钩骨的影像内。侧位片上，与桡腕关节对应的为手舟骨和月骨，月骨的远侧面呈弧形，与头状骨对应。

掌骨属于长骨，从桡侧到尺侧共5块，分别称第1~5掌骨。指骨亦属长骨，除拇指为2节外，其余均为3节，共计14块。

掌骨、指骨X线常规为后前位，掌骨底略呈方形阴影，掌骨头阴影呈球形。远节指骨末端呈膨大的阴影（图9-13）。

2. 下肢骨

（1）下肢带骨及骨盆　髋骨为不规则的扁骨，由髂骨、坐骨、耻骨三骨于髋臼处融合而成。髋臼内有半月形关节面称月状面，髋臼下缘缺损处称髋臼切迹。在12岁以前，三骨借Y形软骨在髋臼处互相连结，到青春期软骨骨化，三骨逐渐融合。

1）髂骨：分体、翼两部分。髂骨体位于髂骨的下部，参与构成髋臼后上部。髂骨翼的上缘称髂嵴，其前后端各有上、下两个突起，分别为髂前上棘、下棘和髂后上棘、下棘。髂骨翼的后部有一近横位的耳状面与骶骨的耳状面构成骶髂关节。翼的内面凹陷称髂窝，髂窝的下界以弓状线与髂骨体分界。

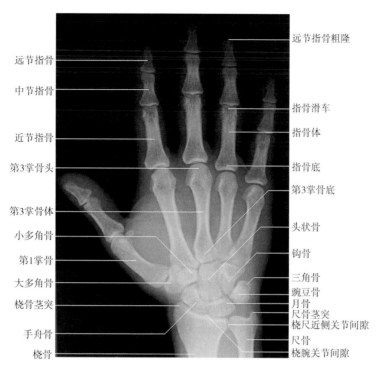

远节指骨粗隆

远节指骨

中节指骨

近节指骨

第3掌骨头

第3掌骨体

小多角骨

第1掌骨

大多角骨

桡骨茎突

手舟骨

桡骨

指骨滑车

指骨体

指骨底

第3掌骨底

头状骨

钩骨

三角骨

豌豆骨

月骨

尺骨茎突

桡尺近侧关节间隙

尺骨

桡腕关节间隙

图9-13 手骨X线正位

2）坐骨：分为坐骨体和坐骨支。坐骨体构成髋臼的后下部，由体向下延续为坐骨上支继而转折向前内方，称为坐骨下支。下端坐骨上、下支移行处骨质粗糙肥厚称坐骨结节。坐骨结节的后上方有坐骨棘，其上下方各有一切迹分别称为坐骨大切迹和坐骨小切迹。坐骨支的前端与耻骨下支相连。

3）耻骨：分耻骨体、耻骨上支和耻骨下支三部分。耻骨体构成髋臼的前下部，耻骨与髂骨移行处为髂耻隆起。耻骨上支的上缘为耻骨梳。耻骨上、下支移行处的内侧为耻骨联合面。左右两侧耻骨联合面通过软骨连接称耻骨联合。耻骨上支与弓状线相连续。耻骨下支与坐骨支相连。坐骨下支和耻骨围成闭孔。

髋骨在X线片上，构成骨的3个部分融合于髋臼，清晰可辨。髂骨翼内侧1/4影像与骶骨影像重叠，外侧3/4因有髂窝较透亮。髂嵴阴影较致密，边缘不光滑，外侧可见髂前上棘影，髂后上棘则重叠于骨影内。弓状线及骨盆腔内侧壁形成复合影像，外侧可见弧形的髋臼阴影。髋臼阴影的上段粗而致密，中段较细，它向下绕过髋臼切迹前部的下缘，与耻骨体的内面形成一条U形的致密线，称为泪滴线（Koekler泪滴），泪滴线二脚之间的距离，即为髋臼窝的厚度。髋臼内下方的透亮影为闭孔。闭孔影的上界是耻骨上支，外侧界是坐骨体的下份，坐骨结节阴影与其重叠。坐骨棘的阴影呈三角形突向盆腔（图9-14）。

4）骨盆：常规投照前后位片（骨盆正位片），检查骶、尾骨时可加摄侧位片；检查骶髂关节时可加摄45°斜位片。骨盆由左右两侧的髋骨和后面的骶、尾骨共同连接而成。髂骨和骶骨形成骶髂关节。

骨盆正位像上，从骶髂关节下端向外下延伸到耻骨联合上缘的弧形致密影为弓状线，两侧弓状线、骶骨岬前缘及耻骨联合上缘共同围成小骨盆（真骨盆）的入口。弓状

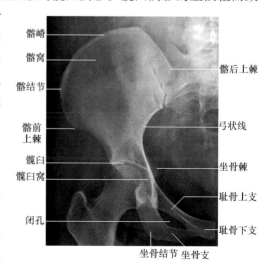

髂嵴

髂窝

髂结节

髂前
上棘

髋臼
髋臼窝

闭孔

髂后上棘

弓状线

坐骨棘

耻骨上支

耻骨下支

坐骨结节 坐骨支

图9-14 髋骨X线正位

线的外侧可见闭孔,闭孔外下可见坐骨结节,两侧闭孔之间为耻骨联合。坐骨棘为弓状线中部向内侧的三角形突起,两侧坐骨棘连线为中骨盆横径,正常女性约105mm。两侧坐骨结节间距为骨盆出口横径,正常女性约118mm(图9-15)。

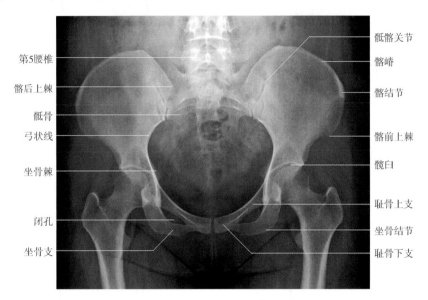

图9-15 骨盆X线正位

(2)自由下肢骨

1)股骨:正位片上股骨上端朝向内上方,末端膨大为股骨头。头的中央稍下方可见股骨头凹,为股骨头圆韧带的附着处。头的外下方缩窄成股骨颈。股骨头及股骨颈的2/3在关节囊内,股骨颈外上方的突起阴影是大转子,内下方的半圆阴影是小转子。从大转子根部行向小转子上缘的致密线为转子间嵴。股骨干皮质变厚,髓腔变窄,边缘骨皮质光滑。股骨下端两个向后方卷曲膨大,为内、外侧髁。两髁前面的光滑关节面称髌面。股骨内、外侧髁关节面和胫骨上端相对关节面之间因半月板而显得宽大。两髁之间低密度区为髁间窝。内、外侧髁两侧各有一粗糙隆起,即内上髁和外上髁。髌骨呈倒三角形的模糊影,与股骨下端重叠。

侧位片股骨干前缘光滑,后缘粗糙。股骨干下端膨大及内、外侧髁相互重叠,大而低者为内侧。在股骨下端的前方,髌骨侧位像清晰可见,其上、下方的低密度区为髌上、下囊脂肪垫等(图9-16)。

2)髌骨:人体最大的籽骨,位于股四头肌腱内。常规选择膝部后前位、侧位及轴位。后前位显示为倒三角形与股骨下端相重叠,侧位近似四边形,前缘略凸,后缘关节面光滑,关节间隙宽3.0mm。轴位后缘关节面中央略隆起,与股骨髌面相关节。

3)胫骨:上端膨大为内、外侧髁。髁关节面平坦、微凹,又称胫骨平台。两髁中间的隆起为髁间隆起,分为内、外侧髁间结节。侧位片可见胫骨粗隆。外侧髁外后下方有腓关节面,与腓骨小头构成胫腓关节。胫骨干外侧缘骨皮质骨间膜附着部不规则。胫骨下端膨大,内侧可见内踝,外侧有腓切迹与腓骨构成关节。下方关节面参与踝关节构成(图9-17)。

4)腓骨:细长,上下两端可与胫骨部分重叠,侧位偏后。上端膨大为腓骨头,参与胫腓关节,腓骨体下端膨大为外踝,其内面参与踝关节构成(图9-17)。

5)足骨:包括跗骨、跖骨和趾骨(图9-18、图9-19)。

跗骨共7块,属于短骨,排列为前、中、后三列,前列由内侧向外侧,依次为内侧楔骨、中间楔骨、外侧楔骨和骰骨;中列为足舟骨;后列有距骨,与胫骨、腓骨形成关节,距骨下方为跟骨。

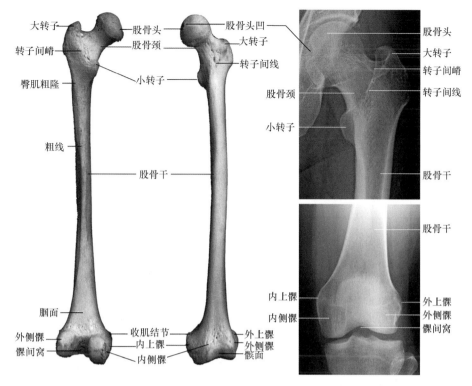

图9-16　股骨X线正位

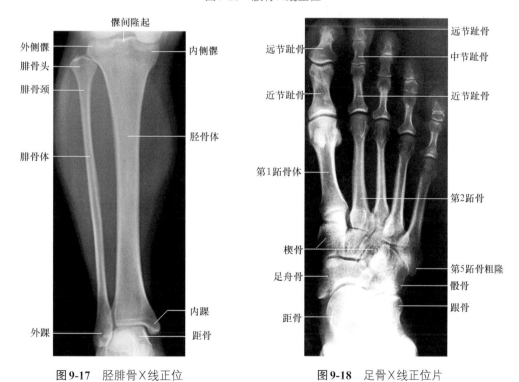

图9-17　胫腓骨X线正位　　　　图9-18　足骨X线正位片

跖骨共5块，属于长骨，由内侧向外侧依次称第1～5跖骨。

趾骨共14块，较指骨短小。一般蹿趾为2节，其他各趾为3节。

足籽骨一般位于第1跖骨和第5跖骨头着力点的下方。

X线下，足部前后位片除距骨、跟骨二骨的后部外，其他足骨的轮廓都较清晰。跟骨的前方是骰骨阴影，呈方形。足舟骨的前面与内侧、中间和外侧楔骨相对，而外侧楔骨显示较模糊。各骨间的透亮区为关节间隙。第1、2、3跖骨底分别与内侧、中间和外侧楔骨的前面相对，第4、5跖骨底与骰骨

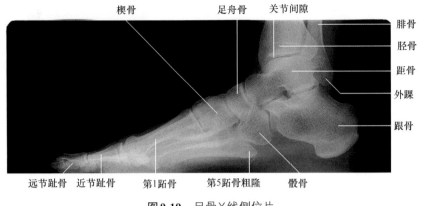

楔骨　　　　　足舟骨　　关节间隙　　　　　腓骨

胫骨

距骨

外踝

跟骨

远节趾骨　近节趾骨　　第1跖骨　　第5跖骨粗隆　　骰骨

图9-19 足骨X线侧位片

的前面相对，第5跖骨底向后外的突出影是第5跖骨粗隆。在第1跖骨头的阴影内可见与其重叠的两个长圆形的籽骨。趾骨都较清晰可辨。

足骨借关节、韧带和肌肉紧密相连，在纵、横方向上都形成凸向上方的足弓。足弓可分为内侧纵弓（最高点在距骨头）、外侧纵弓（最高点在骨）、横弓（最高点在中间楔骨）。足的侧位片可通过四个角度来判断足弓状态。

外弓反映足外缘下降程度，内弓反映中部纵弓变平的程度，扁平足时角度均增大。前弓反映跖骨前横弓下降程度，后弓反映跟骨下降程度，扁平足时角度均减小。

（三）成人关节的X线解剖

骨关节影像在X线平片上显示的是平面重叠影像，所以需要从正、侧位及特殊体位全面观察。四肢关节包括骨端、关节骨和关节囊。关节有两个或两个以上的骨端。每个骨端的骨性关节面上覆盖关节软骨，表面光滑，具有弹性，对骨性关节面有保护作用。

1. 基本特点

（1）关节面　因软骨在平片上不能显示，故X线所见的关节面是关节软骨下的薄层骨皮质，呈光滑致密细线条状影。

（2）关节间隙　关节软骨和关节间纤维软骨平片不显影，因此X线平片的关节间隙要比实际的宽。关节间隙的宽度因年龄及部位而不同。小儿关节软骨厚，关节间隙宽；随年龄增长关节间隙逐渐变窄，到成年时关节间隙趋于恒定，老年人因关节软骨退变变薄，关节间隙再次变窄。

（3）软组织　关节囊在X线平片上大都不显影。关节内脂肪在关节囊与滑膜之间，如肘关节肱骨远端前后脂肪块，膝关节的髌骨下脂肪垫。关节外脂肪一般在关节囊或韧带之外及肌肉间，X线下层次清楚，有时可借脂肪密度较低衬托出关节囊的轮廓。滑膜为关节囊的内层组织，X线下一般不显影，如发生积液有时可显影。

2. 上肢关节

（1）胸锁关节　由锁骨胸骨端和胸骨锁骨切迹构成。关节间隙3～5mm，后前位X线片上与纵隔及胸椎影相重叠，显示不清，可做斜位投照或CT扫描（图9-20）。

（2）肩锁关节　由锁骨肩峰端与肩胛骨肩峰构成。关节间隙2～5mm，临床怀疑肩锁关节脱位可拍摄双侧对比（图9-21）。

（3）肩关节　由肩胛骨关节盂与肱骨头构成。正位片关节盂与肱骨头部分重叠，关节盂

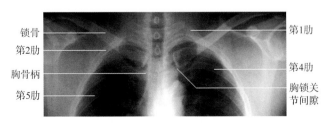

锁骨　　　　　　　　　　　第1肋

第2肋　　　　　　　　　　第4肋

胸骨柄　　　　　　　　　　胸锁关节间隙

第5肋

图9-20 胸锁关节X线正位

前缘偏内，后缘偏外。前后45°斜位片可避开重叠，获得肩关节切线位像，清晰显示肩关节间隙，正常成人肩关节间隙4～6mm，由于肩关节关节囊薄而松弛，前下部薄弱，故易发生肩关节向前下脱位（图9-21）。

（4）肘关节 由肱尺关节、肱桡关节、桡尺近侧关节组成。三个关节共同包在一个关节囊内。关节囊，后部最薄弱，当肘外伤时以后脱位最多见。4岁以下的儿童由于桡骨环状韧带松弛易发生桡骨小头半脱位。临床上常规摄肘前后位片和屈肘90°的侧位片。肘前后位片上鹰嘴重叠于肱骨下端，鹰嘴窝和冠突窝相互重叠形成滑车上方卵圆形透亮区。肱尺关节间隙和肱桡关节间隙呈连续的波浪状透亮线。屈肘侧位片上，肱尺关节间隙清晰，呈凹向前上方的半环影，肱桡关节间隙后部分与冠突相重。肱骨下端冠突窝前上方软组织内见近似三角形的透亮区，为肱骨前脂肪垫影。

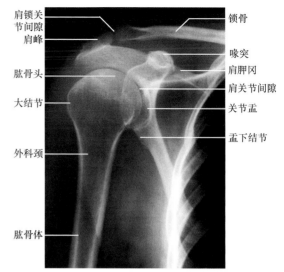

图9-21 肩锁关节和肩关节X线正位

无论正位还是侧位，桡骨头总和桡骨小头相对应，桡骨纵轴线的延长线一定通过桡骨小头的中心。伸肘正位片肱骨纵轴线与尺骨纵轴线在外侧成角165°～170°，此角为生理性前臂外翻角，若为180°称为直肘，若大于190°为肘内翻，小于165°～170°为肘外翻。提携角为肱骨纵轴与尺骨纵轴在内下方夹角，正常在5°～20°（图9-22）。

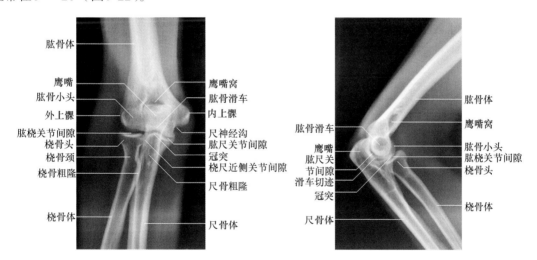

图9-22 肘关节X线正位、侧位

（5）尺桡远侧关节 由桡骨的尺切迹和尺骨头构成。桡尺远侧关节与桡尺近侧关节共同运动前臂完成旋前和旋后运动。

（6）手关节

1）桡腕关节：又称腕关节，由桡骨下端的腕关节面和尺骨下方的关节盘与手舟骨、月骨、三角骨的近侧关节面构成。关节囊松弛，周围有韧带加强。

2）腕骨间关节：为腕骨之间的连结，可做微小的运动。

3）腕掌关节：由远侧列的腕骨和5块掌骨底构成。

4）掌指关节：由掌骨头与近节指骨底构成。

5）指骨间关节：由各指相邻两节的指骨底与滑车构成。

手关节的X线解剖分别见腕骨、掌骨、指骨的X线解剖。

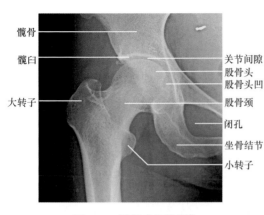

图9-23 髋关节X线正位

髂骨
髋臼
大转子

关节间隙
股骨头
股骨头凹
股骨颈
闭孔
坐骨结节
小转子

3. 下肢关节

（1）髋关节 由髋臼、股骨头构成。正常髋臼较深，可容纳股骨头的2/3。股骨头表面光滑，中心有股骨头窝，有股骨头韧带附着。股骨颈上缘可见滋养血管孔。股骨颈以转子间棘为界与股骨干分开。大小转子为转子间线两端形成的突起，髋关节囊前面附着在股骨转子间线，后面附着在股骨颈中下1/3段的交界处（图9-23）。

（2）膝关节 为人体最大、最复杂的关节，由股骨下端、胫骨上端和髌骨构成。关节囊宽阔而松弛；股四头肌腱覆盖髌骨延续为髌韧带，止于胫骨粗隆；关节囊两侧分别有胫侧副韧带和腓侧副韧带；关节囊内有前交、后交叉韧带，可防止胫骨向前和向后移动。在关节腔内，有两块纤维软骨垫于股骨与胫骨相对关节面之间，内侧半月板较大，呈C形，外侧半月板较小，呈O形，分别称内侧半月板和外侧半月板。半月板使关节面更适应，增强了稳固性。

膝关节的X线常规摄前后位、侧位及轴位片。侧位片上，髌骨上、下可见髌上囊和髌下囊，呈低密度透亮区。髌韧带可在侧位片上显影。膝关节后方腓肠肌外侧头肌腱内常见一枚籽骨，侧位片显示在膝关节后方。半月板和交叉韧带在X线平片上不显影，故关节间隙较宽，为4～8mm（图9-24）。

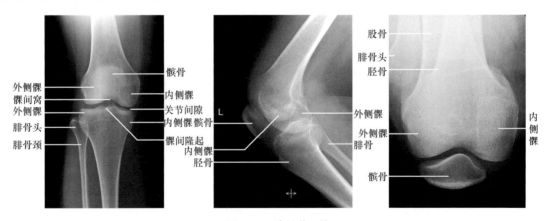

外侧髁
髁间窝
外侧髁
腓骨头
腓骨颈

髌骨
内侧髁
关节间隙
内侧髁髌骨
髁间隆起
内侧髁
胫骨

股骨
腓骨头
胫骨
外侧髁
外侧髁
腓骨
髌骨

内侧髁

图9-24 膝关节X线

（3）踝关节 由胫骨、腓骨下端关节面与距骨上关节面构成。常规摄正位和侧位X线片。正位片上踝关节间隙为鞍形，关节间隙清晰，宽度3～4mm。两侧，斜行部分别为内、外踝关节间隙。侧位片上，关节间隙呈凸向上的弧形影，内外踝与距骨影相重叠（图9-25）。

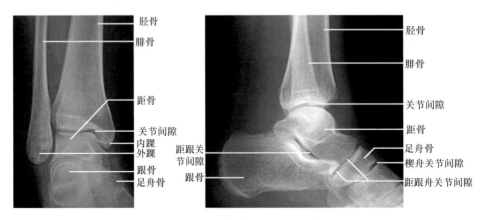

胫骨
腓骨

距骨

关节间隙
内踝
外踝
跟骨
足舟骨

胫骨

腓骨

关节间隙

距骨
足舟骨
楔舟关节间隙

距跟关节间隙
跟骨

距跟关节间隙

图9-25 踝关节X线正、侧位

二、成人骨骼的CT、MRI解剖

（一）成人骨与关节的CT解剖

1. 上肢骨与关节的CT解剖

（1）肩关节CT轴位解剖（图9-26）

1）经肩峰层面：此断面经肩峰、锁骨外侧段和肩胛骨上份。肩峰的前外侧和锁骨外侧面有三角肌前部纤维附着，背侧可见斜方肌中部纤维向外止于肩峰。初始层面肩胛骨内侧可见肩胛提肌和前锯肌，后方为冈上肌附着。臂丛穿过于前、中斜角肌之间的斜角肌间隙。

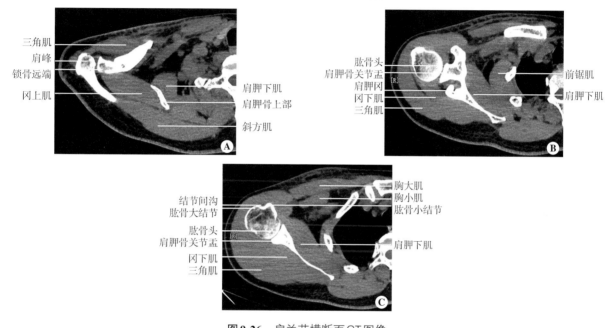

图9-26 肩关节横断面CT图像

A.经肩锁关节层面；B.经肩关节上份层面；C.经肩关节下份层面

2）经肩关节上份层面：此断面经肩关节上份。肱骨头与肩胛骨的关节盂构成关节，在关节的前内方和三角肌之间有肱二头肌长头腱和肩胛下肌腱，在关节的后外方和三角肌之间有冈下肌及其肌腱。肩胛冈前方为肩胛下肌及冈上肌，后方为斜方肌及冈下肌。臂丛向腋窝移行，位于锁骨下血管后方。

3）经肩关节下份层面：此断面经肩关节下份。肱骨头内侧面与肩胛骨的关节盂构成关节。肩胛下肌腱越过肩关节前方并附着于肱骨小结节，肱二头肌长头腱行于结节间沟，小圆肌越过肩关节后外方，并止于肱骨大结节。三角肌呈C形由前、后、外三面包绕肩关节。腋窝居肩关节与胸壁之间，其前壁为胸大肌、胸小肌；后壁为肩胛下肌；外侧为喙肱肌、肱二头肌（短头）；内侧为前锯肌及胸壁。腋窝内可见腋窝淋巴结、臂丛及腋动、静脉。

4）经肩关节稍下方层面：此断面经肱骨上份，三角肌C形包绕肱骨上端前、后、外三面。肱骨的后内侧为肱三头肌、大圆肌肌腱及肩胛下肌，肩胛骨前方为肩胛下肌，后方为冈下肌。臂丛已分成正中神经、尺神经、桡神经和腋神经，包绕腋动脉，位于腋窝中央。腋静脉位于其内侧。

（2）肘关节CT轴位解剖（图9-27）

1）经肱尺关节层面：此断面经肱骨内、外上髁平面。肱骨后面的鹰嘴窝与尺骨鹰嘴形成肱尺关节，关节囊两侧的尺侧副韧带和桡侧副韧带不易观察。尺神经位于肱骨内上髁后方的尺神经沟内。肱骨的前方为肘窝，其内侧界为旋前圆肌，外侧界为肱桡肌，底为肱肌，窝内结构由外至内依次为前臂外侧皮神经，肱二头肌腱，肱动、静脉和正中神经。桡神经和桡侧返动脉穿行于肱桡肌和肱肌之间，不易观察。

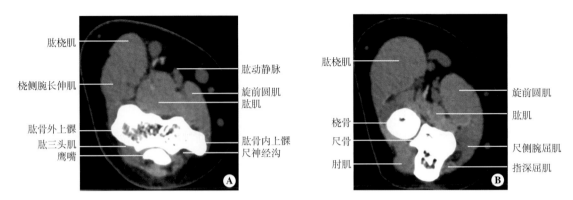

图9-27　肘关节横断面CT图像

A. 经肱尺关节层面；B. 经桡尺关节层面

2）经桡尺近侧关节层面：此断面经桡尺近侧关节平面。尺骨与桡骨头构成桡尺近侧关节。桡骨环状韧带环绕骨头。尺骨内后方为指浅屈肌和尺侧腕屈肌，尺神经和尺侧返血管位于两个肌肉之间，均不易观察。

（3）腕关节CT轴位解剖（图9-28）

1）经近侧列腕骨层面：此断面经手舟骨、月骨和三角骨。桡动静脉走行于拇长展肌腱与拇短伸肌腱内侧深面，其掌浅支的断面则位于掌面、桡侧腕屈肌腱的桡侧。手舟骨与月骨之间有舟月骨间掌侧韧带和舟月骨间背侧韧带相连，而月骨与三角骨之间则借月三角韧带相连。腕横韧带与腕骨间掌侧韧带之间为腕管，其内有正中神经和9条指屈肌腱通过。在腕横韧带与尺侧腕屈肌腱之间可见尺动静脉与尺神经的断面。

2）经近、远侧列腕骨间层面：此断面经手舟骨、头状骨、钩骨、三角骨和豌豆骨。腕骨间掌侧，桡舟头韧带较为明显；腕骨间背侧韧带起自舟骨结节于三角骨背面。豌豆骨与三角骨之间为豌豆骨关节。桡动脉和桡神经浅支位于腕背桡侧，拇短伸肌腱与拇长展肌腱和桡侧腕长伸肌腱之间，即位于"鼻咽窝"内；尺动脉与尺神经的断面则位于腕横韧带与尺侧腕屈肌腱之间，动脉较神经易于观察。腕横韧带与腕骨间掌侧韧带之间为腕管，内有正中神经和指屈肌腱通过。

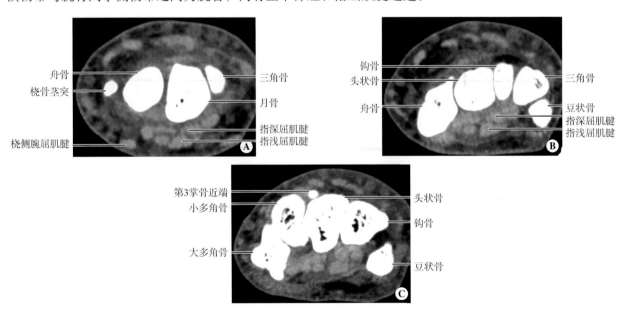

图9-28　腕关节横断面CT图像

A. 经桡骨茎突层面；B. 经髋骨中份层面经钩骨近端层面；C. 经腕掌关节近端层面

3）经远侧列腕骨层面：此断面经大多角骨、小多角骨、头状骨及钩骨。它们的背面从桡侧至尺侧分别有拇长展肌腱、拇短伸肌腱、拇长伸肌腱、桡侧腕长、短伸肌腱，示指伸肌腱、指伸肌腱、小指伸肌腱及尺侧腕伸肌腱的断面，桡动脉走行于大多角骨背外侧。大多角骨掌面尺侧的深沟内可见桡侧腕屈肌腱的断面。在腕横韧带浅面尺侧、小指展肌桡侧之间有尺神经与尺动脉走行。腕骨掌面与腕横韧带之间有腕管。在腕管内，正中神经的断面在拇长屈肌腱与示、中指指浅屈肌腱之间，即拇长屈肌腱浅面，指浅屈肌腱桡侧。拇长屈肌腱在腕管内总是位于桡侧，指浅屈肌腱位于指深屈肌腱的浅面。

4）经腕掌关节层面：此断面经第1掌骨底、大多角骨，第2、3掌骨底，头状骨、钩骨与第5掌骨底。拇长展肌腱止于第1掌骨底背面桡侧，而尺侧腕伸肌腱则止于第5掌骨底尺侧。桡动脉走行于桡侧腕长伸肌腱与第1掌骨底之间。尺动脉与尺神经相伴，位于钩骨钩的浅面，已分出尺动脉掌深支和尺神经深支。尺动脉掌深支与尺神经深支伴行，走行于钩骨钩与小指展肌之间，腕管内的结构变化不大。

2. 下肢关节的CT解剖

（1）髋关节CT轴位解剖（图9-29）

1）经股骨头上份层面：此断面的中心为髋关节。髋臼中央凹陷，即髋臼，为脂肪组织所填充，髋臼前后端有髋臼唇。股骨头前内侧可见股骨头凹，股骨头韧带连于此处。关节囊呈半环形包绕于股骨前外及后方，其前外侧部增厚为髂股韧带。关节前方有髂腰肌，其与耻骨肌前面之间为血管间隙，内有股动、静脉通过，静脉内侧的股管为股疝好发处。关节后内存有闭孔内肌腱和上孖肌及下孖肌，它们与臀大肌之间的坐骨神经与周围组织不易区分。

2）经股骨头中份层面：此层面可见髋臼。其前后端可见髋臼唇，中部为髋臼切迹及连于其前后缘的髋臼横韧带。可见股骨头、股骨颈及大转子。关节囊的前壁有外侧份的髂股韧带和内侧份的耻股韧带，前者止于转子间线，后者融合于关节囊前下壁。关节后壁可见坐股韧带，起自坐骨体止于大转子根部。闭孔内肌紧贴髋骨的内侧，两者之间可见闭膜管内有闭孔血管及神经。

3）经股骨头下份层面：此层面经股骨头下份、股骨颈及转子间嵴平面。股骨前面的隆突为转子间线，有髂股韧带附着。缝匠肌的内侧、髂腰肌和耻骨肌之间为股三角，内有股动、静脉，大隐静脉和股深动、静脉穿行。坐骨结节与耻骨上支之间可见闭孔，被闭孔内、外肌封闭。股骨与骨结节之间，由前至后依次为闭孔外肌腱、股方肌及坐骨神经，它们被后方的臀大肌所覆盖。

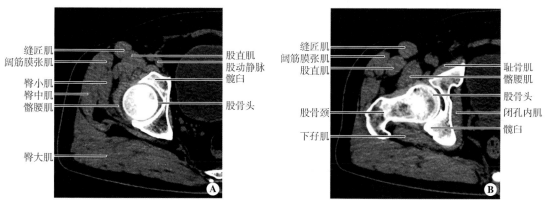

图9-29 髋关节横断面CT图像
A. 经股骨头中份层面；B. 经股骨头下份层面

（2）膝关节CT轴位解剖（图9-30）

1）经髌骨上缘上方层面：此层面见股骨与其前方的股四头肌腱，之间有横位的髌上囊。股骨外后方有半膜肌、半腱肌和股二头肌。缝匠肌及大收肌在股骨的内后方。在股骨后方与半膜肌之间为腘窝上部，内有脂肪、坐骨神经、腘静脉和腘动脉，不易区分。但大隐静脉清晰可见。

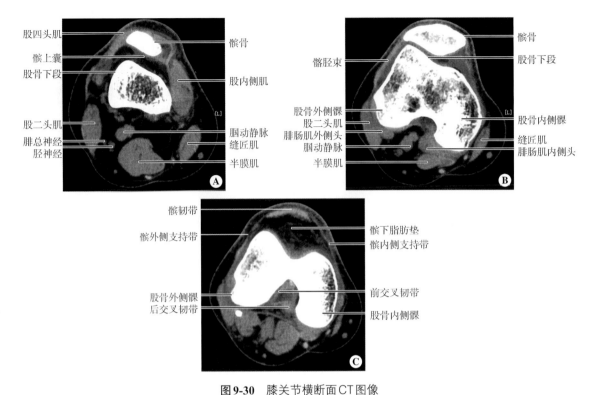

图9-30 膝关节横断面CT图像

A.经髌骨上份层面；B.经髌骨中份层面；C.经髌骨下份层面

2）经髌骨上份层面：此层面股骨体下端的断面呈矩形。在股骨与髌骨之间为膝关节腔，其外侧有翼状襞突入。大腿前群肌变小，膝上内、外侧动脉紧贴股骨后方。腘静脉居腘窝中央，其前内侧为腘动脉，后外侧为胫神经，腓总神经走向腘窝外侧。

3）经髌骨中份层面：此层面经股骨内、外髁，两髁之间为髁间窝。骨与股骨之间可见翼状襞突入其内侧部。大腿前群仅见腱性结构，后群肌变小。腓肠肌内、外侧头出现，二头之间由浅入深可有胫神经、腘静脉和腘动脉，腓总神经斜向外下，位于腓肠肌外侧头的后方。

4）经髌骨下份层面：此层面经髌韧带，其后方可见髌下脂肪垫。两侧可见内、外侧支持带。股骨内、外侧髁之间为胫骨的髁间隆起，其周围可见关节软骨，前后交叉韧带清晰可辨。内侧半月板呈"C"形环绕于股骨内侧髁的前内及后方，其外缘与胫侧副韧带融合。外侧半月板围绕于股骨外侧髁的前方、外方及后方。关节后方小腿后骨筋膜鞘内主要为腓肠肌及其深面的腘血管和胫神经。

5）膝关节半月板层面：采用薄层扫描，软组织窗位和骨窗位观察。层面最前方为中等密度的髌韧带和低密度的髌下脂肪垫。其后为半月板，显示为轮廓光滑的内侧"C"形、外侧"O"形，密度均匀。半月板之间为高密度髁间结节。内侧半月板与胫侧副韧带紧密连结，后为半腱肌、半膜肌和缝匠肌。外侧半月板与腓侧副韧带被滑膜囊分开，毗邻股二头肌腱。

经髌骨中份层面最后方是腓肠肌内、外侧头。

（3）踝关节CT轴位解剖（图9-31）

1）踝关节横断面解剖：此层面经内踝尖上方10mm，经内、外踝及距骨体。内、外踝关节面与居中距骨一起构成踝关节。踝管位于踝关节的后内侧，从前至后依次有胫骨后肌腱、趾长屈肌腱、胫后血管、神经及蹞长肌腱。关节的前内侧有内侧韧带加强，外侧被距腓前、后韧带加强。距骨的前面有小腿前群肌腱、足背动静脉及腓深神经。

2）踝关节冠状面解剖：此断面经跟骨结节前5mm，经踝关节和距跟关节。踝关节居上方，由胫骨下端及内、外踝与距骨体上面构成。距跟关节近侧部位于踝关节的下方，由距骨体与跟骨构成。距

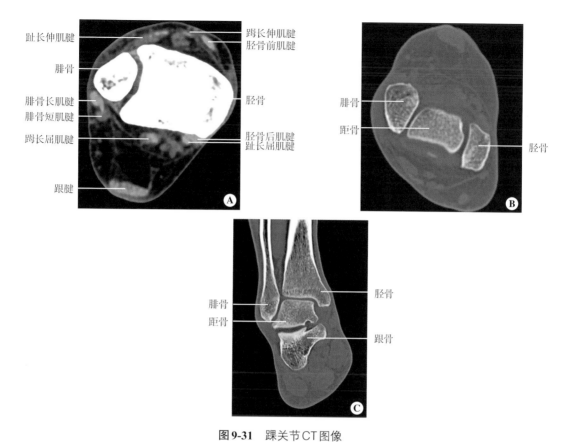

图9-31 踝关节CT图像

A. 经胫距关节间隙层面；B. 经内外踝、距骨体层面；C. 经内外踝、距骨体冠状面

骨下面内侧半向上凹陷，内有距跟骨间韧带。踝管居跟骨的内侧、内踝下方。跟骨下方为足底，中部有足底筋膜。

（二）成人骨与关节的MRI解剖

1. 上肢骨与关节的MRI解剖

（1）肩关节MRI解剖（图9-32）

1）经肱骨头上方轴位层面：冈上肌在T_1WI上呈中等信号，肌腱呈低信号。在T_2WI和脂肪抑制图像中，冈上肌呈等信号、肌腱呈低信号。肩峰骨髓呈高信号，位于冈上肌的后外侧且与之平行走向。在喙突上方的横断面中，冈下肌的长轴起自肩胛骨的后下方，在冈上肌的后方穿过肱盂关节，附着于大结节外侧面。冈下肌接近大结节的后外方时，低信号的冈下肌腱同低信号的肱骨皮质一起显示。冈上肌、冈下肌分别位于肩胛冈的两侧，小圆肌位于冈下肌的后外方，附着于大结节下面。

2）在经肩关节中部轴位层面：肱二头肌长头腱位于结节间沟内呈低信号，有时其周围伴随有少量高信号的脂肪组织。肩胛上动脉和神经位于肩胛盂内后方。低信号的盂唇位于喙突下肩关节水平范围内。可见前、后盂唇横断面，后关节盂相对较小。关节软骨覆盖整个关节盂窝在T_1WI上呈低信号，而在T_2WI上呈较高信号。肩胛下肌在关节盂的前内侧，从肩胛下窝发出，附着于肱骨小结节。肩胛下肌位于前部盂唇尖端的前方，出现于盂肱关节的中上水平范围。盂肱中韧带可缺如，也很难与低信号的肩胛下肌区别。盂肱下韧带前束位于前盂唇和肩胛下肌腱之间。盂肱上韧带位于喙突和肱二头肌腱水平。

3）肩关节MRI冠状位解剖：肩关节常选择斜冠位，可完整显示冈上肌腱。在位于前方和正中的斜冠状面图像中可见冈上肌肌腹及其肌腱向外越过关节盂及肱骨头后附着于肱骨大结节。肩峰下滑囊位于旋转肩袖和肩峰之间。在肩峰、肩锁关节和滑囊上壁之间，存在着一个纤维脂肪层（图9-33）。

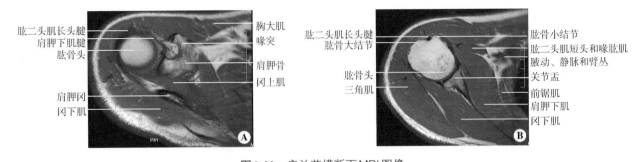

图9-32　肩关节横断面MRI图像

A.经肱骨头上方的横断面；B.经肩关节中部横断面

前方的斜冠状面可见肩胛下肌纤维和肌腱组织汇合集中附着于小结节上；可显示喙肱韧带和喙肩韧带呈较窄的低信号结构，结节间沟内的肱二头肌长头腱在冈上肌腱下方进入关节囊，附着于关节盂的上缘。肩锁关节的解剖结构在经冈上肌腱的斜向冠状面图像中显示最佳。当肩锁关节内有液体存在时，可作为无症状性骨关节炎的一种表现。盂肱下韧带及腋下囊在斜向冠状面可很好地显示。

后半部分的斜冠状面可以见到冈上肌腱在肩锁关节后方联合附着于大结节。肱骨头表面的关节软骨在T₁WI上呈中等信号，位于冈上肌腱之下，骨皮质之上。在更靠后的冠状面中，冈上肌消失，旋肱后动脉和腋神经位于三头肌、背阔肌、小圆肌组成的外侧三角中，神经居动脉外、下侧。三头肌、背阔肌、小圆肌组成的内侧三角中可见旋肩胛血管。

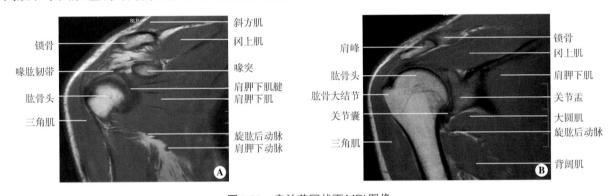

图9-33　肩关节冠状面MRI图像

A.经肩关节前份的冠状层面；B.经肩关节中份的冠状层面

4）肩关节MRI矢状位解剖：在矢状面中可见三角肌、冈上肌、冈下肌、小圆肌及大圆肌，在中间及靠外侧的矢状面中，冈上肌、冈下肌及联合腱位于肩峰和肱骨头上端关节面之间。

在肩关节矢状位的前方层面上较厚的肌腱为冈上肌腱，而呈弓形跨过肱骨头的后半部分较扁平的肌腱则属于冈下肌腱。在较外侧的矢状面中，肱二头肌腱位于冈上肌腱的前下方并附着于关节盂上极。当矢状面中出现肩胛盂时，可观察到低信号呈束状的喙肩韧带，从肩峰到喙突，跨过旋转肌袖的前部。内侧的矢状面则从侧面显示锁骨和肩锁关节。在矢状面中也能看到斜行走向的骨干。在位于肱骨关节面的矢状面中，可见呈低信号的盂唇。盂肱下韧带前束向前上方延伸直至变成前部盂唇。盂肱中韧带位于前部盂唇的前方，而肩胛下肌又位于盂肱中韧带的前方。

在肩关节矢状位内侧面可显示出肩锁韧带，并能观察到冈上肌位于肩胛下肌的前段。胸小肌及喙肱肌位于喙突前方。腋动脉、腋静脉、臂丛在冈下肌的前方，胸小肌的深部走行。冈下肌及其肌腱处于盂肱关节囊的前部。在冈上肌腱的前下方、盂肱关节的上端二头肌长头腱进入关节囊。下部盂唇较厚，沿着关节盂的下方呈低信号。

（2）肘关节MRI解剖（图9-34）

1）肱二头肌及肱肌位于关节前方层面：于桡骨粗隆部可见肱二头肌腱，于尺骨粗隆部可见肱肌腱。肱二头肌腱膜呈条状低信号影，其位于肱二头肌腱联合区与内侧的屈肌、旋前圆肌肌组筋膜之间。在内上髁水平的横断面上，肱二头肌腱膜深处有正中神经及肱动脉、静脉走行，分别附着于内上髁、外上髁的伸肌与屈肌总腱，呈低信号。桡神经位于肱肌与肱桡肌之间，向下发出桡侧腕长伸肌肌支，故横断面上其开始位于肱肌与肱桡肌之间，后位于肱肌和桡侧腕长伸肌之间，其远端横断面旋后肌肱头分隔了桡神经深支和浅支。

2）在轴位的后方区域层面：经鹰嘴平面处可见鹰嘴后方呈低信号的肱三头肌腱，鹰嘴的后外侧可见肘肌；与其对应的后内侧区域可见尺神经，其伴行血管分辨困难。尺神经远端行于尺侧腕屈肌的尺头深面并逐渐走行在尺侧腕屈肌深面（肱头、尺头融合）。在桡骨头平面可较清晰地显示桡尺近侧关节。桡骨环状韧带位于桡骨头环状关节面软骨表面，呈一环形薄的低信号结构。

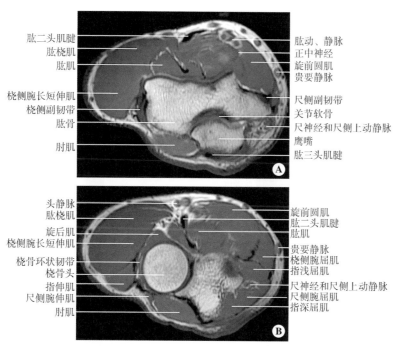

图9-34　肘关节横断面MRI图像

A.经肘部上份的横断层面；B.经肘部下份的横断层面

3）肘关节MRI矢状位解剖（图9-35）：在经肱骨外上髁平面的矢状面上可见呈中低信号的伸肌总腱；在经内上髁平面的矢状面上可见呈中低信号的屈肌总腱；沿着内上髁的后缘可见呈中等信号的尺神经由此通过。近中线的旁矢状面上，可见肱三头肌及其肌腱附着于尺骨鹰嘴上。在鹰嘴的后缘可见正常的皮下脂肪填塞于鹰嘴滑液囊浅表处。在肱骨远端前、后缘呈高信号的冠突窝、鹰嘴窝及滑膜下脂肪清晰显示，在肘前、后脂肪垫的外缘可见薄的、呈低信号的肘关节囊结构。肘关节囊的前方为肱肌，可见其远端附着于尺骨粗隆上；桡骨粗隆清晰可辨，可见肱二头肌腱附着，邻近有低信号的肱肌及尺动脉。肱桡关节及肱尺关节在矢状面图像上清晰显现，正常尺骨半月切迹中央因缺乏软骨成分而呈现为一"裸区"，需与骨、软骨缺损性病变相区别。

4）肘关节MRI冠状位解剖（图9-36）：在冠状面图像上，可清晰显示尺侧副韧带、桡侧副韧带及其表浅的伸肌总腱、屈肌总腱。尺侧副韧带前束从内上髁下缘伸展至尺骨冠突的前内侧缘；桡侧副韧带的尺侧束沿桡骨近端的后外缘止于尺骨的旋后肌的外侧；肱骨滑车与尺骨冠突构成关节，桡尺近侧关节及肱桡关节可清晰地显示。

（3）腕关节MRI解剖

1）轴位：自近端向远侧分别可显示尺骨、桡骨远端，近排及远排腕骨呈弓状排列，腕骨背侧可见

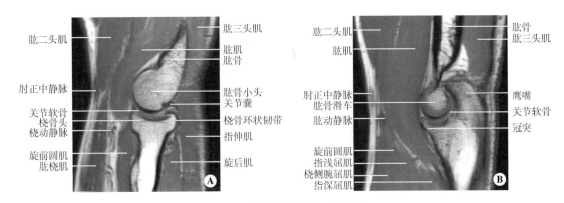

图 9-35　肘关节矢状面 MRI 图像
A.经肱桡关节的矢状层面；B.经肱尺关节的矢状层面

低信号的指伸肌腱及腕伸肌腱，腕骨掌侧与掌侧屈肌支持带构成"腕管"，其内可见深指屈肌腱、浅指屈肌腱、桡侧腕屈肌腱及中等信号的正中神经通过。

2）冠状位：可显示桡腕关节、腕骨间关节及腕掌关节，可见背侧各指伸肌腱、腕伸肌腱及掌侧指深肌腱、浅屈肌腱、腕屈肌腱，均呈长带状低信号（图9-37）。

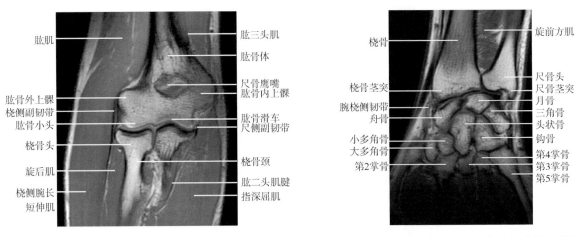

图 9-36　肘关节冠状面 MRI 图像（经肱骨内、外上髁）　　**图 9-37　腕关节冠状面 MRI 图像（经腕骨、掌骨）**

3）矢状位：能全面显示桡尺远侧关节、桡腕关节、腕骨间关节及腕掌关节，关节面软骨呈中等信号。于三角骨与尺骨远端间可见低信号的三角纤维软骨盘及其掌侧桡三角韧带。

2. 下肢关节的 MRI 解剖

（1）髋关节 MRI 解剖

1）髋关节轴位 MRI（图9-38）：能清晰显示股骨头、髋臼之间的关系及软组织的情况。髋臼内有脂肪组织填充。髋臼前后端可见三角形髋臼唇。股骨头前内侧可见股骨头凹，股骨头韧带连于此处。臀中肌位于最外侧，臀小肌在其深面，臀大肌在后面；阔筋膜张肌位于臀中肌前外侧缘；髂腰肌在股骨头的正前缘；缝匠肌位于最前缘；股直肌在阔筋膜张肌和髂腰肌之间；闭孔内肌在髋臼柱的前、后方。坐骨神经于髋臼柱的后方穿过梨状肌下方。髂外血管位于髂腰肌内侧、髋臼前方。股直肌腱位于髂耻韧带的前方。

股骨头层面可显示关节软骨，包括髋臼前后的关节软骨均可见到。髋臼前唇前方可见流空的股静脉和股动脉，呈低信号改变。在大转子和股骨颈层面，坐骨神经被脂肪包裹，位于坐骨结节外侧、股方肌和臀大肌之间。髂胫束为低信号，外侧面被脂肪包绕。闭孔血管外围的高信号脂肪位于耻骨后外侧缘、闭孔内肌和耻骨肌之间。闭孔内肌位于坐骨、耻骨之间，低信号的髂股韧带与股骨颈前缘的骨皮质相混合。股二头肌长头附着于坐骨结节处。

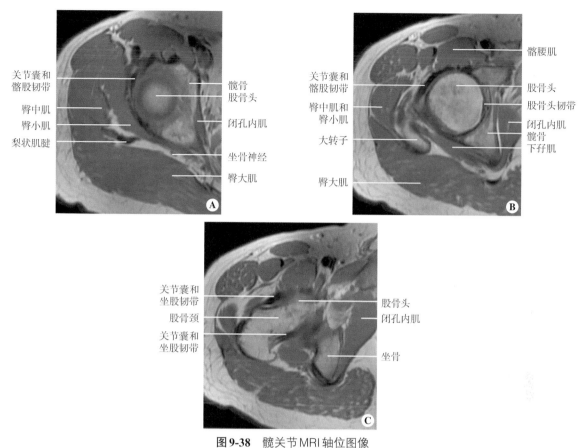

关节囊和
髂股韧带
臀中肌
臀小肌
梨状肌腱
髋骨
股骨头
闭孔内肌
坐骨神经
臀大肌

髂腰肌
关节囊和
髂股韧带
臀中肌和
臀小肌
大转子
股骨头
股骨头韧带
闭孔内肌
髋骨
下孖肌
臀大肌

关节囊和
坐股韧带
股骨颈
关节囊和
坐股韧带
股骨头
闭孔内肌
坐骨

图9-38 髋关节MRI轴位图像

A.经股骨头上份层面；B.经股骨头中份层面；C.经股骨头下份层面

2）髋关节MRI冠状位解剖（图9-39）：冠状面主要适用于显示髋臼唇、关节间隙、软骨下髋臼和骨髓的情况。髋关节居中，髋臼上、下缘为较低信号的髋臼唇。围绕股骨颈的低信号区为关节囊，如有关节积液，关节囊扩张，其边缘可发生弯曲。

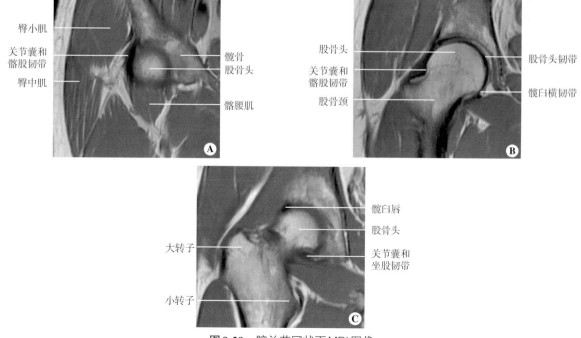

臀小肌
关节囊和
髂股韧带
臀中肌
髋骨
股骨头
髂腰肌

股骨头
关节囊和
髂股韧带
股骨颈
股骨头韧带
髋臼横韧带

大转子
小转子
髋臼唇
股骨头
关节囊和
坐股韧带

图9-39 髋关节冠状面MRI图像

A.经髋关节前份的冠状层面；B.经髋关节中份的冠状层面；C.经髋关节后份的冠状层面

中心层面中轮匝带作为关节囊在股骨颈深层纤维的环状增厚部分，环绕在股骨颈的中部。关节内脂肪垫位于髋臼内，在T₁WI上为高信号。

3）髋关节MRI矢状位解剖：在靠近中心的矢状面上，髂骨、髋臼顶部和股骨头出现在同一层面上。髋臼呈半环形，其前后有髋臼唇附着。臀中肌及其肌腱附着于大转子上。闭孔外肌位于大转子的前下方。髂腰肌及其肌腱位于髂股韧带和股骨头前方，坐骨韧带位于后上方。骺线为一条低信号水平线。股骨头和髋臼的透明软骨在矢状面T₁WI上界限较清晰。

（2）膝关节MRI解剖

1）内侧矢状面：上方为股骨下端及内侧髁，下方为胫骨内侧髁。关节囊前后部增厚，囊内可见低信号内侧半月板。半月板前、后角外缘紧贴于膝关节囊，后角大于前角，内缘薄锐。关节腔围绕股骨下端呈U形。关节面软骨呈均匀线状中等信号，与软骨下低信号骨皮质界线清晰。关节的前上方为股内侧肌，后上方为腘窝，可见脂肪充填，膝上内侧血管在内侧紧贴股骨。后下方为小腿后肌群。

2）中心矢状面：显示髌骨、髌上囊及前、后交叉韧带。髌骨位于股骨下端之前，髌骨下缘至胫骨粗隆间为髌韧带，髌骨与胫骨之间可见髌下脂肪垫和翼状襞，髌上囊在骨与股四头肌后延伸向上。胫骨上端前面有胫骨粗隆。胫骨髁间隆起明显，前方为前交叉韧带起始部，该韧带延续向后上方止于股骨外侧髁的内侧面，后方为后交叉韧带起始部，前交韧带呈一带状低信号在附着点（主要在胫骨附着点）的T₁WI上，有时可见有线样、条纹状的中等至高信号影分隔，代表着脂肪和滑膜。在前交叉韧带的股骨附着点，可因部分容积效应而呈现中等到高信号，膝关节伸展时前交叉韧带平直，而当膝关节屈曲时，前交叉韧带可表现为松弛的形态。后交叉韧带为凸面向后的弓形低信号影，边缘光滑。腘窝内可见胫神经、腘血管及淋巴结。

3）经髌骨外侧缘矢状面（图9-40）：在股、胫骨外侧髁之间可见完整外侧半月板，上凹下平，外缘增厚与关节囊紧密相连。关节前部可见髌外侧支持带，后方为腓肠肌外侧头及腓总神经，前上部为大腿前群肌，后上部则为股二头肌。另外还可见位于胫骨外侧后下方的胫腓关节。股骨、胫骨关节面软骨呈均匀线状中等信号，与软骨下低信号骨皮质界线清晰。

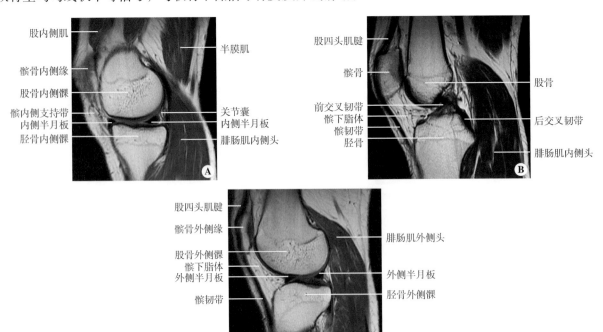

图9-40 膝关节矢状面MRI图像

A.经髌骨内侧缘的矢状层面；B.经膝关节正中的矢状层面；C.经髌骨外侧缘的矢状层面

膝关节MRI检查使关节软骨、半月板及韧带等软组织获得的良好的显示。正常半月板在各个序列中均呈低信号。连续矢状面扫描在半月板体部可见蝶形改变，在前、后角部的近髁间窝的矢状面可见半月板前、后角分开成2个尖端相对的三角形。有时在内侧半月板后角和低信号的关节囊之间可见有一线状的高信号影，是滑囊内脂肪成分。约半数患者在近胫骨髁间隆起层面，外侧半月板前角前方可见低信号膝横韧带。

4）膝关节MRI冠状位解剖（图9-41）：胫骨髁间隆起（内、外侧结节）、股骨髁间窝显示清晰。在前部和半月板体部层面，于股骨、胫骨内、外侧髁关节面之间，可见膝关节内、外侧半月板，表现为一尖端指向髁间的低信号影。外侧半月板左右径明显大于内侧半月板，外侧缘与关节囊结合紧密。前交叉韧带起自股骨髁间窝外侧壁，止于胫骨髁间前结节，冠状面为类三角形断面影。后交叉韧带起自股骨髁间窝内侧壁，止于胫骨间后结节，冠状面为类圆形断面影。胫侧副韧带起自股骨内侧收肌结节之下，止于胫骨内侧粗隆水平，冠状面显示较好，呈线样低信号影。腓侧副韧带起自股骨外上髁上方，止于腓骨小头下方，在后部冠状面上呈带状低信号影，在其外侧可见同为带状低信号影的髂胫束。关节上方为大腿前群肌，下方内侧为小腿后群肌，外侧为小腿前群肌。

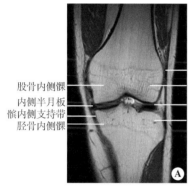
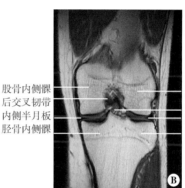

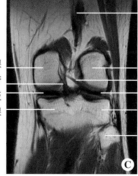

图9-41 膝关节冠状位MRI图像

A.经髁间隆起前缘的冠状层面；B.经髁间隆起的冠状层面；C.经髁间隆起后缘的冠状层面

5）膝关节MRI轴位解剖（图9-42）：在膝关节股骨髁平面，可见股骨下端及位于其前方呈三角形的髌骨。髌骨后缘软骨呈中等信号与股骨髌面构成关节；股骨外上髁内侧壁可见低信号的前交叉韧带，髁间窝后方可见腓肠肌内侧头，其外侧可见腘动脉、静脉；胫神经位于腘静脉后方。膝关节半月板层面最前方为低信号的髌韧带，韧带后为高信号的髌下脂肪垫，其后为半月板，半月板与髌下脂肪垫之间可见中低信号的膝横韧带。两侧半月板之间为胫骨髁间隆起，其前方和后方分别有前、后交叉韧带。内侧半月板的侧缘与胫侧副韧带紧密连结，外侧半月板的侧缘则被滑膜囊将其与腓侧副韧带分开。

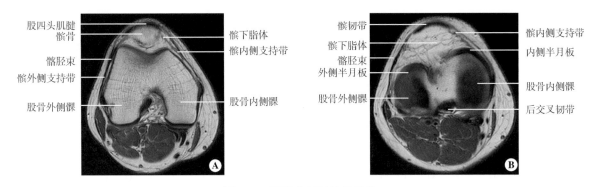

图9-42 膝关节MRI轴位图像

A. 经股骨髁的横断层面；B. 经半月板的横断层面

（3）踝关节MRI解剖（图9-43）

1）轴位：主要显示踝关节的构成及其周围的肌腱及韧带。胫腓前韧带和胫腓后韧带呈低信号显示于胫骨远端关节面水平。伸肌下支持带位于内踝前缘并附着于内踝。它形成了深筋膜"Y"形纤维带的上支。在通过胫距关节的横断面中，胫骨前肌腱、踇长伸肌腱、趾长伸肌腱和第三腓骨肌腱分别位于内、外侧的前部。腓骨短肌及肌腱和更外侧的腓骨长肌腱位于外踝后侧。胫骨后肌腱、趾长屈肌腱和踇长屈肌腱在后部显示，自内踝后面的内侧部走行至胫骨远端关节面和距骨顶后面的外侧部位。在大隐静脉的后面和内侧，内侧韧带的胫舟纤维与内踝前表面的低信号骨皮质相混合。

跟腱为腓肠肌和比目鱼肌（小腿三头肌）肌腱构成的腱，横断面上呈低信号的结构。比目鱼肌群于胫骨远端水平可显示，而在胫距关节水平则未能显示。通过外踝远端水平可显示距腓前、后韧带，跟腓韧带在足部屈40°时显示最佳。在该水平面的内侧还可显示内侧韧带的胫舟部和胫跟部。腓骨肌支持带可见于外踝的内后侧。

由胫前动脉、静脉和腓深神经组成的前神经血管束位于伸肌腱后侧，而由胫后动脉、胫后静脉和胫神经组成的后神经血管束位于趾长屈肌腱和踇长屈肌腱的后侧。

2）矢状位

内侧矢状面：在内踝平面，胫跟韧带、胫舟韧带、胫距韧带组成的内侧韧带呈一条低信号的宽带，自胫骨的内踝放射至舟骨粗隆和载距突。

中间矢状面：中距下关节、跗骨窦和后距下关节的内侧在矢状面图像中可显示。前距下关节在骰骨和跟骰关节平面可显示。距跟骨间韧带及其伴行的高信号脂肪向后与跟骨前突相邻，向前则与距骨外突相邻。T_1WI高信号的跟前脂肪垫位于低信号的跟腱前面。

外侧矢状面：在腓骨平面，腓骨短肌腱和腓骨长肌腱经过外踝的后方。腓骨短肌位于腓骨长肌深面，其前半部可直接和外踝相接。因腓骨长肌腱于腓骨短肌腱下内侧进入骰骨沟，影像中腓骨长肌显得比短肌更短。

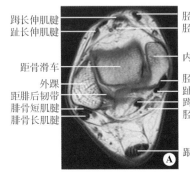

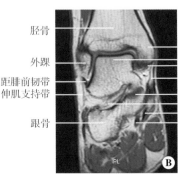

图9-43 踝关节MRI图像

A. 经内、外踝的横断层面；B. 经内、外踝的冠状层面

3）冠状位：在后冠状面图像中可清楚显示厚实而呈低信号的跟腱，其跟骨粗隆上的附着点在这些图像上也可显示。在中冠状面中跟腓韧带在后距下关节和外踝水平显示最佳。距骨外突作为前外踝在同一断面上可显示。中距下关节由载距突和距下内关节面构成，是检查距跟关节联合的最佳平面。

第3节 肌肉系统

一、肌肉的CT、MRI图像观察方法

躯干肌及四肢肌在CT、MRI横断面图像上数量众多、形态各异，应结合各肌肉的解剖方位和解剖层次来观察。例如，从解剖方位来观察腹壁肌肉，腹直肌居于腹前壁，腰大肌、腰方肌居于腹后壁，从解剖层次来观察腹前外侧壁肌肉，腹外斜肌、腹内斜肌、腹横肌由外向内依次排列。又例如，四肢的非关节区肌肉借助骨筋膜鞘分群配布于长骨周围，以小腿上段肌肉为例，从解剖方位上划分为前、后、外侧肌群，在层次分布上腓肠肌位于后群浅层，比目鱼肌居中，胫骨后肌位置最深，紧贴骨间膜（图9-44）。熟悉这些解剖特点，有助于识别各肌肉的形态、走行、起止点。

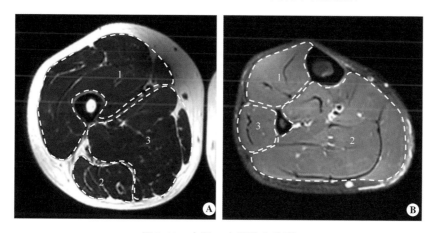

图9-44 大腿、小腿肌肉分群
A. 大腿MRI横断面T$_2$WI图像（1.前群；2.后群；3.内侧群）；B. 小腿MRI横断面T$_2$WI脂肪抑制图像（1.前群；2.后群；3.外侧群）

二、肌肉的CT、MRI图像特点

肌肉的CT图像以软组织窗观察为主，表现为软组织密度，与邻近的高密度骨皮质、低密度皮下脂肪能明确区分。肌间隔表现为低密度影，在肌间隔的衬托下，相邻肌肉的解剖关系不难辨认。四肢的血管行于肌或肌群之间，呈中度密度的小圆形或索条影。

四肢肌肉MRI检查常以T$_1$WI和脂肪抑制T$_2$WI作为常规扫描序列，PDWI也能很好地反映四肢解剖结构。骨皮质、肌腱、韧带表现为低信号，骨髓腔、皮下脂肪、肌间隔为高信号，肌肉呈中等信号。每块肌肉有其特定的形态与大小，两端往往与低信号的肌腱相延续。

三、腹壁肌肉的CT、MRI解剖

1. 腹壁肌肉解剖概述 腹壁肌肉分为前外侧群和后群。

（1）前外侧群 主要为腹直肌、腹外斜肌、腹内斜肌和腹横肌。腹直肌位于腹前壁正中线的两旁，居腹直肌鞘中。腹外斜肌和腹内斜肌位于腹外侧，走行于下位肋骨与髂嵴水平之间，在髂前上棘和耻

骨之间，腹外斜肌卷曲形成腹股沟韧带。腹内斜肌位于腹外斜肌深面，腹横肌位于腹内斜肌深面。

（2）后群　主要为腰方肌和腰大肌。腰方肌参与构成腹后壁的大部分，位于脊柱两侧，其后方与竖脊肌相邻。腰大肌沿着脊柱外侧走行，向下与髂肌相互结合。

2. 腹壁肌肉的CT、MRI解剖　见图9-45。

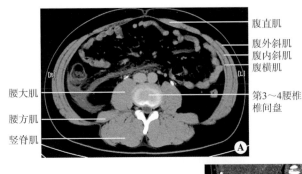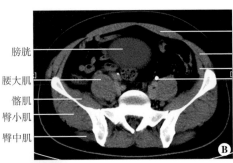
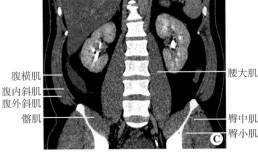

图9-45　腹壁肌肉CT图像

A. 经第3～4腰椎椎间盘横断面；B. 经第5腰椎～第1骶椎椎间盘横断面；C. 经股骨头后份冠状面

四、臀部肌肉的CT、MRI解剖

（一）臀部肌肉解剖概述

臀部肌肉包括臀大肌、臀中肌、臀小肌、梨状肌、闭孔内肌、闭孔外肌、股方肌等。

臀大肌表浅，大而肥厚，为构成臀部主要肌肉，覆盖臀中肌下半部及其他小肌，起自髂骨翼外面及骶骨背面，止于股骨大转子的臀肌粗隆远端。臀中肌位于臀大肌深面，臀小肌位于臀中肌深面，两者均呈扇形，起自髂骨翼外面，止于股骨大转子的上外侧。

梨状肌起自骶骨内侧面，穿出坐骨大孔附着于股骨大转子。闭孔内肌起自闭孔内缘，穿出坐骨小孔后止于股骨大转子。闭孔外肌起自闭孔的外缘，与闭孔内肌呈镜像关系，止于大转子的内侧。股方肌起自坐骨结节的外侧，向外侧止于股骨的转子间嵴。

（二）臀部肌肉的CT、MRI解剖（图9-46）

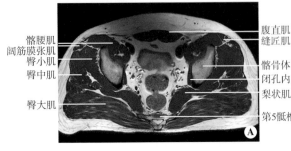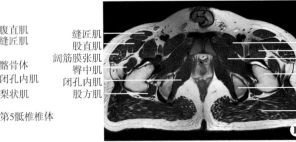

图9-46　臀部肌肉MRI图像（T₂WI）

A. 经髂骨体横断面；B. 经坐骨结节横断面（T₂WI）

五、大腿肌肉的CT、MRI解剖

（一）大腿肌肉解剖概述

大腿肌肉位于股骨周围，可分为前群、后群和内侧群。

前群有缝匠肌、股四头肌。缝匠肌是人体最长的肌，起自髂前上棘，止于胫骨粗隆的内侧面。股四头肌是人体最大的肌，分为股直肌、股内侧肌、股中间肌、股外侧肌。股直肌起自髂前下棘，股内侧肌和股外侧肌分别起自股骨粗线内、外侧唇，股中间肌起自股骨体的前外侧面。下部肌腱融合为股四头肌腱，覆盖在髌骨的前面并向下延续为髌韧带。

后群有股二头肌、半腱肌、半膜肌。股二头肌长头起自坐骨结节，短头起自股骨粗线的外侧唇，两头合并后以长腱止于腓骨头的外侧面。半腱肌与半膜肌伴行，均起自坐骨结节，分别止于胫骨前面的内侧、胫骨内侧髁的后部。

内侧群包括股薄肌、耻骨肌、长收肌、短收肌和大收肌。内侧肌群均起自闭孔周围的耻骨支、坐骨支、坐骨结节等骨面，除股薄肌跨越膝关节止于胫骨内侧髁下方外，其他各肌均止于股骨粗线，另外大收肌腘绳腱止于收肌结节。

（二）大腿肌肉的CT、MRI解剖（图9-47）

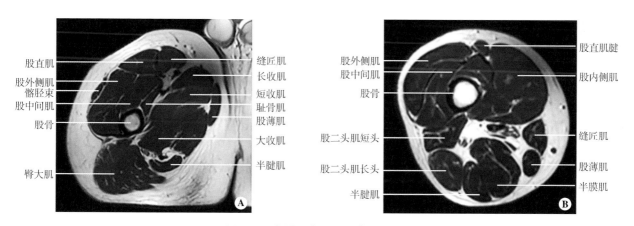

股直肌
股外侧肌
髂胫束
股中间肌
股骨
臀大肌

缝匠肌
长收肌
短收肌
耻骨肌
股薄肌
大收肌
半腱肌

股外侧肌
股中间肌
股骨
股二头肌短头
股二头肌长头
半腱肌

股直肌腱
股内侧肌
缝匠肌
股薄肌
半膜肌

图9-47 大腿肌肉MRI图像（T₂WI）

A.经右大腿上份横断面；B.经右大腿下份横断面

六、小腿肌肉的CT、MRI解剖

（一）小腿肌肉解剖概述

小腿肌肉前群位于骨间膜的前面，后群位于骨间膜的后面，外侧群位于腓骨的外侧面。

前群包括胫骨前肌、趾长伸肌、踇长伸肌。胫骨前肌位于胫骨前外侧，趾长伸肌位于胫骨前肌外侧，踇长伸肌位于前二者之间。

后群分为浅层和深层，浅层有腓肠肌和比目鱼肌，比目鱼肌位于腓肠肌的深面，两者合称小腿三头肌，两者的肌腱向下联合组成跟腱，止于跟骨结节。深层自胫侧向腓侧依次为趾长屈肌、胫骨后肌、踇长屈肌。

外侧群为腓骨长肌和腓骨短肌，均起自腓骨的外侧面，腓骨长肌起点较高，并覆盖腓骨短肌。

（二）小腿肌肉的CT、MRI解剖（图9-48）

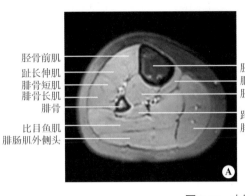

胫骨前肌
趾长伸肌
腓骨短肌
腓骨长肌
腓骨
比目鱼肌
腓肠肌外侧头

胫骨
腘肌
胫骨后肌
跨长屈肌
腓肠肌内侧头

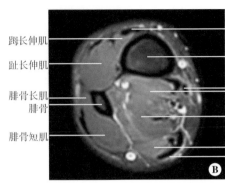

跨长伸肌
趾长伸肌
腓骨长肌
腓骨
腓骨短肌

胫骨前肌肌腱
胫骨
趾长屈肌腱
胫骨后肌
跨长屈肌
比目鱼肌
跟腱

图9-48　小腿肌肉MRI图像（脂肪抑制T₂WI）

A.经右小腿上份横断面；B.经右小腿下份横断面

（马艺珂　赵志伟　单　凯）

参考文献

白人驹，张雪林．2010.医学影像诊断学．3版．北京：人民卫生出版社．

柏树令．2008.系统解剖学．7版．北京：人民卫生出版社．

陈敏，王霄英．2019.中华影像医学·泌尿生殖系统卷．3版．北京：人民卫生出版社．

陈敏生，刘世明，罗健东．2009.心血管病学前沿——基础与临床．广州：广东科技出版社．

陈幽婷．2015.人体影像解剖学．2版．上海：第二军医大学出版社．

谷涌泉，张建．2012.全身血管影像解剖学图谱．北京：人民卫生出版社．

李萌，沈孝翠．2021.医学影像检查技术．北京：中国医药科技出版社．

李萌，张晓康．2020.X线摄影检查技术．北京：人民卫生出版社．

刘荣志，夏克言．2016.医学影像解剖学．北京：科学出版社．

刘秀平，赵江民．2015.医学影像解剖学．北京：人民卫生出版社．

潘恩源，陈丽英．2007.儿科影像诊断学．北京：人民卫生出版社．

潘纪戍，胡荣剑．2017.高分辨率肺部CT．5版．北京：中国科学技术出版社．

宋彬，李真林，吕粟．2019.医学影像图像后处理技术．北京：人民卫生出版社．

王振常，鲜军舫．2019.中华影像医学·头颈部卷．3版．北京：人民卫生出版社．

王振宇，徐文坚．2016.人体断层影像解剖学．4版．北京：人民卫生出版社．

鲜军舫，吴飞云，邱士军．2022.医学影像解剖学．北京：科学出版社．

辛春，陈地龙．2019.医学影像解剖学．2版．北京：人民卫生出版社．

徐海波，张雪君．2016.人体影像解剖学．北京：人民卫生出版社．

闫镔，李磊．2014.CT图像重建算法．北京：科学出版社．

于晶，韩绍磊．2020.人体断层与影像解剖学．北京：中国医药科技出版社．

余建明．2015.实用医学影像技术．北京：人民卫生出版社．

章新友．2011.医学成像及处理技术．北京：中国铁道出版社．

赵喜．CT图像重建：FBP，迭代重建与人工智能．爱影联盟，2017-06-29.

赵云，任伯绪．2015.医学影像解剖学．2版．北京：科学出版社．

周纯武．2012.放射科诊疗常规．北京：中国医药科技出版社．

朱元业，赵世鸿，刘志安．2007.人体影像解剖学．上海：第二军医大学出版社．

左晓利，陈涛．2023.医学影像解剖学．郑州：郑州大学出版社．

Bouthillier A，Van Loveren HR，Keller JT. 1996. Segments of the internal carotid artery: a new classification. Neurosurgery，
    38（3）：425-432；discussion 432-433.

Hansen JT. 2022.奈特简明人体解剖学图谱．张卫光主译．北京：北京大学医学出版社．

Kelley LL，Petersen CM. 2019.断层影像解剖学．3版．高燕主译．北京：北京科学技术出版社．

Standring S. 2008.格氏解剖学．徐群渊主译．北京：北京大学医学出版社．

Webb WR，Müller NL，Naidich DP. 2018. High-Resolution CT of the Lung. 6th ed. New York：Raven Press.